アシュタンガ・ヨーガ
実践と探究

伝統的なヴィンヤサのカウントに従った、
アシュタンガ・ヨーガ、プライマリー・シリーズの
包括的解説。

グレゴール・メーレ 著

chama 監修

献 辞

ブラフマン、道(タオ)、神、本源など、
さまざまな名で知られてきたすべての師に、
そして、これらの名前がなくとも依然として、
無限で光り輝く、
力強くて静かで広大な〈空〉として私の魂に存在する、
すべての師に捧ぐ。

祈り

Om
Vande gurunam charanaravinde
sandarshita svatma sukhavabodhe
nih shreyase jangalikayamane
samsara halahala mohashantyai

Abahu purushakaram
shankhachakrasi dharinam
sahasra shirasam shvetam
pranamami patanjalim
Om

オーム
私は、最高の師の蓮華の御足に頭を垂れます。
自己実現という幸福を示してくださる師、
条件づけられた存在という大きな害毒によって
引き起こされた錯覚を、
まるでジャングルの医師のごとく取り除いてくださる師よ。

無限のヘビの象徴である師パタンジャリ、
幾千もの光り輝く頭を持ち、
人間の体となって（音の象徴である）ホラ貝、
（光を象徴する）円形の盾、そして（識別を象徴する）剣を持つ、
御身に私はひれ伏します。
オーム

監修者まえがき

　本書は、全4部から構成されるGregor Maehle, Ashtanga Yoga: Practice and Philosophy, Australia, Kaivalya Publication, 2006のうち前半にあたる第1部、第2部を翻訳したものです。原著はアシュタンガ・ヴィンヤサ・ヨーガの実践者を対象として、前半が本書の内容であるプライマリーシリーズのアーサナ（ポーズ）の詳細な説明、後半が「ヨーガ・スートラ」への包括的な解説となっています。

　グレゴール・メーレ自身が繰り返し指摘している通り、ヨーガにおいて、実践と哲学的探究とはコインの裏表であり、その両面へのアプローチは不可分です。日本語版においては、メーレの精神を尊重しつつも、後半の「ヨーガ・スートラ」の概説だけで300ページを超える分量となること、また後半で扱われている内容は、アシュタンガ・ヨーガという一流派を超えて、スピリチュアルな生き方を模索する幅広い読者にも興味深い内容であることを考慮して二分冊としました。なお原著の後半部は、日本語版の出版に大変ご尽力された伊藤雅之博士による監訳により『現代人のためのヨーガ・スートラ』として同じく産調出版より刊行される予定ですので、本書と併用いただければ幸いです。

　アシュタンガ・ヨーガ プライマリーシリーズの伝統的なヴィンヤサ・カウントのみならず、解剖学的見地からの解説や図説、またインド思想、哲学、神話からの多くの知見を含んだ本書の内容は、アシュタンガ・ヴィンヤサ・ヨーガを総合的に探求する為の最適の書であるばかりでなく、あらゆる流派のハタヨガ実践者に恩恵をもたらすことでしょう。

chama

PREFACE

紀元前3102年、皇帝ユディシティラは皇帝の座を退いてクリシュナの死を待ち、暗黒の時代(カリ・ユガ)は始まった。暗黒の時代、物質主義と堕落は進み、古代の聖仙(リシ)たちはヒマラヤ山脈の奥地へと身をひそめた。

しかし、ヴェーダの指導者であるデイヴィッド・フローリーが指摘しているとおり、聖仙(リシ)たちは完全に姿を消したわけではない。彼らは遠くから人類を観察しているのである。聖仙たちが人類の知識、叡智、知性を持って戻ってくることができるかどうかは、私たちにかかっている。私たちは全力を尽くして、新たな黄金の時代(サティヤ・ユガ)を導かねばならないのである。

本書は、古代のダルマを復活させようという試みである。そして、ヨーガがかつての栄光を取り戻すための一翼を担おうというものである。

すべての人たちがこの幸運を経験することを願って。

カリ・ユガ期5108年、輝く14夜の9日目、
パルグニーの宿オーストラリア、パース

グレゴール・メーレ

目次 ……………………………………………… アシュタンガ・ヨーガ　実践と探究

献辞 ——————————————————————————————— (ii)
祈り ——————————————————————————————— (iii)
監修者まえがき ——————————————————————————— (iv)
PREFACE ————————————————————————————— (v)
注記 ——————————————————————————————— (x)
はじめに ———————————————————————————————— 1
アシュタンガ・ヴィンヤサ・システムの再発見／
現代におけるアシュタンガ・ヨーガの妥当性／
ヨーガの八支則とその施行／伝統的な実践がなぜ現代にも通用するのか

第1部　ヨーガの基本　　　　　　　　　　　　　　11

呼吸 ——————————————————————————————— 12
バンダ ——————————————————————————————— 16
ドリシュティ ————————————————————————————— 21
ヴィンヤサ ————————————————————————————— 23
ヴィンヤサのカウント ————————————————————————— 25

第2部　アーサナ—プライマリー・シリーズ—　　27

アーサナの名称／ヨーガのアプローチ／作用と反作用、ポーズとカウンターポーズ／
ストレッチの方法／フル・ヴィンヤサとハーフ・ヴィンヤサ／気温

サマスティティ——均等に立つポーズ ——————————————— 34
解剖学的焦点……内的統合性　34　　解剖学的焦点……姿勢のバランス　36

スーリヤ・ナマスカーラ A——太陽礼拝 A ————————————— 38
解剖学的焦点……広背筋　39　　ヨーガの状況……呼吸の感覚　41
実用的ヒント……初心者の姿勢　42　　解剖学的焦点……脊椎の連結　44
実用的ヒント……犬のポーズのバリエーション　45

スーリヤ・ナマスカーラ B——太陽礼拝 B ————————————— 48
ヨーガの状況……正しい足の位置の重要性　51

パーダーングシュターサナ——足の親指を持つポーズ ——————— 55
解剖学的焦点……椎間板ヘルニア　56

パーダ・ハスターサナ──手を足につけるポーズ ── 57
    ヨーガの状況……能動的バランス 57

ウッティタ・トリコーナーサナ──三角のポーズ ── 59
    解剖学的焦点……膝関節 61

パリヴリッタ・トリコーナーサナ──ひねった三角のポーズ ── 64
    解剖学的焦点……脊柱の動き 64

ウッティタ・パールシュヴァコーナーサナ──体側を伸ばすポーズ ── 67
    神話的背景……完全な世界 68

パリヴリッタ・パールシュヴァコーナーサナ──回転して体側を伸ばすポーズ ── 71
    ヨーガの状況……理知的な動き 72

プラサーリタ・パードッターナーサナ A──足を開いた前屈のポーズ A ── 73

プラサーリタ・パードッターナーサナ B──足を開いた前屈のポーズ B ── 75

プラサーリタ・パードッターナーサナ C──足を開いた前屈のポーズ C ── 76

プラサーリタ・パードッターナーサナ D──足を開いた前屈のポーズ D ── 77

パールシュヴォッターナーサナ──強く体側を伸ばすポーズ ── 78

ウッティタ・ハスタ・パーダーングシュターサナ
  ──直立で手で足の親指を持つポーズ ── 80
    解剖学的焦点……足の強化 80　　ヨーガの状況……外的構造と内的自由 81

アルダ・バッダ・パドモッターナーサナ
  ──深くかかえこむ半蓮華のポーズ　第1段階／第2段階／第3段階／第4段階 ── 84
    実用的ヒント……大腿四頭筋を伸ばす 85　　実用的ヒント……股関節を開く 86
    実用的ヒント……動きながら膝を曲げる 87

ウトゥカターサナ──力強いポーズ ── 90
    ヨーガの状況……アーサナ──座位 91

ヴィーラバドラーサナ A──戦士のポーズ A ── 92

ヴィーラバドラーサナ B──戦士のポーズ B ── 93
    神話的背景……シヴァの報復 95

パシュチマターナーサナ──強く西を伸ばすポーズ ── 96
    ヨーガの状況……道具の使用 98　　解剖学的焦点……大腰筋──魂の座 99
    実用的ヒント……ローラーサナ 106　　実用的ヒント……前屈における様々な足の形 106

目次

プールヴァターナーサナ──強く東を伸ばすポーズ ── 107

アルダ・バッダ・パドマ・パシュチマターナーサナ
　──足の指を握る半蓮華の前屈
　　／第1段階／第2段階／第3段階／第4段階 ── 109
　解剖学的焦点……力を発揮しつつ緩めるという矛盾　110

ティリヤンムカイカパーダ・パシュチマターナーサナ
　──両腕、片脚を前に伸ばした前屈 ── 114

ジャーヌシールシャーサナ A──頭が膝を越えるポーズ A ── 118
　解剖学的焦点……ブッダの蓮華　119

ジャーヌシールシャーサナ B──頭が膝を越えるポーズ B ── 122

ジャーヌシールシャーサナ C──頭が膝を越えるポーズ C ── 124

マリーチアーサナ A──聖仙マリーチのポーズ A ── 126
　実用的ヒント……特別な授かりもの　126　神話的背景……聖仙マリーチ　127

マリーチアーサナ B──聖仙マリーチのポーズ B ── 128

マリーチアーサナ C──聖仙マリーチのポーズ C ── 130

マリーチアーサナ D──聖仙マリーチのポーズ D ── 132
　解剖学的焦点……腹筋力　133

ナーヴァーサナ──船のポーズ　第1段階／第2段階／第3段階 ── 134

ブジャピーダーサナ
　──膝を肩に乗せるポーズ　第1段階／第2段階／第3段階 ── 137
　実用的ヒント……ローラーサナに向けて　137

クールマーサナとスプタ・クールマーサナ
　──カメのポーズと眠ったカメのポーズ ── 140
　ヨーガの状況……脚を頭の後ろに持ってくるポーズの重要性　140

ガルバ・ピンダーサナ
　──子宮の中の胎児のポーズ　第1段階／第2段階／第3段階 ── 144

クックターサナ──雄鶏のポーズ ── 148

バッダ・コーナーサナ──合蹠のポーズ ── 150
　実用的ヒント……さまざまな肌タイプのために　152

ウパヴィシュタ・コーナーサナ──足を持つ開脚のポーズ ── 154
　ヨーガの状況……ヴァーユ　156

スプタ・コーナーサナ——仰向けで行う開脚のポーズ ——————— 157

スプタ・パーダーングシュターサナ
　——仰向けで足の親指を持つポーズ　経験を積んだ生徒用／中程度の経験の生徒用 — 160

ウバヤ・パーダーングシュターサナ——両足の親指を持つポーズ ——— 164

ウルドヴァ・ムカ・パシュチマターナーサナ——上向きの前屈のポーズ —— 166

セートゥ・バンダーサナ——橋のポーズ ——————————— 168

ウールドヴァ・ダヌラーサナ——上向きの弓形のポーズ ——————— 170

パシュチマターナーサナ——強く西を伸ばすポーズ ——————— 177

サルヴァーンガーサナ——四肢のポーズ ————————————— 179

ハラーサナ——鋤のポーズ ————————————————— 181

カルナピーダーサナ——膝に耳を持ってくるポーズ ——————— 182

ウールドヴァ・パドマーサナ——上向きの蓮華のポーズ ——————— 183

ピンダーサナ——胎児のポーズ ———————————————— 184

マッツィヤーサナ——魚のポーズ ——————————————— 185

ウッターナ・パーダーサナ——強い脚のポーズ ————————— 186

シールシャーサナ——頭立ちのポーズ ————————————— 187
　　実用的ヒント……上腕骨が短い場合の腕の位置　188

パドマーサナ——蓮華のポーズ ——————————————— 193
　　ヨーガの状況……パドマーサナ：まず右脚　193
　　ヨーガの状況……バッダ・パドマーサナの重要性　194

シャヴァーサナ——休息のポーズ ——————————————— 199
　肉体をリラックスさせることの重要性／心をリラックスさせることの重要性

用語解説 ——————————————————————————— 203
参考文献 ——————————————————————————— 206
索引 ———————————————————————————— 210

#　注　記

アシュタンガ・ヨーガは、伝統的な方法で学ぶ必要がある。伝統的な方法では、生徒は1つのポーズに熟達して初めて次のポーズを学ぶ。この方法では、過度な運動、疲労、不必要な副次的悪影響を避けることができる。ポーズに熟達したかどうかは、資格ある指導者が判断すべきである。

資格ある指導者から技法を学ぶことがいかに重要かは、計り知れない。本やビデオでヨーガを学ぶのは、不可能である。本やビデオなどの媒体には、生徒がポーズをうまく取れていない場合にもフィードバックを与えることができないのだ。これでは、練習をしてもほとんど利は得られない。実際、損傷が起こりうる。

はじめに

ヨーガ・スートラとヴィンヤサ・システムは、コインの裏表である

　1996年、マイソールのアシュタンガ・ヨーガ・リサーチ・インスティテュートへの研究旅行の最中、私はアシュタンガ・ヨーガの師、K.パタビ・ジョイスにアシュタンガ・ヴィンヤサの技法に対するさまざまな経典の関連性について尋ねた。彼は「パタンジャリのヨーガである」の言葉とともに、このインスティテュートが最も重要視している書が古代の賢者であるパタンジャリが編纂した『ヨーガ・スートラ』であることを指摘した。K.パタビ・ジョイスは、『ヨーガ・スートラ』は難しい書であり、真剣な探究がなければ理解できるようにはならないだろうと語った。そして、長期にわたって毎日『ヨーガ・スートラ』を勉強するよう私に勧めたのである。『ヨーガ・スートラ』の研究とともに日々アシュタンガ・ヴィンヤサの実践を行った私は、やがて『ヨーガ・スートラ』とヴィンヤサの技法はただ同じコインの裏表なのだということを認識するようになった。

　それが、本書の主要テーマである。ヨーガの実践を成功させるためには、実践と哲学を分けて考えることはできない。実際に、実践への新たなアプローチは常に哲学が発端となり、また哲学に必要な知性を養うのは実践なのである。事実、『ヨーガ・スートラ』の中では、シャンカラがスヴァーディヤーヤやヴィチャーラと呼ぶ哲学的探究は、それ自体が実践の一形態であり自由への道のきわめて重要な要素であると言われている。

　本書はこの両面を再び1つにし、歴史上は1つのシステムであったというのに時の流れを経て変わってしまったものを元に戻そうと力を尽くすものである。

アシュタンガ・ヴィンヤサ・システムの再発見

　『ヨーガ・スートラ』とヴィンヤサ・システムは1つのコインの裏表であるという考えは、現代アシュタンガ・ヨーガが生まれた頃から確固としてあった。K.パタビ・ジョイスは師であるT.クリシュナマチャリヤからヴィンヤサの技法を学んだ。クリシュナマチャリヤの師、ラーマモーハン・ブラフマチャーリは、クリシュナマチャリヤに古代の賢者、ヴァーマナ編纂と考えられ、理解の困難な経典の現存する最

後の写しと考えられている『ヨーガ・コールンタ』を追求するように指導した。

クリシュナマチャリヤの伝記[1]によれば、『ヨーガ・コールンタ』にはヴィンヤサ・システムだけではなく、パタンジャリの『ヨーガ・スートラ』と聖仙ヴィヤーサ編纂の『ヨーガ・スートラ』への注釈書である『ヨーガ・バーシャ』も含まれていたという。これらが、1冊にまとめられていたのである。つまり古代には、現在は同じ名前が含まれているとはいうものの別々の体系として見なされているパタンジャリのアシュタンガ・ヨーガと聖仙ヴァーマナのアシュタンガ・ヴィンヤサ・ヨーガは、実は1つのものだったのである。

ここにはまた、ヨーガ哲学は実践とともに教えるものであるという考えも見て取れる。アーサナ（ポーズ）だけを練習するのは、危険である。K.パタビ・ジョイスによれば、「内的な目的のつながりを持たない部分的なヨーガの技法は、魂の周りに『6つの敵』（欲望、怒り、貪欲、幻想、心酔、ねたみ）を形成する。完全なアシュタンガ・システムを熱心に実践すれば、魂には自由がもたらされる」[2]。

しかし現在は、かたや実践の方法を知ることなく『ヨーガ・スートラ』を理解しようという学者がいる一方、アシュタンガ・ヴィンヤサの実践を確立しながらシステムの哲学を知らない実践者が多いという状況にある。両面をともに学ぶことで実践は容易になる。どこに導かれるのか、どのようにしてそこに到達するのかがわかるからである。熱心に実践しなくては、哲学は単なる理論になってしまう。実践が確立されれば、すぐさま哲学は自分のものとなり、より高次のヨーガに到達できるだろう。

現代におけるアシュタンガ・ヨーガの妥当性

私はここで、ヴィンヤサ・ヨーガがパタンジャリのヨーガの唯一の形態であると主張しているのではない。そんなことは、ばかげている。しかし、ヴィンヤサ・ヨーガはパタンジャリのスートラを本格的に表現する、現存する形態の1つなのである。

このシステムは、今日貴重であり重要なものである。『ヨーガ・コールンタ』の著者であり古代の賢者であるヴァーマナが、特に家長（グリハスタ、妻帯者、在家）のために考えたものだからである。家長とは、仕事と家庭を持って社会で生活をして働く人を指し、僧、隠遁者、苦行者（サンニャーシン）の対極に位置する。ヨーガの形態の中には、社会的責任を持たず、そのため一日中瞑想技法に従事す

---

1. 『Krishnamacharya the Purnacharya』、Krishnamacharya Yoga Mandiram、Chennai
2. 「The Yoga Journal」、サンフランシスコ、1995年11・12月号

ることのできる隠遁者のために考案されたものもある。

　しかし、ヨーガをするのに隠遁者や苦行者である必要はない。『バガヴァッド・ギーター』に説明があるように、「外見上は社会的義務を果たしているが内面的には自由なのが、ヨーギである」[3]。続けて『バガヴァッド・ギーター』には、すべての人間が社会的責任を果たすことをやめれば、この世界は明らかに崩壊してしまうだろうとある[4]。つまり、他者への責任を果たすため実践に専念する時間を多く取ることができないとしても、心配することはないのだ。自分の義務を果たすことが、実践なのである。重要なのは、いかに実践をするかである。実践に当てることのできる貴重な時間を、いかに過ごすかなのである。

　T.クリシュナマチャリヤが修行を終えた時、彼の師であるラーマモーハン・ブラフマチャーリは、クリシュナマチャリヤに結婚して家庭を持ち、市井の人々にヨーガの指導をするようにと提言した。この提言は、若いクリシュナマチャリヤを驚かせた。これほど高度な訓練を受ければ、偉大な学者にも僧院長にもなれたであろう。しかし市井の人々へのヨーガ指導者では、社会的地位は大変低いはずである。

　ブラフマチャーリはクリシュナマチャリヤに、『ヨーガ・コールンタ』を研究するように告げた。これが、家長への指導の準備を整えるには最善のものであるとわかっていたからだ。この書に説明のあるヴィンヤサ・ヨーガは、家長にとってはパタンジャリのヨーガの理想的な形であった。1日に約2時間の実践を必要とするだけであったからだ。

ヨーガの八支則とその施行

　パタンジャリによれば、ヨーガには8つの「支則」がある。これらがどのようにして働き合うかは、以下の話を読めば理解できるはずだ。
　その昔、ある国で夫婦が幸せに暮らしていた。その国には、理にかなわぬ国王がいた。国王は幸せに暮らす夫婦をねたみ、夫を監獄の塔へ入れた。夜になって夫を慰めようと塔にやってきた妻に夫は、次の日の夜、長い絹糸、強い糸、ひも、ロープ、カブトムシ、ハチミツを持ってくるようにと呼びかけた。妻はその要求に驚いたものの、次の夜にはすべてを持って戻った。夫は、絹糸をカブトムシに結びつけ、触角にハチミツを塗るよう妻に言った。そして妻はカブトムシを、塔の

3.　『バガヴァッド・ギーター』3章7節
4.　『バガヴァッド・ギーター』3章24節

壁に頭を上にして置いたのだった。ハチミツの匂いをかいだカブトムシは、ハチミツがもっと見つかることを期待して塔を上り始め、それとともに絹糸を引きずっていった。カブトムシが塔のてっぺんにたどり着くと、男は絹糸をつかんで下にいる妻に絹糸の端と強い糸とを結ぶよう言った。男は強い糸を手繰り上げ、しっかりと手に入れた後で妻にひもと結びつけるよう言った。ひもを手に入れれば、後は簡単だった。ひもと結びつけたロープを手繰り上げ、端をしっかりくくりつけて、下に降りて自由の身となったのである。

　もちろんこの夫婦は、ヨーギを表している。監獄の塔が、条件づけられた存在である。絹糸は、アーサナを通して体を浄化することを象徴している。強い糸は呼吸の拡張であるプラーナーヤーマ、ひもは瞑想、ロープは純粋な状態であるサマーディを表している。このロープを手に入れれば、条件づけられた存在からの自由が可能となるのだ。

　パタンジャリのヨーガ八支則とアシュタンガ・ヴィンヤサの実践とがいかに関連しているかは、次のとおりである。

　最初の支則は一連の倫理で成り立っており、このおかげでヨーギは周囲の社会と調和して付き合うことができる。倫理的教えとは、他人に害を与えないこと、正直であること、盗みをしないこと、自分のパートナーとのみ性関係を持つこと、貪欲を絶つことである。

　第2の支則は、勧戒である。これによって体と心は、いったん浄化されれば汚されることはなくなる。ヨーガでの浄化とは、潔癖主義とは何ら関係ない。むしろ、体と心の「染色性（stainability）」を言及するものである。「染色性」とは、体や心が環境からの条件づけや印象を受ける傾向を指す。勧戒とは、肉体的・精神的な清浄、満足、質素、聖典の学習、至高の存在を認めることである。最初の2つの支則でまず外側から施行し、実践に着手するための基盤を作る。ヨーガを確立すれば、これらは習慣のようなものになる。自然とそうなるようになるのだ。

　第3の支則は、アーサナである。自分の本来の姿を知る障害となるものの多くは、肉体の中に現れる。たとえば、病気、脱力感、頭のさえない状態などである。体の持つ影響力は大きく、体の調子が悪いと心や知性の機能に影響を及ぼす。シュリ・K.パタビ・ジョイスの言葉を引用すれば、ヨーガのアーサナの練習を通して体は「ライオンの体のように強くて軽く」なる。そうして初めて、ヨーガの道を歩む理想的な乗り物を用意するのである。

『ヨーガ・スートラ』で説明されているように、すべての思考、感情、経験は心に潜在印象（サンスカーラ）を残す[5]。これらの印象が、将来の自分を決定するのである。『ブリハッド・アーラニヤカ・ウパニシャッド』には、解脱に到達していない限り、魂は次から次へ草の葉を移動する毛虫のように、現世で受けた印象（imprint）の影響で新しい生の新しい肉体へと手を伸ばし移動するのである。

つまり現在の肉体は、過去の思考、感情、行為の蓄積に他ならない。実際、肉体は過去の思考を結晶化した歴史なのだ。これは、深く理解し熟考する必要のあることである。つまり、アーサナとは体に蓄えられた過去の条件づけから自分を解放して現在の瞬間にたどり着く方法なのである。強制されて練習するのでは、苦悩と痛みに基づく潜在印象を新たに焼きつけるだけであることを忘れてはならない。これはまた、体との同一化を強めることにもなる。ヨーガでは、どんなものであれ永遠でないものと同一化することを無知（アヴィディヤー）と呼んでいる。

これは、最初かなり抽象的に聞こえるかもしれない。しかし、愛する人の死を経験したことのある人であれば、死んでしまえば肉体は残された抜け殻のようにしか見えないという深遠な見識を覚えているであろう。肉体は私たちにとって、乗り物であり過去の貯蔵庫である。中に蓄えられた過去を解き放とうと、アーサナの練習を欲するのである。

ヨーガとは、2つの両極端の間の道である。一方で、私たちは熱狂的に練習し、現瞬間の現実を否定して理想を得ようと努力するという極端な道に走ることもできる。この状態の問題点は、自分自身を将来なりたい自分とばかり関連づけ、現在の自分とつながろうとはしないことにある。もう一方の極端は、いくつかの心理療法で主張されているものであり、過去のトラウマを明らかにすることに焦点を当てる。これではトラウマの持つ力が強まり、過去にあったことと自分自身を関連づけて、自分自身を「起こっていること」、「経験している過程」であると考えることになる。アーサナはこれら2つの極端な状況に別れを告げ、現瞬間の真実へ達するように促進するものなのである。

過去の感情、思考、印象は、どのような形で体に現れるのだろうか。たとえば前屈を始めることによって、怒りを経験するヨーガの生徒もいる。これは、過去に膝腱（ハムストリング）に蓄えられた怒りによるものである。自覚的にこの怒りを解き放てば、感情は消える。もし解き放たなければ、おそらく攻撃的な行為や慢性疾患など何か別の形で表面化することだろう。また、熱心に後屈をした後に泣き

---

5. 『ヨーガ・スートラ』2章12節

たくなる生徒もいる。感情的な苦痛が胸に蓄えられ、よろいのように働いて心臓の周りで固くなっているのだが、このよろいが後屈をする時に消滅することもあるのだ。よろいが取り除かれれば、その結果果てしない安堵の感情が起こり、時には泣くこともあるだろう。

極端に体が硬いのは精神が硬くなっていること、あるいは未知の状況に自分を追いやることができないことに関係があるかもしれない。一方、極端に体が柔らかいのは、人生において毅然とした態度を取り限度を定めることができないことと関連している可能性がある。この場合、アーサナの練習は耐久力を基調にしたものとし、バランスをよくして不適切な位置に体が伸びていくのに抵抗できるようにする必要がある。アーサナは、過去を認め、それを解き放つことを促進するものだ。そうすれば、現瞬間へと導かれて、自分で考えている限定的な自己の概念を解き放つことができるのである。

第4の支則はプラーナーヤーマである。プラーナとは生命力であり、内的呼吸とも言われる。プラーナーヤーマとは、プラーナの拡張を意味する。ヨーギは、プラーナの鼓動、振動は心のはたらき（チッタ・ヴリッティ）と同時に起こることを発見した。プラーナーヤーマの実践とは、自らの呼吸を研究し、呼吸が鎮まって心をかき乱すことがなくなるように練習をすることである。

ヴィンヤサ・システムでは、プラーナーヤーマはウジャーイー呼吸をする中で練習する。わずかに喉頭をせばめることで、呼吸は長くなる。動きを呼吸に従わせることができるようになり、やがて体は苦もなく呼吸の波に乗ることができるようになる。この時点では体を動かしているのは自分自身ではなく、むしろプラーナの力が動かしているのである。私たちは体のすべての部分に呼吸を吹き込めるようになるのだが、これはすなわちプラーナを均等に広げることと同じである。これがアヤーマ、すなわち呼吸の拡張である。

第5の支則はプラティヤーハーラ（制感）である。『マイトリー・ウパニシャッド』には、感覚の対象に没頭すれば心には燃料が与えられ、錯覚と苦悩がもたらされるとある[6]。しかし感覚の持つ燃料が抑えられれば、燃料がなければ消える火のように心（マインド）は再び本源である魂（ハート）に吸収される。ヨーガでは、「魂（heart）」は感情を指すのではなく、自らの中心、つまり意識や自己を指す。

ヴィンヤサ・ヨーガでは、制感はドリシュティ（焦点）を通して練習する。アーサナの練習の際に周りを見回し感覚を外へ向けるのではなく、視線をあらかじめ決

---

6. 『マイトリー・ウパニシャッド』6章35節

められた位置に定めることによって内的なままでいるのである。聴覚は、呼吸の音を聞くことで制止される。同時に呼吸の音で、アーサナの質について知ることもできる。私たちの注意が外へと向かないようにすることで、タントラ哲学において中核（マッディ）と呼ぶものを発展させる。中核を発展させれば、やがて心が止滅の状態になり、創造の女性的な側面（女神、あるいはシャクティ）を具現化したプラーナが揺れることはなくなる。そうすれば、神聖なる意識（バイラヴァ）の状態が認識されるのである[7]。

　6番目の支則はダーラナー、つまり集中である。2つの思考の間にある何もない空間に瞑想をしようとすれば、心には次に起こる思考に執着しようとする傾向があることがわかるだろう。すべての対象には形があるが、観照している主体（意識）には形がなく、心は主体を見落としがちである。気を散らすものがある中で意識をずっと見つめているには、大変な集中力が必要だ。

　集中の実践は、瞑想を適切にするための必要不可欠な準備である。集中の訓練をすることで、どんな対象を選ぼうともその対象に集中できるようになる。最初は簡単な対象を選び、それによって最後から2番目の「対象」である形のない意識、つまり純粋な気づきに集中する準備ができる。

　ヴィンヤサ・ヨーガでは、バンダに集中することで集中の練習をする。外的なレベルではムーラ・バンダ（肛門の引き締め）やウディヤーナ・バンダ（下腹部の引き締め）に集中するが、内的なレベルでは動きと呼吸と気づきを結びつけることに集中する（バンダとは結合のことである）。この結びつきを行うには、通常集中を伴う脳のベータ波を解き放たなくてはならない。そして、アルファ波のパターンへと移行しなくてはならない。アルファ波のパターンでは複数のことに集中することができ、同時にすべてのことに気づき、この瞬間に存在することが可能となる。これが瞑想である。

　第7の支則はディヤーナ、すなわち瞑想である。瞑想とは、影響を受けることなく心の両極端の間に休み、「何かになる」のではなく突然ただ「そこにいる」状態になることである。瞑想と第6の支則である集中との違いは、集中では選んだ対象と関係のないすべての思考を排除しようとする自覚的な努力が伴うことにある。瞑想においては対象から絶え間なく印象が流れ、対象への気づきが常に流れていて、意志による努力はまったくない。選ぶ対象として典型的なものは心臓の蓮華、内なる音、呼吸、私という感覚、認識や知性の過程、自分の瞑想におけ

7.　『ヴィギャーナ・バイラヴァ』、ジャイデヴァ・シン訳、Motilal Banarsidass, Delhi、1979、23ページ

る神(イシュタデーヴァター)、あるいは至高の存在である。

　ヴィンヤサ・ヨーガでは、瞑想は実践をするというよりむしろ、自然にそうなり、動かされているという状態で始まる。この時点で、私たちは、体を見ることができるのだから自分自身は体ではなく、もっと深いところにあって観照している存在なのだということを認識する。ヴィンヤサの練習はポーズを次から次へと行うものであり、常に形が変化して決して1つの形にとどまることはない。これ自体が、永遠でないものへの瞑想なのである。これまで理解してきたもの(世界や体、心、そして練習)はすべて、常に変化する傾向にあるものなのだと認識すれば、その時点で知性(ブッディ)への瞑想に到達しているのである。

　しかし瞑想はディヤーナだけで起こるものではなく、練習の全段階で起こるものである。実際、アシュタンガ・ヴィンヤサ・システムは動く瞑想である。まず、空間における体の位置に瞑想をする。これが、アーサナである。次に、体を動かす生命力に瞑想する。これが、プラーナーヤーマである。次の段階ではドリシュティや呼吸に耳を傾けることを通して感覚に瞑想をする。これが、プラティヤーハーラである。練習のすべての面を結びつけることに瞑想をするのが、集中(ダーラナー)である。

　8番目の支則が、サマーディであり、これには、対象のあるサマーディと対象のないサマーディの2種類がある。対象のあるサマーディとは、心が初めて、単に現実のもう1つの模造品を生み出すのではなく、まるで澄んだ宝石のように向けられたものを忠実に映し出した時のことを言う[8]。言い換えれば、心が浄化されて、感覚が入力したものをまったく修正しない段階に到達したということである。これを経験するには、自分自身の「条件づけを取り除き」、過去の限定的で否定的なプログラムをすべて解き放たねばならない。パタンジャリは、「記憶が浄化されれば、対象だけが光り輝いて現れる」[9]と言っている。そうすれば、対象について知りうることすべてが理解できるのである。

　対象のないサマーディは、ヨーガの最も高次の形態である。対象のないサマーディが起こるのに、対象は必要ない。自己の本来の姿である観照している主体、気づきが明らかになるのだ。このサマーディでは思考の波は止滅し、いつもそこにあったもの、つまり意識、神聖なる自己を知ることになる。この最終段階は到達するものではなく、何かをすることや実践を超えたところにある。これはカイヴ

8.　『ヨーガ・スートラ』1章41節
9.　『ヨーガ・スートラ』1章43節、『The Yoga Sutras of Patanjali』、
　　C.チャップル訳、Sri Satguru Publications、Delhi、1990、53ページから引用

ァリャ(独存)という言葉で表される、純粋な歓喜の状態なのである。そこでは完全なる自由があり、いかなる外的刺激の影響も受けない状態なのだ。

ヨーガの身体的訓練においては、太陽(ピンガラー)の心と月(イダー)の心という極端な状態を止めることでサマーディに行きつく。この状態は、内的呼吸(プラーナ)が中心の経路(スシュムナー)に入る時に起こる。そうして、真実、深遠な現実が突如としてきらめき出るのである。

伝統的な実践がなぜ現代にも通用するのか

かつて農民が賢者ラーマクリシュナに、「私はただの村人です。幸せを手に入れる方法を一言で言ってください」と言った。これに対してラーマクリシュナは、「あなたは神に動かされている機械であるという事実を、完全に受け入れることだ」と答えた。これは、深く理解する必要のある言葉である。それぞれの人間が自由意思を行使しているのだと信じることで、自我は生み出される。そして自我が苦悩を生み出すのである。『バガヴァッド・ギーター』でクリシュナ神は、「どんな場合であろうと、すべての行為はプラクリティ(根本原質)のグナ(質)によって成されている。自己本位で心惑わされた者が、自分こそが行動を起こしていると思っているのである」[10]と述べている。

つまり、私たちの体—心の複合体も含めて全宇宙は、神に操作される無意識の機械なのである。純粋な意識である自己は、永遠に活動しない。ただ、傍観するだけである。行動しているのは私たちであるという考えを捨てることは、パタンジャリの『ヨーガ・スートラ』の中でカイヴァリャ(独存)という言葉を用いて繰り返されているものだ。ヨーガの最終段階であるこの状態は、意識の完全な独立を実現することなのである。意識は完全に独立しているため、世界に影響を与えることもない。単に物事を映し出す鏡のように、意識は選んだ対象を否定することも、それにしがみつくこともできない。主体(agency)[11]という感覚を捨てるように、「自分が行動していると思っているのは、ただ愚かな者ばかりである」とクリシュナは語っている。

自由意志の幻影を明け渡すことは、ヴィンヤサ・システムの中では聖仙ヴァーマナによって詳細に説明のあるオリジナルのシステムを受け入れることで表される。

---

10. 『シュリマッド・バガヴァッド・ギーター』、ヴィレスワラナンダ訳、Sri Ramakrishna Math, Madras、79ページ
11. インドの書でしばしば使われるこの言葉は、「行動している状態、力を行使している状態」を意味する。

もちろん、アーサナのシークエンスを自分で作り上げるのは簡単であり、おそらく商業的成功や名声も得られるだろう。しかしそれでは、自分こそが行動する人であり創造者なのだと主張する自我に夢中になる危険性がある。私たちは、ただ純粋な意識、見る者、観照者、自己なのである。そして、『サーンキヤ・カーリカー』[12]によると、意識がこの世界で活動的な役割を担うことはないのだ。

これは、障害に出会ったりヨーガ療法を実施する必要が出てきた時に、しばらくの間練習を改造することもできないということを意味しているのではない。しかし、可能になれば元来のシステムに戻らなくてはならない。聖仙ヴァーマナのシステムは、外的な枠組と制限を通して内的自由へと導くものである。私たちが常に自分で作ったシークエンスを練習するのでは、外的な自由を通して内的制限を作り上げることになるのだ。

昔の聖仙たちは、試行錯誤しながら古代の芸術や科学を考えついたのではない。彼らの用いた方法は、集中(ダーラナー)、瞑想(ディヤーナ)、没入(サマーディ)を結合した技法、すなわちサンヤマである。サンヤマでは、物事が本当はどうなっているのかに関する深い知識が得られる。『ヨーガ・スートラ』の中でパタンジャリ自身、いかにして知識を得たのかを説明している。心の知識は心臓にサンヤマを行うことで得られる、と述べているのである[13]。

パタンジャリは、いかにして体を理解するかについても説明している。医学知識は、へそのチャクラにサンヤマを行うことで得られる、と彼は言っているのだ[14]。こうして、アーユルヴェーダの科学は生じたのである。パタンジャリは、アーユルヴェーダの専門書『チャラカ・サンヒター』を編纂している。今日、古代の科学を研究して実践するに当たっては、尊敬の念を持ち献身的に取り組む必要がある。

古代の師たちの教えが効力のないものだと断言されたことなど、一度もない。その価値は、増すばかりなのである。

---

12. すべてのインド哲学の古代の原型である、サーンキヤ哲学を解説した書。
13. 『ヨーガ・スートラ』3章34節
14. 『ヨーガ・スートラ』3章29節

第 1 部
ヨーガの基本
呼吸、バンダ、ドリシュティ、ヴィンヤサ

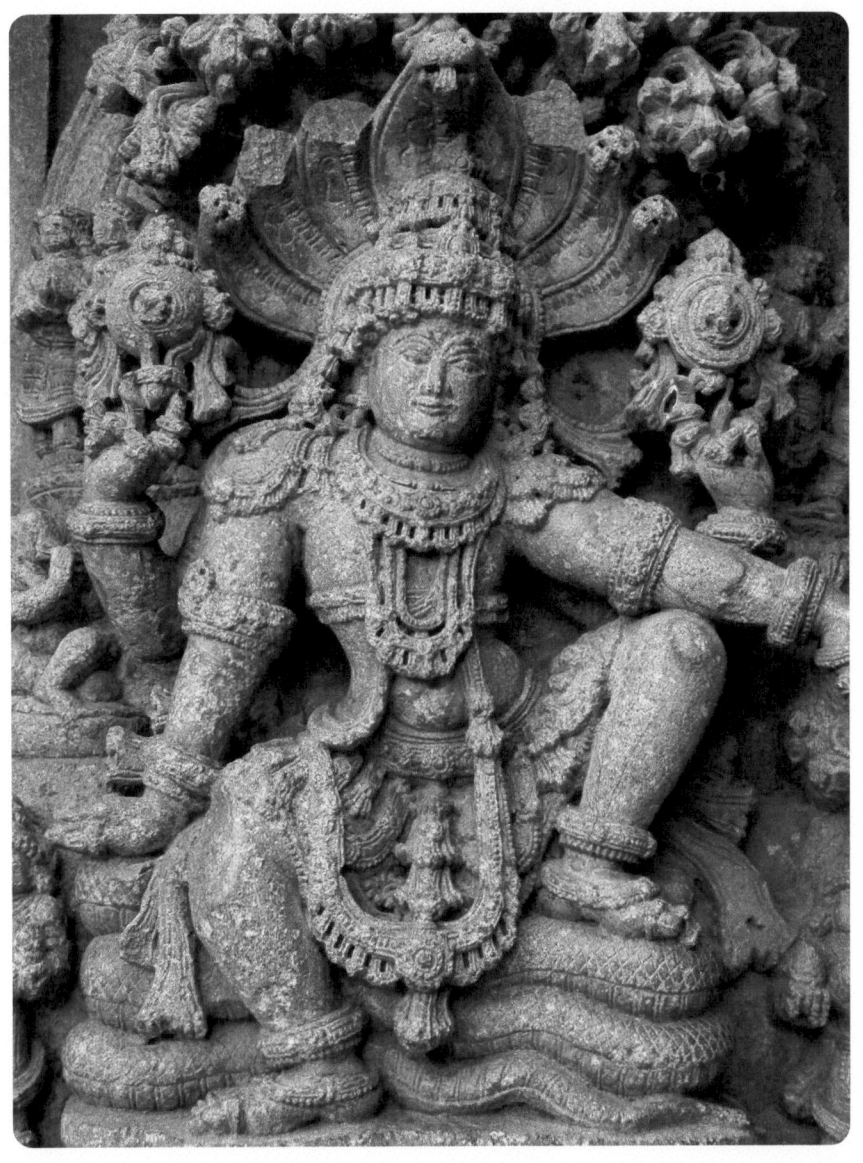

呼　吸

　アシュタンガ・ヨーガ・システムの中で最も目につきやすいのは、さまざまなヨーガのアーサナ（ポーズ）である。しかしもっと重要なのは、目に見えない3つの基本的技術である。これらの技術がポーズを1本の糸につなぎ合わせ、ヨガ・マーラ、つまり花輪にするのである[1]。

　ヴィンヤサ・ヨーガのシステムでは、体はマントラとして使われ、ポーズは数珠を表し、3つの基本的技術は数珠をつないでヨーガのポーズの花輪を作るための糸を形作る。このシステムは動きの瞑想として働くように考案されており、1つのポーズから次のポーズへと移り変わることがポーズ自体と同じくらい重要視される。

　初心者にとっては、最初にこの3つの基本的技術を学ぶことが大切になる。これらを習得すれば、練習はほとんど無理なく行うことが可能となる。この3つの技術がなければ、練習は大変な作業となる。3つの技術とは、ウジャーイー・プラーナーヤーマ、ムーラ・バンダ、そしてウディヤーナ・バンダである。まず、この3つのうち最初のウジャーイー・プラーナーヤーマに焦点を当てる。

　ウジャーイー・プラーナーヤーマは「勝利の呼吸」、勝利を得た生命力の拡張を意味する。プラーナーヤーマという用語は、プラーナとアヤーマという2つの言葉が組み合わさったものである。アヤーマは拡張、伸ばすことを意味し、プラーナにはいくつかの意味がある。普通は、身体の構造の微細な部分を作り上げる内的呼吸、あるいは生命力を意味すると考えられている。この他に生体構造の微細な部分を成す要素が、ナーディー（エネルギー経路）とチャクラ（エネルギーの中心）である。しかし、時にプラーナは外的呼吸、生体構造上の呼吸を言及するのにも使われる[2]。この意味を用いて、プラーナーヤーマは呼吸の拡張、穏やかで安らかで安定した呼吸パターンの使用を意味する。呼吸が穏やかであれば、心も穏やかになる。

　ウジャーイー・プラーナーヤーマは呼吸を伸ばすプロセスであり、それによって生命力が拡張される。ウジャーイー・プラーナーヤーマの練習には、喉頭蓋でのどの一部をふさぐことによってわずかに喉頭（喉頭上部開口部）をせばめる必要がある。喉頭蓋とは喉の蓋であり、水などを飲む時には閉じられ、呼吸をする時

---

1. 「ヨーガ・マーラ」という表現は、シュリ・K.パタビ・ジョイスが作り出したものであり、K.パタビ・ジョイスには同名の著書がある。
2. プラーナは、生命力中にある10の個々の流れの原則という文脈で使われる場合には別の意味を持つ。その場合は、吸気のみを言及する。

には開けられている。喉頭蓋を半分だけ閉めることによって、呼吸を伸ばし静かなシューっという音を出す。この音を、練習の間中聞くのである。この音は、喉からではなく胸の中心から起こっているように聞こえる。声帯は動いていない。声帯が動くと、体を痛める。木立のざわめきや海岸の波のような音が生じることのないよう、気をつけなくてはならない。

　自分自身の呼吸の音に耳を傾けることには、いくつかの意味がある。第一に、これはプラティヤーハーラの技法である。ヨーガの第5支則であるプラティヤーハーラは「外界から感覚を遮断すること」、もっと簡単に言えば「内へと入ること」を意味する。これについては、後で詳しく考察する。ここでは、自身の呼吸の音を聞くことで注意を内側へと引きつけ、外部の音に意識が向かなくなることを理解するだけで十分である。これが瞑想の助けとなる。

　さらに呼吸の音によって、ポーズにおける姿勢について知るべきことはほとんどすべてわかる。時には呼吸が不自然でぎこちなかったり、短く激しかったり、元気なく浅かったり、速く聞こえたりすることもある。呼吸の音を静かで心地よい理想的な音へと戻すことで、否定的で無意味な姿勢を正すことができる。

　ウジャーイーを練習するときは、直立でなおかつ快適な姿勢ですわる。呼吸の間途切れることなく、絶えずウジャーイーの音を出す。吸っている時も吐いている時も呼吸の間中ずっと、音が均等であるように気をつける。それぞれの呼吸を長く伸ばして深くしていき、胸郭へと均一に呼吸する。肺の両側、前後、そして上部の肺葉へも、同時に息をする。胸郭は、穏やかに脈打っていなくてはならない。つまり、呼吸と同時に胸郭が自由に広がることができるように、息を吸う時には内側の肋間筋（肋骨の間の筋肉）が緩んでいる。

　西洋文化では腹式呼吸ばかりに焦点をおきがちだが、腹式呼吸は前かがみの姿勢になるばかりか胸郭を硬くする。これは肋間筋を動かすことがないためであり、胸郭の血液と生命力の流れを阻止して、冠状動脈性心臓病や心肺衰弱を引き起こす。前かがみになるのは、一般的に「腹筋」と言われる腹直筋が緩むためである。こうして前かがみになるために、腹部が柔らかくなって腹式呼吸が促進される。

　さらに、こうして腹直筋が緩むことにより恥骨が下がり、そのため骨盤が前に傾いて、脊柱前弯、一般的には脊柱弯曲と言われる状態になる。次には、主要背伸筋である脊柱起立筋の起点[3]が持ち上げられる。こうして縮まった脊柱起立筋には、胸をうまく持ち上げることができなくなる。胸が崩れて前かがみの外観に

---

3. 筋肉の起点とは体の中心に近い筋肉先端部分を指し、近位端と言われる。付着点は体の中心から離れた先端であり、遠位端と言う。

なるばかりでなく、胸郭が硬くなる。こうして、呼吸中に胸郭器官がマッサージされることはなくなるのである。マッサージされることなく、心臓と肺の動きが少なくなると、病気への抵抗力は弱まる。脊柱弯曲になり、恥骨が前方に傾いて、胸が崩れるという代償パターンは、アンバランスで最悪の姿勢の1つである。そして、このパターンに陥る大きな原因が、腹式呼吸を好み腹筋が弱くなったことなのである。

ヨーガでは、呼吸をする際に腹部も胸部も両方を使う。活発に呼吸をすることによって、肋間筋が動く。空気が文字どおり肺から送り出され、肺には呼吸の量、つまり完全に息を吐いた後で残った空気量だけが残る。目的は、活力を増大させるためにより深く呼吸をすることである。このためには、できるだけ多く息を吸い込むのではなく、まず完全に息を吐き出し、新たに息を吸い込むための空間を作り出すことである。

呼吸量を増やしたい理由は、大きく2つある。1つは、吸い込む量を増やすことで酸素の供給量を増やすこと。もう1つは、吐き出す量を増やすことで、毒素を多く吐き出すことである。

この毒素には、いくつかの種類がある。
- 精神的毒素—たとえば別の人間に対する葛藤の思考、あるいは理由は何であれ、他国との戦争に参加することを望む集合的葛藤など。
- 感情的毒素—不安、怒り、嫌悪、ねたみ、苦痛への傾倒など。
- 身体的毒素—排出されていない代謝老廃物。
- 環境的毒素—鉛、ニコチン、二酸化炭素、二酸化硫黄、麻薬など。

これらの毒素はすべて、関節や脂肪組織の周りなど酸素があまりなく、体の中でも「新鮮でなく」「活気のない」部分にたまりやすい。これらの毒素が蓄積すれば、体のある部分は生体全体が死ぬかなり前から文字どおり活気という点では死んだ状態になり、やがては慢性疾患が生じる可能性もある。実際に、ある組織に毒素が蓄積され同時に酸素が減少することが、慢性疾患の第1の原因なのである。

深く呼吸をして蓄積された毒素を吐き出し酸素を吸い込むことで、体を元の健康な状態へと戻す第一歩が踏み出される。この先に必要な段階については後述するが、簡単に言えばエネルギーを蓄え(ここに続くバンダの項)、体全体を目覚めさせること(第2章、アーサナ)である。

しかし、ウジャーイー・プラーナーヤマを練習する大きな理由は、身体的利

点にあるのではなく、むしろ心を静めるためである。なぜ、心を静める必要があるのだろうか。ヨーガ・スートラ1章2節には、「ヨーガとは、心のはたらきを止滅することである」とある。また、1章3節では「心のはたらきが止滅した時初めて、見る者は本来の姿にとどまる」と言っている。

心は、湖にたとえることができる。思考の波（ヴリッティ）が現れれば、湖面は乱されさざ波が起こる。湖を見ても、自分の姿がゆがんで見えるだけである。こうしてゆがんだものこそが私たちが常に見ているものであり、このため自分自身の本来の姿がわからないのである。これが、苦悩（ドゥフカ）と無知（アヴィディヤー）につながる。

思考の波が静まって、心という湖の表面が初めて静止した時、自分が本当は誰なのかがわかる。心は完全に澄み、その結果心の向かう対象を認定することができる[4]。心のはたらきを静めるという考えは、ヨーガ文献ではしばしば心を抑制すること、あるいは心を支配することであると言及される。しかし「心を支配する」という表現は誤解を招く恐れがあり、不適切である。この表現は、ラマナ・マハルシなどの賢者に厳しく批判された。ラマナ・マハルシは、心を支配するにはその心を支配するための第2の心が必要であり、第2の心を支配するためにまた第3の心が必要になると言っている。このような無限の後退を別にしても、心のある部分を他の部分で支配しようともがくのでは、統合失調症（精神分裂症）を招きかねない。そこまで極端ではなくても、「支配魔（control freak）」となり、まったく不幸せな人間になりかねない。

古代のヨーギたちは考えること（ヴリッティ）と生命力（プラーナ）の動きは同時に生じることを認識し、この問題への解決法を見出した。『ハタ・ヨーガ・プラディーピカー』によると、「心と呼吸は牛乳と水のように一体化し、その動きは同一である。呼吸があるところで心は動き始め、心があるところでプラーナは動きを始める」[5]。

心と呼吸は一緒に動く。直接心に働きかけることが難しくても、呼吸を管理することでずっと簡単に心に働きかけることができるのである。ウジャーイー・プラーナーヤーマの練習を通して呼吸を拡張することで、プラーナの流れは静まるのである。

---

4. 『ヨーガ・スートラ』1章41節
5. 『ハタ・ヨーガ・プラディーピカー』4章24節、パンチャム・シン訳、Sri Satguru Publications、Delhi、1915、50ページ

大切なのは、常に鼻だけで呼吸をすることである。口で呼吸をすれば、熱とエネルギーが失われる。また、水分が過度になくなる。インドでは昔から、口を開けたままにしていると悪魔が入ってくると言われている。明らかに悪魔は、ヨーギの積み上げてきた利点をねたむことだろう。この考えに関しては、個人個人の評価に任せたい。
　呼吸と動きの関係については、覚えておく必要がある。すべての動きは、呼吸から起きる。呼吸とともに動き、呼吸に従うというよりも、呼吸が動きを起こすようにすべきである。このようにして練習すれば、まるで秋風が葉を拾い上げるように、動きは呼吸に促されるようになるはずである。

バ ン ダ

　ここまでで、深く呼吸することがいかに大切かを確認した。ヨーガの呼吸をそれほどまでに効力のあるものにしているのは、一体何なのか。
　この質問に答えるためには、もう一度プラーナという概念について考えてみなくてはならない。すでにわかっているとおり、プラーナとは解剖学的呼吸も指すが、微細体に位置する生命力を意味することが多い。この2つは同じものではないことを、理解しておかねばならない。しかし、微細体、あるいはエネルギー体に生じる生命力の動きは、粗雑な体（肉体）における呼吸の動きと相関関係を持つ。呼吸を管理することで、プラーナの流れに影響を及ぼすことができるのである。プラーナを蓄積し、蓄えることさえ可能である。かなりの間、酸素なしで生存したヨーギについての話を聞いたことのある人は、多いはずだ。こういった芸当を行うことがヨーガの目的ではないにしろ、「封印」を意味するムドラーと呼ばれる練習一式を利用することは可能なのである。ムドラーとはポーズ、呼吸、バンダを組み合わせたものであり、これによってプラーナを閉じ込めることができる。ヨーギの実践を単なる体操と異なるものにしているのが、このように生命力を統御する力を得るプロセスなのである。体操やスポーツには人を健康にすることはできるが、ヨーガのようにエネルギーを保持する効果はない。なぜなら体操やスポーツでは、ムドラーやバンダを用いないからである。ヨーガがこれほど効果的であるのは、ポーズにプラーナーヤーマやバンダを組み合わせているからなのだ。
　バンダ（bandha）という用語は、英語の「結合（bonding）」という言葉と関連がある。呼吸と動きと気づき（awareness）を結合させるのである。第1のバンダは、ムーラ・バンダである。これは、「根元のカギ」と訳される。ここでの根元とは脊

柱の根元のことであり、骨盤底、もっと正確には骨盤底の中心である会陰を指している。会陰とは、肛門と生殖器の間にある筋肉のことである。恥骨から尾骨までの間にある恥骨尾骨筋をわずかに収縮させることによって、プラーナを体の中に閉じ込め、脊柱の基底部でエネルギーが漏れることを防ぎ、エネルギーを封印する。ムーラ・バンダによって、微細体において脊柱に相当するスシュムナー、つまり中心の経路にプラーナが移動すると言われている。

恥骨尾骨筋の位置を確認するのは、最初は難しいだろう。肛門を硬くするか、あるいは排尿を止める筋肉を収縮させるよう言われるかもしれないが、この指示は完全に正しいとは言えない。ムーラ・バンダはこれら2つの筋肉のいずれでもなく、ちょうどこの2つの間にある筋肉なのである。しかし、これらの指示にもそれぞれ有用性はあり、敏感になって恥骨尾骨筋を正確に特定できるようになるまでの手引きとなるものではある。女性の場合は、ムーラ・バンダを子宮頚の収縮と混同しないことが重要である。この収縮は特に激しい動きの最中に多々起こり、2時間のヨーガの練習の際に日々これを行っていると、難産になることもある。

最初は、粗雑な肉体に働く粗雑な筋肉の締めつけを主に行う。練習をするにつれて、エネルギーの締めつけに移行する。これは、微細なプラーナ体に働くものである。ムーラ・バンダは習得すればもっぱら精神的なものになり、それが表面的な肉体に働くようになる。

ムーラ・バンダに慣れるためには、快適な姿勢で背筋を伸ばしてまっすぐにすわり、骨盤底の中心にある会陰をわずかに収縮することに集中する。息を吐くとともに、呼吸が鼻孔で始まり、ゆっくりのどを通って胸、次に腹部に達し、やがてわずかに縮まった骨盤底に引っかかるとイメージする。息を吸い始めれば、上に向かう動きが自然に始まる。恥骨尾骨筋を収縮しているため呼吸は骨盤底に引っかかったままであり、体の中核全体を通ってエネルギーが吸い上げられ上に上がっていく。これが、ムーラ・バンダである。加齢とともに生命力の下降の流れは進み、生命力が下に流れれば死、病気、そして植物がしおれるような衰えが招かれる。これを止めるための第1段階が、ムーラ・バンダとともに行われるのである。そして、その下降の流れを成長と一層の成熟を促進する上向きの流れに変えるのである。

ムーラ・バンダは呼吸のサイクル全体を通して、練習の間中行われる。すべてのポーズは、根元から始まっていなくてはならない。このムーラ・バンダは、完全に身を任せて深くリラックスする中で、ようやく解放されるのである。第2のバンダは、ウディヤーナ・バンダである。これは時に、ハタ・ヨーガのシャットカルマ、

クリヤーとも呼ばれる6つの行為のうちの1つ、ウディヤーナと混同されることがある。このウディヤーナは、腹部をうねらすナウリの準備である。ナウリは、腹筋全体を胸腔に吸い上げて練習する。これは呼吸の保持（クンバカ）の間だけ行うものであり、ヴィンヤサ・ヨーガで練習する技法とはまったく異なる。ヴィンヤサ・ヨーガのウディヤーナ・バンダは、ずっと穏やかな練習である。腹部を水平にはしり、腹部を脊柱に引き込む時に使われる腹横筋を軽く収縮するのである。

　腹横筋上部と下部とをそれぞれ独立させ、へそより下の部分だけを動かせば、ウディヤーナ・バンダをうまく始めることができる。これができなければ、横隔膜の自由な動きに影響を及ぼす。横隔膜の動きが長い間制限されれば、精神的に攻撃的で自慢げであり、自己中心的で強く猛々しい傾向が見られるようになる。しかしこれは、従来の教えで是認されていることではない。シャンカラとパタンジャリは、次のような説明を施している。シャンカラによると真のポーズとは苦もなくブラフマンへの瞑想を導くものであり、痛みや自分を苦しめることにはつながらない。パタンジャリは、アーサナは過度の努力を解き放って無限（アナンタ）への瞑想を達成した時に完成すると言っている[6]。

　アシュタンガ・ヨーガは戦士のヨーガであり、戦士は戦いに向けて気合を入れるためにアシュタンガ・ヨーガを使っていたと主張されることもある。これは、大変悲しい誤解である。真の練習の経験のある人ならば、練習後に心地よい疲れを感じるはずだ。決して、戦いに向けて気合が入るような状態ではない。むしろ、敵を抱いて完全に身を任せ、敵の欲するものを何でも与えたいような気持ちになる。おそらく、いかにして人生を楽しむか、攻撃や戦争などの愚かな行為で人生を無駄にすることのないよう誠実な助言をしたくなることさえあるはずだ。戦士のヨーガなど存在しない。戦争とヨーガは、お互い相いれないものである。ヨーガの最初の戒めは、アヒンサー、つまり非暴力である。

　リチャード・フリーマンは、ウディヤーナ・バンダとは実は恥骨の少し上をわずかに内側に引き込むだけだと言っている。ウディヤーナ・バンダが繊細になればなるほど、ヨーガ実践者の性格は幸福に満ち、平穏で純真で無邪気なものになる。まずへその下の腹壁を硬くすることから始め、何年もの練習を経るうちに意識できるようになって、ウディヤーナ・バンダが下へ滑り落ちるようになる。もう一度繰り返すが、繊細になるほどウディヤーナ・バンダが微細体に及ぼす影響は大きくなるのである。

6.　『ヨーガ・スートラ』2章47節

すでに述べたように、ここ40年の間に西洋文化では腹式呼吸が強調されてきた。これは、ダンスや演劇などの舞台芸術や心理療法などに腹式呼吸が使われているからである。もちろん歌手や役者、そして心理療法を受けている人々にとって、腹式呼吸は役立つものだ。腹壁を完全に緩める腹式呼吸は、感情移入して感情を前面に押し出したい時には効果的だと考えられている。特にニューエイジ運動の中で、感情は従うべきもの、実現すべき何か神聖なものとして見なされているのである。自分の感情を強めたい時には、腹式呼吸が得策なのである。

しかし、その他の状況では多くの場合、感情を高めるのは有用ではない。結局のところ、感情とは単に心の形にすぎないのである。感情的になるのは、過去の条件づけに従って現在の状況に反応することを意味する。たとえば、新しい状況で拒絶された時、人は心傷つくだろう。同様の状況に再び出会えば、新たに傷つけられることがなくても感情的になる。実際に感じる前から、「傷ついた」気持ちを表すのである。感情とは、元々の気持ちが心に潜在印象を残したために生じる、保存された気持ちである。パタンジャリは、この印象をサンスカーラと呼んでいる。感情的になることはより本来の姿に近づくことであるという理論は、間違っている。感情的な人とは、常に「頭の中にいる」人同様、過去の中に存在しているのである。

常に腹式呼吸をしていると、感情的になることに加えて身体的にも否定的な影響がある。血管が広がり弱くなってうっ血状態になり、腹部器官をたわませ崩すことになる。そして酸素の供給が欠乏し、活力が減少して、やがて慢性疾患を引き起こす。

腹壁下部が硬く保たれ上部壁が緩んでいれば横隔膜は自由に上下し、全腹部が横隔膜をピストンとしてエンジンの燃焼室のように働く。これによって、腹内の血圧に強い振れ幅が生じる。このメカニズムこそが、健康的な腹部器官を作り上げるのである。横隔膜が下に下がって腹壁が支えられている時には、燃焼室の圧力は上がる。横隔膜が上に上がる時には、すべての血液が腹部から吸い取られて血圧は下がる。腹部の血圧が強く振れることで内部器官は常にマッサージされ、強く健康な組織ができるのである[7]。

ウディヤーナ・バンダは、繊細なメカニズムである。ウディヤーナは飛び上がるという意味であり、『ハタ・ヨーガ・プラディーピカー』には、ウディヤーナ・バンダによってプラーナという大きな鳥がスシュムナーを絶え間なく上に上がると書か

---

7. このプロセスは、アンドレ・ヴァン・リスベスが著書『Die grosse Kraft des Atems』に記している。これは、1960年代にK.パタビ・ジョイスの下で学んだ後に著された本である。

れている[8]。スシュムナーとは中心にあるエネルギー経路であり微細体に存在するものだが、およそ脊柱の前面にあり会陰から始まっている。頭で終結すると言われ、頭頂部で終結すると記している出典もあるが、頭と脊柱がつなぎ合わさった位置で終わっていると説明される場合が多い。スシュムナーは通常、活動していない状態である。スシュムナーには2つのナーディー(エネルギー経路)が伴い、この2つがスシュムナーの周りをギリシャ神話のつえの周りに巻きつくヘビのように巻きついている。これらが、月(イダー)の経路と太陽(ピンガラー)の経路である。月のエネルギー経路と太陽のエネルギー経路には類似点もあるが、一方は交感神経系、他方は副交感神経系であり、同一とは言えない。

『ハタ・ヨーガ・プラディーピカー』では、イダーとピンガラーを閉じることによってプラーナをスシュムナーに導くと説明がある[9]。また、ムーラ・バンダを練習することでプラーナはスシュムナーに入るとも書いてある。もっと後の節では、素晴らしい真実が明らかにされている。時間(夜と日中の変動として捉えられているもの)は、太陽と月によって生み出されるというのである[10]。言い換えれば、深遠な現実(ブラフマン)を理解することができないのは、時間の幻影のためなのである。深遠な現実とは時間を超越したものであり、内的呼吸(プラーナ)がピンガラー(太陽)のエネルギー経路とイダー(月)のエネルギー経路にある瞬間にねつ造される。

続く節では、すべての身体的ヨーガの鍵となることが明らかにされている。すなわち、スシュムナーは時間を飲み込むというのである。これは言い換えれば、プラーナが中心の経路に入るように仕向けられれば、心の揺らぎを作り出し深遠な現実である永遠の意識(ブラフマン)の中に私たちがとどまることを阻止している時間というものは飲み込まれるということである。時間とは、人の心を動かす基本となるものである。時間を超えることは、心を超えることなのだ。これは、プラーナという大きな鳥がスシュムナーに羽ばたき、スシュムナーが時間を飲み込むことで可能になる。このために、ムーラ・バンダとウディヤーナ・バンダを行うのである。

偉大なるシャンカラも、ムーラ・バンダはラージャ・ヨーガ行者に適したものであり、常に実践すべきであると言っている。言い換えれば、時にはハタ・ヨーガ行者を見くびり彼らが身体に没頭することをけなすこともある、心の止滅を学ぶ

---

8. 『ハタ・ヨーガ・プラディーピカー』3章56節
9. 『ハタ・ヨーガ・プラディーピカー』3章73節
10. 『ハタ・ヨーガ・プラディーピカー』4章17節

ラージャ・ヨーガ行者ですらムーラ・バンダの練習を行うべきだということである。なぜなら、これこそが心の超越をもたらすからである。パタンジャリがヨーガを心のはたらきの止滅であると定義していることを思い出せば[11]、ムーラ・バンダとウディヤーナ・バンダの重要性が理解できるだろう。

ドリシュティ

次に、ドリシュティ、つまり焦点について考えてみよう。すでに見てきたように、ヨーガの第5支則は制感(プラティヤーハーラ)である。『ウパニシャッド』には、感覚とは、感覚の対象という形を取る燃料を心に供給するものであると説明がある。こうして心は、苦悩の源である欲望を発達させる。心の基本的な概念とは、自分には何かが足りないと考えることである。心に従えば、この不足は外部から絶え間なく刺激を与えられることによってのみ軽減されるのである。

一方、ヨーガの概念は、私たちは常に元来のままの至福の状態、つまり意識であるというものだ。しかし、元来の状態には形がない。そして、心には何であれ次に現れるものに執着しようとする傾向がある。そのため、私たちは本来の姿を忘れてしまうのである。制感とは、外的刺激は決して私たちを本当に満足させることはできないという事実を受け入れることである。この事実を受け入れれば、必死になって外部に求めていたものは実は最初からずっと自分の内に存在していたのだということを、自由に認識できるようになる。『ウパニシャッド』ではさらに、燃料が与えられなければ火が消えるように、感覚という燃料が与えられなければ心は根源に戻ると説明されている。これを引き起こす技法、あるいは一連の技法が制感(プラティヤーハーラ)である。

すでに説明したように、聴覚の制止は外部の音ではなく自分自身の呼吸を聞くことによって生じる。視覚の制止、つまり視覚を内へと向けるには、さまざまな焦点を凝視するドリシュティを練習する。焦点には、次のようなものが挙げられる。

- 鼻
- 額の中心(第3の目)
- へそ
- 手
- 足の指

---

11. 『ヨーガ・スートラ』1章2節

- 側面
- 手の親指
- 上方向

　焦点を凝視することで周囲を見回すことがなくなり、心が外側に向くこともなくなる。ドリシュティに従えば、練習は非常に内面的で瞑想的になる。

　ドリシュティは、パタンジャリのヨーガの6番目の支則である集中（ダーラナー）の練習でもある。気が散った状態で練習していれば、外の鳥の声に耳を傾けたり部屋の周りを見回したりすることもあるかもしれない。バンダ、ウジャーイー、ドリシュティ、正しいアライメントを見つける、という所定の練習をすべて行うには、心は完全に集中した状態になければならない。そうでなければ、いずれかの要素が抜け落ちてしまう。こうして練習によって、ダーラナーの状態にあるかどうか、常にフィードバックが得られるのである。やがてダーラナーは、瞑想（ディヤーナ）につながる。

　ドリシュティは、エネルギーの面から見ても重要である。賢者ヤージュニャヴァルキヤによるヨーガの教えが書かれた『ヨーガ・ヤージュニャヴァルキヤ』によれば、「心を通してへそ、鼻先、足の親指に全プラーナを保持するよう努めなくてはならない。鼻先に集中するのは、プラーナを統御する手段である。へそに集中することによって、すべての疾病が取り除かれる。足の親指に集中することで、体は軽くなる」[12]。T.クリシュナマチャリヤの弟子であり『ヨーガ・ヤージュニャヴァルキヤ』を翻訳したA.G.モーハンによれば、ヨーガの目的は普通なら散在しているプラーナを体内に集めることにある。プラーナが散在していれば、心の状態も散漫になる。

　『ヨーガ・スートラ』では、乱されて散漫な心の状態をヴィクシプタと呼んでいる。内へと引き込まれ体内に集められたプラーナは、1点集中（エーカーグラ）と止滅（ニローダ）の状態の心に対応するものであり、これが対象のある（サンプラジュニャータ）サマーディ、そして対象のない（アサンプラジュニャータ）サマーディへとつながる。アシュタンガ・ヴィンヤサの技法において、ドリシュティはプラーナを内へと引き込むための極めて重要な技法の1つである。鏡の前で練習すれば、鏡の中を見つめることで自分の意識が中核から表面へと向かうことに気づくのではないだろうか。これはそのまま、プラーナの流れにも起こるのである。プラーナは、気づきに従うものなのだ。鏡の前で練習するのは、指導者がいない場合は

12.『ヨーガ・ヤージュニャヴァルキヤ』A.G.モーハン訳、Ganesh & Co.、Madras、81、82ページ

自分の基本となるアライメントを確かめるために時に有益かもしれないのだが、視覚的手掛かりに頼らなくても受容できる気づきを発達させるのが望ましい。このような気づきはプラーナを内へと引き込み、『ウパニシャッド』にあるように心が魂(ハート)に消滅していくのである。体の中核にプラーナが永遠に確立されれば、サマーディ(解脱)へとつながる。

経典の中にはドリシュティのような技法について大変熱心に説明しているものもあるが、私たちは依然として条件づけられた存在の中で動いているだけなのだということもしっかりと覚えておかねばならない。シャンカラは、「ありふれた考えから、世界はブラフマン(意識)自体であるという知識へと転換する必要がある。それが最も崇高なヴィジョンであり、視線を鼻先に向けることなどではない」と諭している[13]。

ヴィンヤサ

ヴィンヤサ・ヨーガは、特に家長のために考案されたヨーガのシステムである。家長(グリハスタ)と出家者(サンニャーシン)の違いは、後者には社会的義務がなく日に10時間以上であろうと実践に専念できる点にある。実際、全八支則に関する技法それぞれを毎日実践しようと思えば、練習は容易に10時間以上を要することになる。たとえば、アーサナを2時間、プラーナーヤーマを2時間練習し、ムドラーとジャパ(マントラの繰り返し)をそれぞれ1時間ずつ、1時間経典を読み、1時間経典を詠唱し、1時間熟考、熟慮を行い、1時間瞑想をして素晴らしい1日を過ごすというようにである。

家長とは家庭を持ち仕事を持つ人のことであり、実践にそれほどの時間を費やすことはできない。社会に完全に背を向けるという考えは、実際には比較的かなり最近のものであり、ゴータマ・ブッダによって導入され、シャンカラによって練り上げられたものである。古代のヴェーダやウパニシャッドの聖仙たちは、森林でかなりの時間を過ごしたとはいうものの、社会からの離脱者ではなかった。ヤージュニャヴァルキヤやヴァシシュタ、ヴィシュヴァーミトラといった聖仙たちは妻や子どもを持ち、僧や国王の相談役といった地位にあったのである。

家長にとって都合のよいヨーガの実践とは、2時間にまとめられ、なおかつ実践の持つ利点を維持している必要がある。したがって、八支則を順次行うのでは

---

13. 『Aparokshanubhuti of Sri Shankaracharya』Sw. Vimuktananda訳、Advaita Ashrama、Kolkata、1938、63ページ

なく同時に練習できるようなものでなくてはならない。これを念頭において聖仙ヴァーマナが考案したのが、ヴィンヤサ・ヨーガである。聖仙ヴァーマナは練習を連続の中で考え、ポーズが効果を促進し、ポーズをムドラー、プラーナーヤーマ、瞑想と結びつけ、10時間の練習を効果的に2時間にまとめたのである。

ヴィンヤサ・ヨーガの際立った特徴の1つは、ポーズを長い間保持することがない点にある。身体的ヨーガが持つ大きな落とし穴の1つは、ポーズと一体化し体に没頭することである。「今、私はパドマーサナですわっている。これがヨーガだ」と思ってしまう。これほどひどいことはない。パドマーサナですわっていることを傍観している気づきを認識すること、これこそがヨーガである。

ヴィンヤサ・ヨーガの中核を成す考えは、ポーズではなく呼吸を重要視し、ポーズは形あるものすべてと同じく永続的ではないと認識することである。アーサナ、生命体の肉体、組織、国家、惑星など、形作られたものはすべて来ては去る。ヨーガの探求とは、形のないもの(意識)を求めることである。形あるものが生じる前からここに存在し、形あるものが消えてもここに存在するものを求めるのである。そのため、永遠でないものに執着することのないような方法で、練習を編成する必要があった。ヴィンヤサ・ヨーガとは、無常への瞑想なのである。

練習で唯一不変であるのが、呼吸に常に集中することである。『ブラフマ・スートラ』[14]によれば、実は呼吸こそがブラフマンなのだ。ここで呼吸は、ブラフマン(深遠な現実、究極の真実、無限の意識)のたとえとして確定されている。権威ある『チャーンドーギャ・ウパニシャッド』に基づいて、このように断言されているのである。『チャーンドーギャ・ウパニシャッド』の中には、「神性とは何か」という問いがある[15]。その答えは、「呼吸である。実に、すべての存在は呼吸とともに(生命の中に)入り、呼吸とともに(生命から)出ていくのである」[16]。ヴィンヤサを通してポーズは、マーラを作り上げる。マーラとは、マントラ瞑想を行う時にマントラを数えるために一般的に使用されるものだが、ヴィンヤサ・ヨーガではすべてのアーサナがヨーガのポーズにおけるマーラの数珠になっているのである。こうして、練習が動きの瞑想となる。

練習によって熱が生じるが、この熱は毒素を燃やすのに必要なものである。ここでいう毒素とは身体的毒素だけでなく、無知と幻想の毒のことも指している。

14.『ブラフマ・スートラ』Ⅰ.Ⅱ.23
15.『チャーンドーギャ・ウパニシャッド』Ⅰ:Ⅱ:5
16.『Badarayana's Brahma Sutras』、G.C.アダムズJr.訳、Motilal Banarsidass、Delhi、1993、60ページ

フル・ヴィンヤサの練習では各ポーズの間にスタンディングポーズ（立つ姿勢）に戻るのだが、常に前屈をすることで洗浄効果がある。この方法は、強力で永続的な毒性がある場合や、病後の回復のためによい。ハーフ・ヴィンヤサの練習は、左右両側のシッティングポーズ（すわった姿勢）の間にジャンプバック（後ろにジャンプする）が入り、耐久力と柔軟性のバランスを取って、熱を増加させることをねらいとしている。

　アーサナだけを練習すると、過度に体が柔軟になりそのため体を弱体化することもある。体内での骨格の適切な位置、特に脊柱の位置は、筋肉中に中核の緊張を維持することで記憶される。この緊張が不十分であれば、カイロプラクティックや整骨院に頻繁に通う必要が出てくることにもなりかねない。

　こうした可能性は、ヴィンヤサの技法で両側のポーズ後にジャンプバックをすることで避けられる。これによって、増した柔軟性を支えるだけの耐久力が得られるからである。この考えをしっかり理解しておくことが大切である。力で支えられる以上の柔軟性は、目指すべきではない。

　ここでの根本的原則は、相対する方向へ同時に拡張していくことである。一方へと拡張していく時には常に、同時に反対方向へも拡張していき中和することが必要だ。こうすれば、体や心が極端な方向へ向かうことはない。パタンジャリは、「こうして、相反して対となるものに攻撃を受けることがなくなる」と言っている[17]。このため、アーサナと同様ヴィンヤサにも重きを置く必要がある。聖仙ヴァーマナが言っているように、「ヨーギよ、ヴィンヤサをすることなくアーサナの練習をしてはならない」のである。

ヴィンヤサのカウント

　今日普通の会話でヴィンヤサという言葉を使う場合、ハーフ・ヴィンヤサの場合は両側のポーズの合間のジャンプバックやジャンプスルーを言及し、フル・ヴィンヤサではポーズの間でスタンディングポーズ（立つ姿勢）に戻る動きを指していると考えられている。

　古代のヨーガ書『ヨーガ・コールンタ』では、呼吸を伴いながら焦点を見つめてカウントされる動きすべてをヴィンヤサと呼んでいる。ヴィンヤサのカウントとは、聖仙ヴァーマナが『ヨーガ・コールンタ』にアシュタンガ・ヨーガの練習を記すのに

17.『ヨーガ・スートラ』2章48節

用いた形式である。

　伝統的な方法でポーズに入り、ポーズから移るのに必要な動きそれぞれをカウントするのである。ポーズはそれぞれ大きく異なり、そればかりかどのようにポーズに入りどのようにポーズから移るかも大きく異なるため、ポーズを行うために必要な連続的動きの数、つまりヴィンヤサのカウントもまったく異なる。パーダーングシュターサナはわずか3つのヴィンヤサ（カウントする動き）であるが、スプタ・パーダーングシュターサナは28カウントである。ヴィンヤサはすべて流れるような動きであるが、この中で唯一保持するのがアーサナの状態にあるヴィンヤサである。アーサナの状態にあるというのは、ポーズを取ってそのポーズを保っているということである。たとえばパーダーングシュターサナであれば、ヴィンヤサの3つ目である。このヴィンヤサでは通常、ポーズを保って5回呼吸をするが、治療目的の場合は保ったまま25回以上呼吸をしてもよいだろう。1つのヴィンヤサで25回もの呼吸をするのだから、ヴィンヤサのカウントと呼吸数、呼吸のカウントは同一でないことがわかるだろう。

　本書では、ハーフ・ヴィンヤサのカウントに従ってポーズの説明をする。私自身、インド・マイソールでこのように学んだし、これが今日の一般的練習方法だからである。

　初心者にとってもわかりやすいように、ヴィンヤサのカウント表示は算用数字で示した。しかし、サンスクリット語でのカウントという貴重な伝統を維持することは大切である。したがって、ヴィンヤサのカウントのレッスンを行う場合には、私はサンスクリット語のカウントを使用している。ヴィンヤサのカウントについてもっと詳しく学びたい読者には、K.パタビ・ジョイスの『ヨガ・マーラ』、リノ・ミエールの『アシュタンガ ヨガ』を勧める。

第 2 部
アーサナ
プライマリー・シリーズ

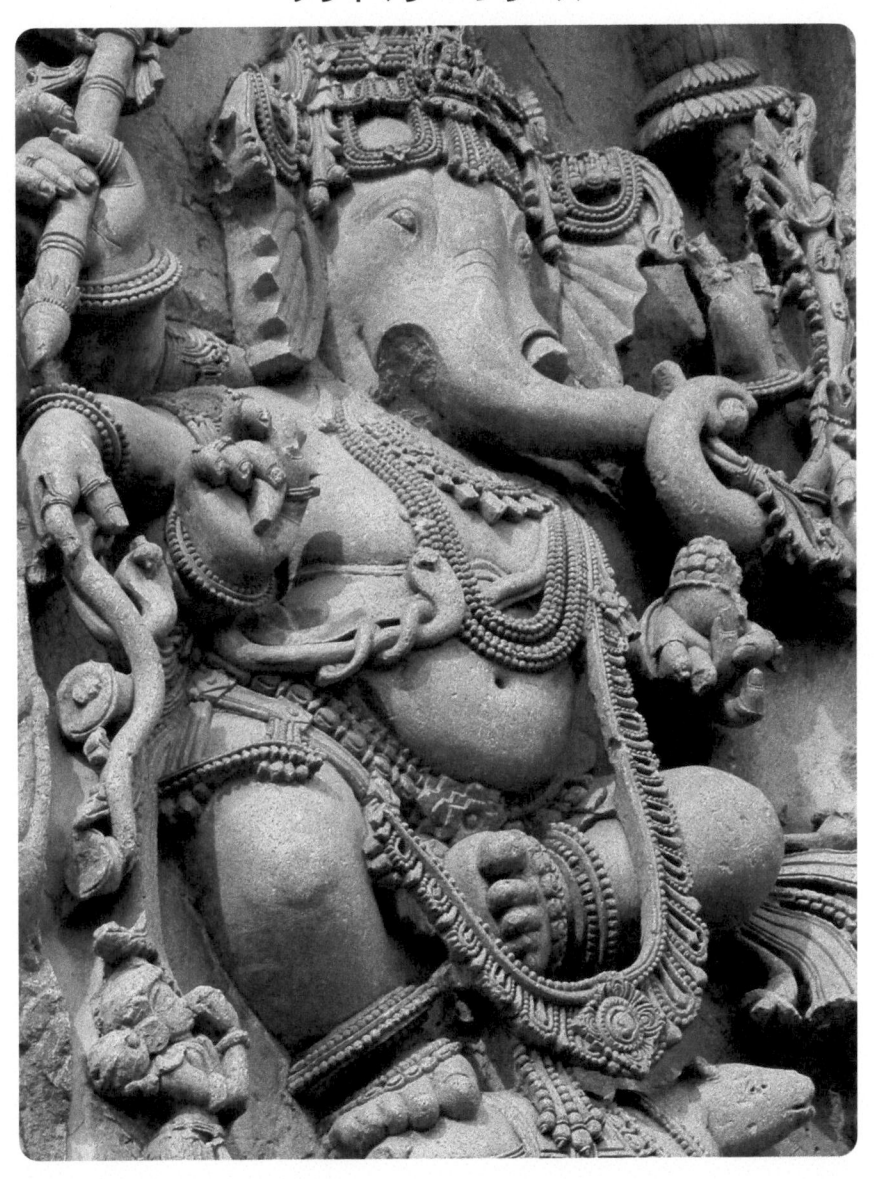

アーサナの名称

　ヨーガの歴史同様、アーサナの名称は4グループに分類できる。生命のないもの、動物、人間、神聖なものの4種類である。
　トリコーナーサナ（三角のポーズ）やナーヴァーサナ（船のポーズ）などが生命のないものを名称に持つ代表的なアーサナであり、これらはプライマリー・シリーズの中に最も多く出てくる。
　インターミディエート・シリーズ（セカンド・シリーズ）には、動物の名前のついたポーズが多い。たとえば、シャラバーサナ（バッタのポーズ）、カポターサナ（ハトのポーズ）、クラウンチャーサナ（サギのポーズ）などである。
　人間の名前のつくアーサナは、古代の聖仙たちに捧げられたものである。たとえばマリーチアーサナ（聖仙マリーチのポーズ）、バラドヴァージャーサナ（聖仙バラドヴァージャのポーズ）、ドゥルヴァサーサナ（聖仙ドゥルヴァサのポーズ）などである。
　神聖な名前のつけられたアーサナにはナタラジャーサナ（踊りの神のポーズ）、ハヌマーナーサナ（ハヌマーン神のポーズ）、スカンダーサナ（カルティケヤ神に捧げるポーズ）などがあり、リシに捧げられた名称のつくアーサナ同様、主にアドヴァンスト・シリーズ（サード・シリーズ）に出てくる。

ヨーガのアプローチ

　アシュタンガ・ヴィンヤサ・ヨーガの練習は動きの瞑想であり、すべての呼吸に意識することが目標である。シークエンス、一貫した流れ、バンダの内的保持、ドリシュティ、ウジャーイー・プラーナーヤーマの音に耳を傾けることなどの技術すべては、感覚を制止するために作られたものである。
　これらの技術によって容易に集中できるようになり、瞑想が可能となる。ウジャーイーの音がしない、呼吸が浅い、落ち着きがないといった状態は、心が優勢になって集中がなくなったことを意味する。
　『ヨーガ・スートラ』の中で、パタンジャリはアーサナについて3つの節で説明している[1]。これらは、簡潔で奥深い。

---

1. 『ヨーガ・スートラ』2章46節、47節、48節

アーサナは安定していて、なおかつゆったりしたものでなければならない。
真のアーサナの確立のためには、努力がやみ、無限への瞑想が生じることである。
アーサナにおいて、相反して対となるものに攻撃を受けることがなくなる。
アーサナは安定していて、なおかつゆったりしたものでなければならない。

この節では、ポーズの質について説明している。安定しているとは、努力と力強さを意味している。ゆったりしているというのは、リラックスした状態と解放を意味している。これら相反するものは、お互いを補足し合っているのである。力強い体を作り上げるために必要な努力が安定を生み、ポーズに安らぎの状態をもたらすのである。

真のアーサナの確立のためには、努力がやみ、無限への瞑想が生じることである。

ヨーガの支則すべての究極の目的は、私たちが本来の姿を経験することである。練習において、そしてこの後に説明するそれぞれのポーズを行うにおいては、感受性、意識、高い集中力が必要とされる。ポーズを知ればやがて、細かな点は忘れてただポーズの中に「たたずむ」ことができるようになる。努力はやみ、ポーズは内から表され、無限への瞑想が生じる。無限とは、我々の本来の姿が持つ特質なのである。

アーサナにおいて、相反して対となるものに攻撃を受けることがなくなる。

安定していることとゆったりしていることは、それ自体相反して対となるものであるが、バランスが取れていれば、お互いを支え合ってそれぞれが十分に特質を発揮することができる。過度に努力をすれば、体は鈍感になり心は興奮状態になる。過度にリラックスしていれば、体の反応が遅くなり心は鈍くなる。これら2面を、ともに持っていなくてはならないのである。著書『フェルデンクライス身体訓練法——からだからこころをひらく』の中でモーシェ・フェルデンクライスは、持ち上げた鉄の棒の上にハエがとまったとしても何ら変化に気づきはしないと指摘している。しかし、持っているのが鳥の羽であれば、ハエがとまったり飛んで行ったりするのに気づくはずである。過度な努力をしていれば、改良の余地はない。すでに、できるだけの努力をしてしまっているからである。敏感であれば違いを観察する余地を保ち、ポーズを適応して学ぶことができる。相反するものの間に

ある空間で、心は静まるのである。

作用と反作用、ポーズとカウンターポーズ

　ポーズへと移行する動きとポーズを維持する動きには作用と反作用、ポーズとカウンターポーズという相対するもの、根本的差異が存在する。経験から言って、ポーズを取るための動きはポーズ自体に入れば逆転される必要がある。たとえば、前屈は股関節屈筋を使って行うが、前屈のポーズに入れば股関節伸筋であるハムストリングを使う[2]。後屈をするには体幹伸筋を使うが、後屈のポーズを取れば腹筋群を使うことで体幹伸筋の効力を消失させる。バッダ・コーナーサナのポーズを取るには股関節外旋筋群を使うが、ひとたびポーズに入れば股関節内旋筋群を用いる。

　ヨーガにおける動きはすべて、終わりなく続くものではない。これは、相対する動きを自動的に取ることで前の動きの効力をなくしバランスの取れた状態に持っていくことを示している。それぞれのポーズは、カウンターポーズを取ることでバランスが保たれる。ポーズ間の動きに関しても、逆の動きを取ることによって中立的(ニュートラル)な姿勢に達するまでのバランスが保たれるのである。

　ニュートラルな姿勢とは、最初の動きのバランスが取られ、アライメントが正しく取られた姿勢である。ポーズが安定して、なおかつ軽快であり、ポーズを保つために努力を必要とせず瞑想が可能になれば、アライメントが正しく取られていると言える。すべての動きが相対する動きによってバランスよく保たれれば、この状態に達する。

　これら相対するもののバランスが常に取れていれば、ポーズは生き生きと活動的な状態に保たれるのである。

ストレッチの方法

　ポーズの中でのストレッチング(以下ストレッチ)の方法には、3種類ある。受動的ストレッチ、能動的ストレッチ、ダイナミックおよびバリスティック・ストレッチの3つである。受動的ストレッチの例としては、立った姿勢から体幹を前に曲げ、腕

---

2. 屈曲というのは骨同士が近づくことを、伸展というのは屈曲から元に戻すことを指す。ただし上腕骨(腕の骨)の動きは別であり、屈曲は腕を休めている位置から頭の上前に上げることと定義されている。屈筋と伸筋はそれぞれ、これらの動きをもたらす筋肉である。

を下に垂らすか肘を締めて股関節から体をだらりと前に下ろすストレッチがある。受動的ストレッチは比較的効果が少なく、結果を出すには長い時間かかる。筋肉の緊張の高い人であれば、30分間受動的ストレッチをしても、成果はあまり出ないであろう。

　こういうタイプのストレッチにはさらに不都合なことに、引き伸ばされた筋肉を保護することがない。たとえば、先に述べたポーズで足先に手を伸ばし、腕で体幹を引き下ろすとすれば、主にハムストリングの起点であり坐骨の一部である坐骨結節でストレッチが起こる。これでは、筋繊維の裂傷、つまりハムストリングを伸ばして痛めた状態になる可能性がある。受動的ストレッチのもう1つの欠点は、増した柔軟性を支えるだけの耐久力を築くことがない点である。

　アシュタンガ・ヨーガで使うストレッチ技術は、能動的ストレッチである。このタイプのストレッチでは、（生得的な）反射が使われる。この反射がなければ、体は動かない。筋肉が収縮する時には必ず、拮抗筋（きっこうきん）（逆の機能を持つ筋肉）が緩む。この反射作用を理解するためには、肘関節を見てみればよい。二頭筋（上腕二頭筋）が収縮する時には三頭筋（上腕三頭筋）が緩み、それによって肘が曲がるのである。三頭筋も収縮していれば、肘は動かない。同様に、三頭筋が収縮している時には、同時に二頭筋に緩めと指図するシグナルが神経系から送られて、肘が伸びるのである。

　伸ばされた筋肉は、逆の筋肉が動く時には緩めと指図するシグナルを受け取る。重力に加えて、相反する筋肉の力によっても引き伸ばされているのである。同時に、相反する筋肉も働いて耐久力を増す。この方法でおよそ85パーセントは関節を閉じる、つまり関節を曲げることができる。残りの15パーセントを達成するには、「能動的解放」と呼ばれる技術を使う。これについては、後述する。

　もう1つのストレッチの方法が、ダイナミック・ストレッチである。これは主に武道、新体操、柔軟体操などで使われるものである。このストレッチでは、弾みを利用する。これは強引な方法と考えられ、ヨーガではあまり使われない。ヴィンヤサ・ヨーガの中でも、プライマリー・シリーズの中のスプタ・コーナーサナ、インターミディエート・シリーズの中のスプタ・ヴァジュラーサナなどいくつか例外はある。スタンディングポーズ（立つ姿勢）からの後屈である、ドロップバック（ブリッジの状態）、ヴィパリタ・チャクラーサナも、ダイナミック・ストレッチである。

　これらの例外を除けば、アシュタンガ・ヨーガの練習では能動的ストレッチを使う。

フル・ヴィンヤサとハーフ・ヴィンヤサ

　フル・ヴィンヤサでは、それぞれのアーサナの間でサマスティティ(基本のまっすぐ立った姿勢)に戻る。私がマイソールでシュリ・K.パタビ・ジョイスから学んだ形式は、ハーフ・ヴィンヤサであった。これは、異なる立ち姿勢の間では1度サマスティティに戻るが、すわる姿勢からの移行の場合は立つ姿勢には戻らない。今日では、こちらのアプローチのほうが一般的なようである。

　たとえば病後の回復、あるいは新陳代謝の促進などのように体力やスタミナをつけるためには、しばらくの間フル・ヴィンヤサを練習するのがいいだろう。フル・ヴィンヤサには強力な洗浄効果があり、不活発な肝臓を刺激する。フル・ヴィンヤサのほうが大変ではあるが、ヨーガ実践者がいわゆる「一息つける」時間もあり、実際には練習を緩めていると言えるのかもしれない。やがては必ず、費やしたエネルギーに報いるだけのものである。しかし、長期の練習として続けるのは難しいかもしれない。

気　温

　暑い国で練習していれば、すぐに体が温まる。これは、特に男性の場合に感じられる。気温の高い環境で激しい練習をする場合、体が熱くなりすぎないように注意が必要である。あらゆる種類のエンジン同様、人間の体にも熱くなりすぎるのはいいことではない。汗をかくのは健康的だが、汗が体からしたたり落ちるほどであれば、それは体の熱を適切に冷ますことができなくなったしるしなのである。日常的にこれほど汗をかいていると、文字どおり体から生命力を干上がらせてしまう。気温20度が練習には理想的であり、上下7度くらいの幅ならば練習は可能であるが、練習の速度を考慮する必要がある。気温が低い場合は熱を増加させるために練習の速度を速め、気温が高い場合は冷ますために練習をゆっくり行う。暑い日には、冷却作用のある呼吸の特質に注意を向ける。

　ヨーガをする部屋を25度以上に温めれば体の柔軟性は増すかもしれないが、耐久力、スタミナ、集中力は減少する。ヨーガが柔軟性だけのものなら、曲芸師こそ最も優れたヨーギということになる。極端に柔軟であるのは、多分に生化学的アンバランスの結果であることは特筆すべきことだ。真のポーズとは、内に深く集中する能力があるかどうかにかかっている。

　アシュタンガ・ヴィンヤサの練習は、柔軟性と耐久力のバランスを取ることを目

的とする。本当のヨーガとは、「相反して対となるもののへりを歩くことである」[3]。ポーズを取るに当たり、ある一定の方向へと自分を必死にねじ曲げるのではなく、あらゆる方向へ同時に拡張するのである。身体的ヨーガにおいて最初に気づく相反するものが、耐久力と柔軟性である。過度な柔軟性は耐久力の損失を意味し、障害となる。過度な耐久力についても、同様である。支えるのに必要な耐久力に見合わないほどの柔軟性は、身につけるべきではない。一方、柔軟性を増すことなく耐久力をつけると、関節の可動範囲を制限してしまう。

　温度の上がったヨーガの部屋は、柔軟性のためにはいい。ヴァータとピッタを増加させるからである。温度の低いヨーガの部屋は、耐久力のためによい。カパを増加させるからである[4]。温度の低い部屋では、細部に対する意識、注意力が増す。温度の低い部屋では同程度までポーズを取るためポーズをより深く練習する必要があるが、その分効果は上がる。気温が低いほうが学ぶことは多く、体は身体的知性の目覚めにより頑丈になる。室温を上げればこの過程は避けられるが、ほどほどに部屋を暖めるだけで何冬かを過ごしたことのある人なら、その室温の部屋にいることで改善された点を評価していることだろう。

　気温が高い場合は、適度に換気をする必要がある。驚くことに西洋式のヨーガの中には、すべての窓を閉め蒸し暑くなるような室温にして、汗が床に水たまりのようにたまっている場合もある。インドでは、ヨーガの部屋に閉めることのできる窓がついているのさえ見たことがない。『ハタ・ヨーガ・プラディーピカー』では、たとえば火にあまりに近づきすぎて起こる過度の熱、過度の暖房の危険性や、過度の身体的努力について警告している箇所がいくつかある。朝に冷たい風呂に入ることによって、あまりに体が冷えるのもよくない。つまり、ここでよいと考えるのは中庸な状態なのである。極端になることを避け、中央にとどまるのである。しかし、あるヨーギがしっかりと確立されているならば、もはや極端さについて懸念することはなくなる。

---

3. 『ヨーガ・スートラ』2章48節
4. ヴァータ、ピッタ、カパは体を作る3つの気質、体質である。これらの言葉は古代インドの医学体系、アーユルヴェーダの中で使われている。それぞれ、風、かんしゃく(火)、粘液(水)と訳されているが、背後にある概念は複雑でありサンスクリット語をそのまま用いるほうがよい。

サマスティティ | 均等に立つポーズ
ドリシュティ …鼻

　サマスティティは、基本のスタンディングポーズである。両足親指の付け根をつけ、かかとをわずかに開き、両足が平行になるようにして立つ。足の第2指からかかとの中央を結んだ足の線が、基本となる足の線である。両足のかかとをつけると、大腿骨がわずかに外側に回ってしまう。

　まず、静かで均等な音でウジャーイー呼吸をする。胸郭を4方向すべてに均等に拡張し、呼吸とともにバンダが自動的に始まっていない場合には、意識的にバンダを行う。吸った息が脊柱の前を通って下に伸び、骨盤底に引っかかって会陰の中心から持ち上げられるような感覚が起こる（ムーラ・バンダ）。同時にへそと恥骨の間の下部腹壁を、徐々に脊柱に向かって引き寄せる。横隔膜が自然に上下に動き、それに伴い上腹部、あるいは胃が動く。

　足を完全に目覚めさせるために、手を広げるようにして足の指を広げる。足首に体重をかけ、足の親指と小指の付け根、そしてかかとの内側と外側という足の四隅すべてに均等に重みをかける。土踏まずの内側外側にも均等に体重をかけ、土踏まずは上がって力の働いている状態である。足の指の動きは恥骨に影響を及ぼし、かかとは尾骨に関連性がある。

　大腿部前面は収縮し、大腿四頭筋が膝蓋骨（しつがいこつ）を引き上げる。大腿四頭筋とは4つ

● 解剖学的焦点 …… 内的統合性

　脊椎の椎骨の中には脊髄があり、その神経末端はそれぞれ椎体から出ている。それぞれのポーズの力強い外形によって脊柱は支えられ、流動的に自由に伸びる。神経系が損なわれることはない。これが内的統合性であり、すべてのポーズを通してこの状態が維持されなくてはならない。

　慢性疾患や痛み、文化病は、病んだ器官から生じるのではなく**姿勢の悪さが原因である**ことが多い。姿勢が悪ければ脊柱が圧迫され、脊髄神経を損傷することになるのである。脊柱を元の状態に戻すことで、こういう症状が緩和される。

　運動不足により脊柱は脆弱になり、やがて体の中核の筋肉も弱くなって脊柱が正しいアライメントを取らなくなる。多くの場合、脊柱は実際に短くなる。ヴィンヤサの技法は、脊柱を刺激して本来の伸縮性を回復させるための理想的な方法である。体が硬化してポーズで脊柱を伸ばすことができなくなれば、過度の努力をしているしるしである。

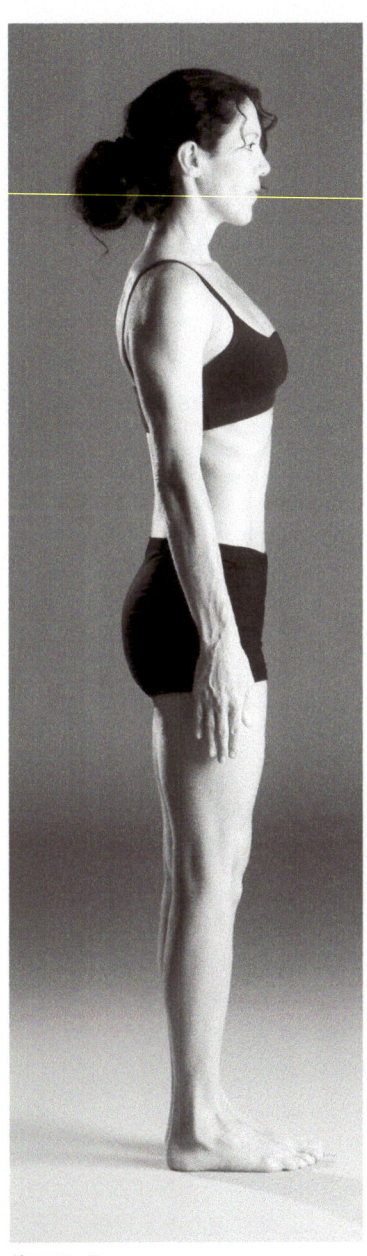

サマスティティ

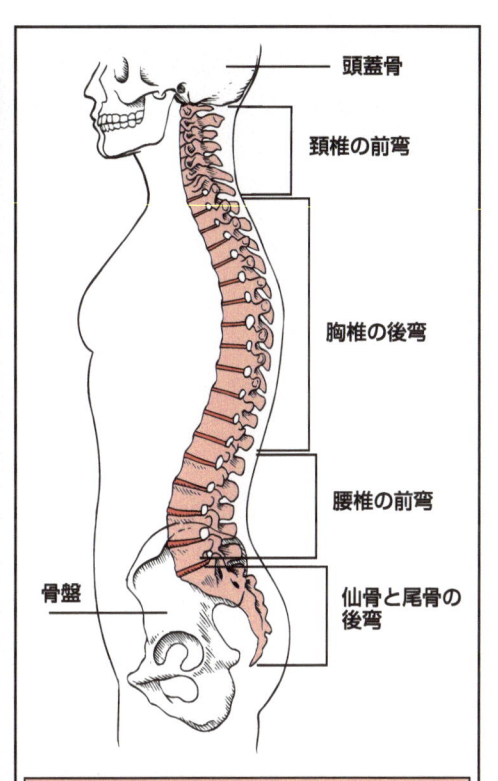

頭蓋骨
頚椎の前弯
胸椎の後弯
腰椎の前弯
仙骨と尾骨の後弯
骨盤

FIGURE 1
骨盤、頭蓋骨と脊柱

人間の脊柱上には、自然な弯曲が4か所ある。胎児の段階で形成される最初の弯曲が後弯であり、これが主要弯曲である。これは一生の間、胸椎と仙骨において保持される。二次的な弯曲（前弯）の1つ目は、乳児が起き上がって頭の重さを支える時に首（頚椎）に生じるものである。2つ目の前弯は腰椎にあり、幼児期に立ったり歩いたりする時に生じる。これらの自然な弯曲はお互いを補い合い、直立した脊柱にかかる圧縮力を減少させる。この自然な弯曲のバランスが取れていない、あるいは過度の弯曲になっている場合は補正する。これらの自然な弯曲がない、または過度になっている「軍隊式姿勢」を避けるように、注意が必要である。

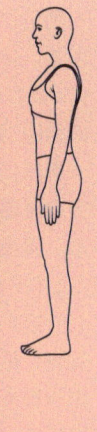

最長筋
頭板状筋
棘筋（きょくきん）
腸肋筋

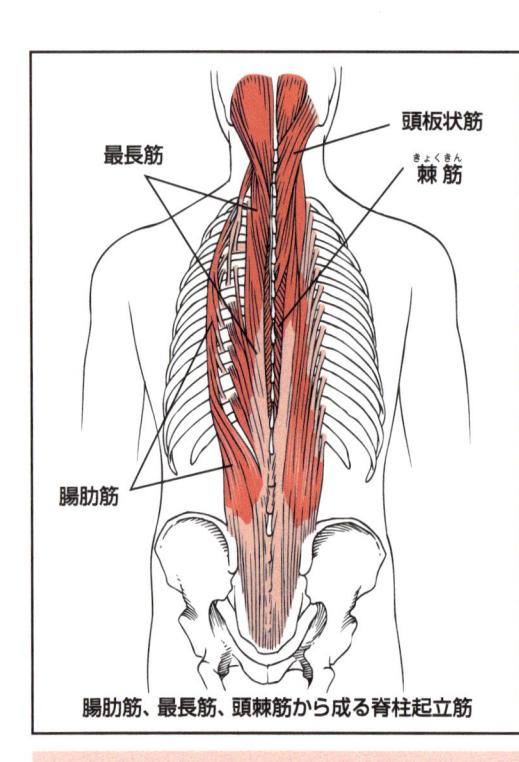

腸肋筋、最長筋、頭棘筋から成る脊柱起立筋

FIGURE 2
脊柱起立筋

脊柱起立筋は、脊柱を保持して体幹を直立の状態に保つ。脊柱後方にあり、脊柱起立筋が収縮する時に脊柱が伸ばされる（後方に曲げる）。起点は後方の腸骨稜（寛骨）であり、収縮する時には仙骨によって腰部がしっかりと湾曲する。

頭蓋底部にある脊柱起立筋の付着点において、頭は後ろに保たれる。何層にもなる脊柱起立筋は、脊椎横突起、棘突起、肋骨で始まり、そこに付着している。この複雑な筋肉は、その位置で脊柱の統合性を維持しているのである。

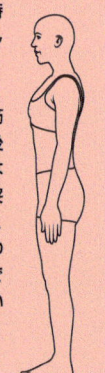

● 解剖学的焦点 …… **姿勢のバランス**

　両足に均等に体重をかけることは、バランスの取れた**姿勢**のためには必須である。体重が足の前側にかかれば、仙骨と尾骨が上がって腰部（腰椎）は過度にくぼむ（脊柱前弯過多）。これでは椎間板に過度の圧縮力が加わり、周りの筋肉組織（脊柱起立筋、腰方形筋（ようほうけいきん））を締めつける。

　同時に、骨盤がこの位置にあると腹筋が緩んで弱くなり肋骨が開く。腎臓後方の背部が締めつけられて収縮し、首がまっすぐになって本来の前弯ではなくなる。腰椎に生じた過度な弯曲を補い、頭を体の重心のところまで後ろに下げようとするからである。

　一方、体重が足の後ろ側に過度にかかると、ハムストリングが締めつけられて骨盤と尾骨が引き下げられ、骨盤の前部で恥骨が持ち上げられる。体は常に平衡状態を求めるため、この姿勢では通常、胸あるいは胸椎が一層弯曲する（後弯過多）。胸部付近は崩れ、腹部は締めつけられる。体が重心を足に保とうとするために肩は丸くなり、頭が前に傾く。

　足の内側に体重がかかりすぎると、土踏まずの内側が崩れて膝の内側半月に圧力がかかる。骨盤は前方に傾き、腰部の過度の弯曲を招く。

の頭を意味し、この大きな筋肉群の4つの起点を指している。4つの頭すべてが合じて腱をつくり、脛骨へとつながる。膝蓋骨は浮いているような状態の骨であり、脛骨の中でとどまっている。

　多くの生徒は、骨盤を後方へ傾ける必要があるだろう。そうすれば腰部が過度に弯曲することはなくなり、身長が伸びたような姿勢で立てる。このためには腹筋を使って恥骨を持ち上げ、尾骨を下げる。両下肢の力でエネルギーの方向性が作られ、そのエネルギーの反響が体の中核全部で感じられる。

　胸郭前部の胸骨を持ち上げる。多くの指導者同様、私もこの部分を胸部として言及する。胸骨を持ち上げる1つの方法は、肩甲骨を締めて軍隊の気をつけの姿勢のように胸を突き出すものである。これでは、胸部の後ろ側が硬くなり閉じられる。そうではなく、胸部が持ち上げられるとともに腎臓後方の背部を広げ、肩甲骨を大きく開いてゆっくりと背部に下げる。肩甲骨は胸の後ろで平らに広がり、持ち上げられ開いた胸部付近を支える。胸部前の下位肋骨は、柔らかく体のほうへと引き寄せられる。上腕骨先端を正常な位置である肩関節の中心に戻すために、両腕を肩関節で「輪を描く」[5]ように動かす必要がある場合もある。この動きによって、胸は開いたまま全方向へ広がる。胸郭と肺は自由に広がり、呼吸がゆったりと自由に流れるようになる。

　あごをわずかに引き、耳を肩の線まで下げる。肩のラインまで耳を引くと、よく見かける頭が前に出た姿勢、横から見ると耳が肩より前に位置する姿勢を正すことができる。この差は時には10センチ以上になることもあり、通常心が行動より先走っている状態を表している。これとは逆に、過去のことばかり考えている人は立つと頭が後ろに傾いていることが多い。

　写真のようなポーズを取るには、両足を床につけたまま頭頂部後部を天井に向かって持ち上げる。この動きで脊柱全体を伸ばし、目覚めさせる。インドのヨーギには、サマスティティの時には視線をつつましく下に向けるという典型的傾向がある。T.クリシュナマチャリヤは、下を向かないのは没頭していないことを意味すると言っている。

　サマスティティにおける理想的なアライメントのためには、足首、膝、腰、肩という体の主関節すべてがそれぞれの関節の上に位置し、両耳を結んだ線と垂直な線が作り出されていればよい。これが重力への抵抗が最も少ない姿勢を作り、楽に立っていられるようになる。サマスティティは、他のすべてのポーズの青写真である。軽さとバランスの道しるべなのである。

---

5. 輪を描く(Looping)とは円を描くようにして後ろに回すことである。順に前、上、後ろ、下へと動かす。

スーリヤ・ナマスカーラA │ 太陽礼拝A

ドリシュティ …手の親指、鼻、へそ

　スーリヤ・ナマスカーラは、太陽礼拝という意味である。これは、朝日を迎えるため伝統的に東を向いて行われる。スーリヤ、つまり太陽は、多くの文化で生命を与えるものとして崇拝されている。インドでもそうである。太陽礼拝はウォーミングアップの運動であり、心臓血管の状態をよくするために何度も行われる。スーリヤ・ナマスカーラAは普通5回繰り返されるが、寒い日には回数を増やせばよく、極度に暑い日には減らせばよい。体が目覚め、バランスが取れたと感じるまで行えばよいのである。このアーサナの連続は、憂うつな状態を軽減するための練習としても行われる。体に健康と活力を、精神に陽光をもたらすと言われている。

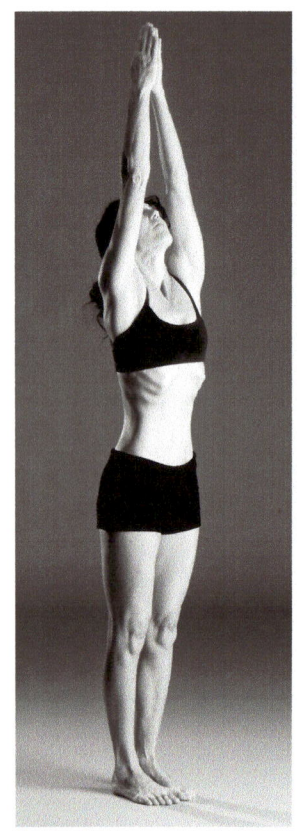

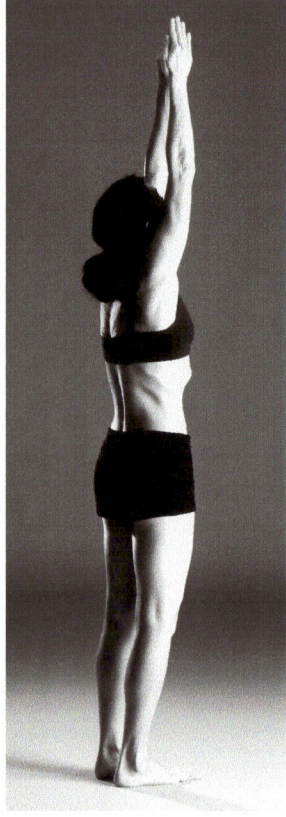

スーリヤ・ナマスカーラA、
ヴィンヤサ1、
肩の位置が正しいもの（左）と
正しくないもの（右）

ヴィンヤサ❶

　息を吸い始める時に手のひらを外側に向け、両側、そして上へと手を遠くへ伸ばす。手のひらを頭の上で合わせるまで、できるだけ多くの空間を捉える。首は常に、脊柱の延長として動かす。実際に、首は脊柱の延長なのである。腕を上げるのと同じペースで、視線を上げる。手のひらを合わせたら、親指のほうを見上げる。腕の動き、視線の移動、呼吸の動きがすべて、完全に一致するよう心がける。これはすべての練習に当てはまることであり、しっかりと理解しておく必要がある。

　腕を挙げる動きは、腹部の深くから始まる。呼吸を腹部に引っかけ、呼吸の力で腕を上げる。上に持ち上げる動きはすべて、息を吸いながら行う。呼吸はそれぞれの動きを起こし、知性、美しさ、安らぎを動きとポーズにもたらすのである。

　腕を上げる時には積極的に肩甲骨を背部に引き下げ、肩が耳のあたりで丸く盛り上がらないようにする。このほうが洗練されて見えるだけでなく、頚椎を狭めるのを避け、腕のバランスを正しく整えて正しい形の後屈を促す。上を見上げる時には、顔が天井と平行になるほど頭を後ろに下げないように気をつける。後ろに下げようとすると首の後ろを崩すか、あるいは首の後ろの僧帽筋を引き締めすぎてしまう。いずれにしても、これでは耐久力を得ることも、首を支えることもない。そうではなく、あごを天井に向けて上げ、広背筋（肩甲骨を背部に引き下げる筋肉）を働かせて首と僧帽筋を長く伸ばし、首の後ろを支える。

　頭は第1頚椎でゆるやかに傾ける。ギリシャ神話のアトラスは、世界を肩に載せて運ぶ神であった。この頚椎は7つある頚椎の1つ目であり、C1とも呼ばれる。

●解剖学的焦点……**広背筋**

　肩甲骨を腰に向かって引き寄せる際の広背筋の動きを、解剖学上は肩甲帯の下制という。体の筋肉のうち最も外側の層に属するこの筋肉を過度に使用するのは、難しい。実際、広背筋を強化して調整すれば、僧帽筋など肩甲骨を持ち上げている筋肉に通常かかる負担は和らげられる。理想的な方法としては、早期にこの筋肉の訓練を始めることである。

FIGURE 3

僧帽筋と広背筋

腕を頭上に上げる時には、上腕骨の動きに伴って肩甲骨が上向きに回る。この上向きの回転は、僧帽筋の働きによるものである。同時に僧帽筋は頭を後ろに引き、肩甲帯を持ち上げる。これによって、腕を上げる時に肩が耳のあたりですぼまる。この動きを、僧帽筋の拮抗筋である広背筋の働きによって相殺しなくてはならない。広背筋を働かせることで肩甲骨は背部下方に引き下げられ、首は長く伸ばした状態で保たれる。

後面／前面

僧帽筋／上腕骨／肩甲骨／広背筋

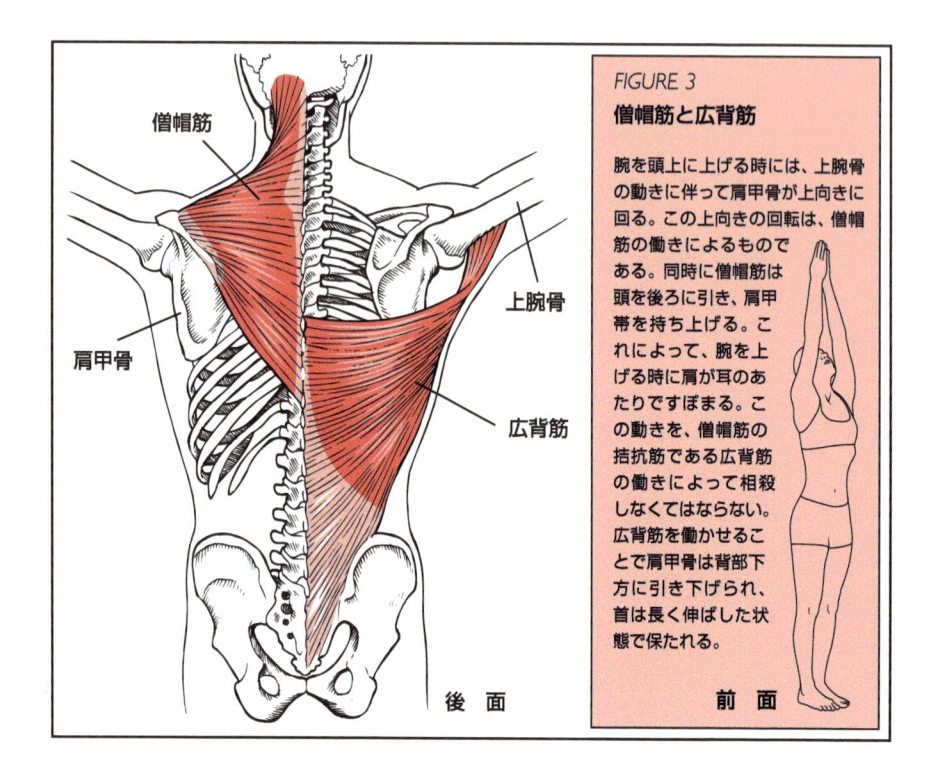

ヴィンヤサ❷

　息を吐き始めるとともに、骨盤を前に傾け始める。体を下に下げる時には、胸部から下げる。胸部付近を引き上げて開いたまま、胸を崩すことのないように気をつける。両腕をそれぞれ横から下げて手を床につけ、手の指先が足の指と一直線になるようにする。初心者、およびハムストリングが狭く縮まっている人は、腰をまっすぐに保つよう気をつけなくてはならない。骨盤がそれ以上前に倒れなくなり腰部が丸くなってきたら、必要に応じ膝を曲げる。腰部が丸くなると椎間板に負担がかかり、意図するハムストリングを伸ばすための動作にならない。膝を曲げてもよいので、ハムストリングが伸びていることが感じられなくてはならない。

　腹筋を硬くして支えなくてはならないが、収縮しすぎると脊柱を縮めることになるので気をつける。息を吐ききる時には、頭頂部が床のほうを向いている。首を長く伸ばし、頭の重みで脊柱全体を伸ばす。足の力を常に発揮させ、脚は長く力強く保って体を支える。脚の付け根（鼠径部）は、大変柔らかい状態である（詳細については、55ページのパーダーングシュターサナを参照）。腰から体を下げる時には脊柱は無抵抗であり、肩だけは支えて耳から離し持ち上げるようにする。

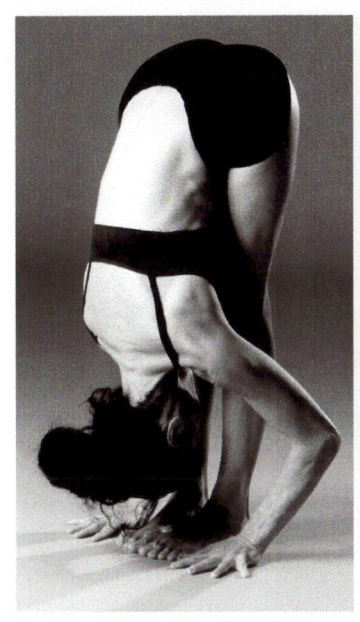

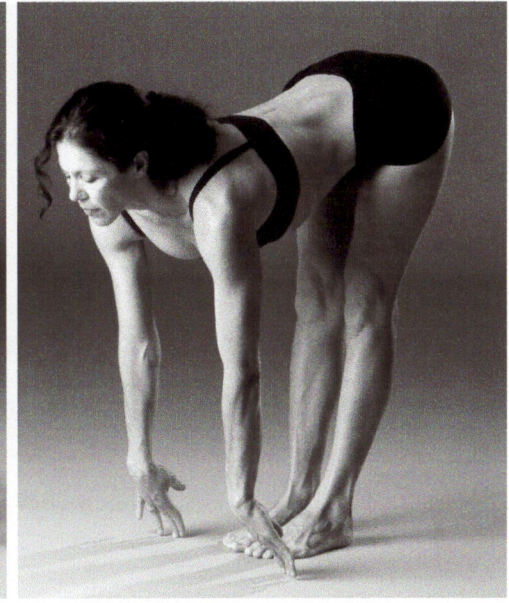

スーリヤ・ナマスカーラA、ヴィンヤサ2　　　　　　　　　　スーリヤ・ナマスカーラA、ヴィンヤサ3

ヴィンヤサ❸

　息を吸いながら体幹全体を持ち上げ、眉間を見上げて腰椎をくぼめる、あるいは、少なくとも平らになるようにする。極度に体が柔らかくない限り、手を床から離して指先だけを床につけているほうがよい。脚は力強く、体幹は背部伸筋に支えられ浮いているような感じである。胸部は持ち上げたまま肩を広げ、肩甲骨を背部下方に引き下げて押しつける。肩をこの位置に保つと、チャトゥランガ・ダン

● ヨーガの状況 …… 呼吸の感覚

　すべてのストレッチングは、敏感さ（sensitivity）と気づき（awareness）を持って行う。こうして、体に反するのではなく体とともに動きを行うのである。呼吸は卓越した感知手段であり、体が本来持つ知性を備える。呼吸によって自分の気づきに敏感になることができ、それによってストレッチの強度を調整することができる。息を吸う時には、新たに創造され切り開かれた領域を探索する。これは、ポーズの持つ創造的一面である。息を吐く時は、手に入れた新たな空間へ解き放たれてリラックスする。自由に呼吸をして息を吐くとともに脊柱を伸ばすことができない場合は、無理をしているということである。すべてのポーズは気づき、敏感さ、知性を持って行わなくてはならない。

ダーサナへのジャンプバックの際に体重を支えることができる。

ヴィンヤサ❹ チャトゥランガ・ダンダーサナ

　息を吐き始めるとともに、両手をしっかりと床に固定する。手は肩幅に開き、両手の中指が平行になるようにして手を開く。息を吐きながら両足で後方に跳び、体が頭から足まで一直線になるようにする。両足を腰幅にして、足首を曲げる。息を吐き切り、ゆっくりと腕を曲げて床のすぐそばまで体を下げる。肘で体を抱えるようにする。肘が外側にそれないように気をつける。肘が外にそれると肩が硬くなり、小胸筋が締めつけられる。体を下げる時には、胸から滑らかに下げる。首の後ろを補強し支えるために、顔を床から離して持ち上げる。かかとを伸ば

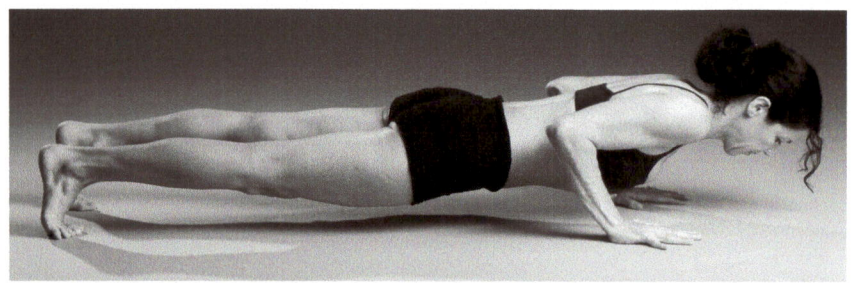

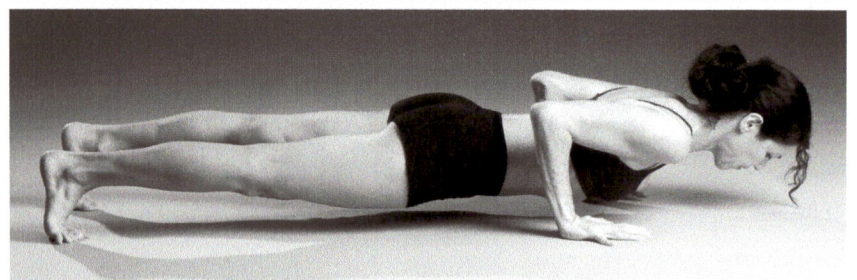

スーリヤ・ナマスカーラA、ヴィンヤサ4（チャトゥランガ・ダンダーサナ）―初心者の姿勢（上）、最終的な姿勢（下）

> ● **実用的ヒント** …… **初心者の姿勢**
>
> 　2枚の写真のうちの上の写真にあるように、初心者はチャトゥランガ・ダンダーサナのポーズで手から足までの幅を長く取った**姿勢**を取ってもよい。こうすれば体を下げた時に、肩が手の上に位置する。経験者は前腕が垂直になるように試み、体を下げる時に肘が手首の真上にくるようにする。上向きの犬のポーズに移る時には、肩が手首の真上にくるよう試みる。横から見れば、腕は床に垂直である。

すことで尾骨が下がり、腰部が伸びて骨盤が次にくる上向きの犬のポーズのための正しい位置になる。同じように胸を前に伸ばせば、バランスが取れる。脊柱全体を伸ばし、腰椎を支えるため下腹部を床から引き上げる。

ヴィンヤサ❺ ウールドヴァ・ムカ・シュヴァナーサナ―上向きの犬のポーズ

　息を吸いながら動き始め、腕をまっすぐにのばして胸を前に出し、つま先を返して後ろに向ける。足の甲を床に押しつけ、腕が前に動きそうになるのを抑えるブレーキの役目を果たすようにする。これら両方の働きで、背部が引きよせられ脊柱が伸ばされる。

　肩を後ろに回すのではなく(菱形筋（りょうけいきん）を収縮して肩甲骨を寄せ、心臓背部を閉めることになる)、肩甲骨を広げたままにして(前鋸筋（ぜんきょきん）)背部下方に引く(広背筋)。肩を後ろに回すと胸が自由に前方に動き、ライオンのように誇らしげに膨らむ。腕はブランコの直立支柱、肩関節は支点、胸はブランコのイスであると考える。胸部を腕に滑らせるようなつもりで、脊柱を長くする。肋骨の最下部は、前に動いて上に上がる。

　あごを天井のほうに上げ、首の後ろを長く保ち頭を後ろに下げる。むち打ち症の経験がある場合はこの動きは行わず、首をまっすぐに保って鼻先に向かって視線を下に向ける。こうすれば、首の後ろが過度に収縮されるのは避けられる。より後屈をしたい場合には、眉間を見上げればよい。首だけで後屈をしないように気をつける。

　このポーズは、ハタ・ヨーガのブジャンガーサナ（コブラのポーズ）と混同されることが多く、2つのポーズを混ぜたポーズも見受けられる。しかし、上向きの犬のポーズはまったく異なるポーズである。腕がまっすぐであり、脚を力強くまっす

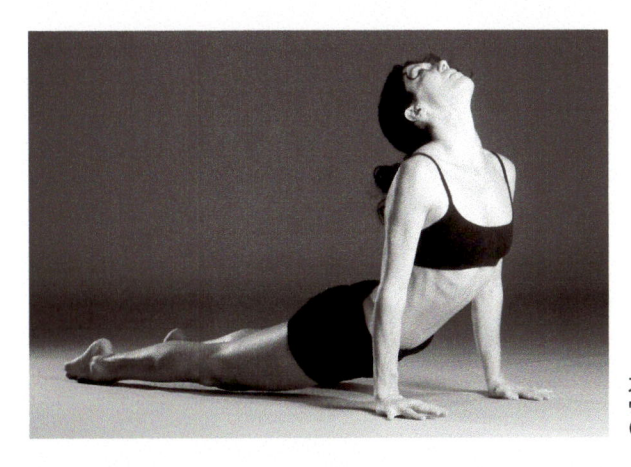

スーリヤ・ナマスカーラA、
ヴィンヤサ5
（上向きの犬のポーズ）

● 解剖学的焦点 …… 脊椎の連結

　脊柱と頭部（頭蓋骨）が連結するところは脊柱の連結の中でも大変重要な部分である。連結部には他に、最終頚椎（C7）と第1胸椎（T1）、最終胸椎（T12）と第1腰椎（L1）、そして最終腰椎（L5）と仙骨（S1-5）とが連結するところがある。横方向には、仙骨は骨盤の仙腸関節（SI）と連結する。これらはすべて、脊柱に大きく圧力のかかる場所である。これらは、より広い可動域を得るために反対方向へと働く筋肉が付着する部位なのである。つまり、意識を持ち構造的制限と脆弱性に留意してこれらの部位を動かすことが、重要になる。
　同時に、腹直筋（シックスパック）を使って下位肋骨を固定し、下位肋骨が広がらないようにしなくてはならない。下位肋骨が広がると、腰部弯曲の傾向が強まる。また、腹直筋は恥骨を引き上げ、尾骨を下げる。これによって、すべてのポーズで脊柱を長く伸ばすことができる。

ぐに伸ばしているので膝は床から離れている。脚が力強く保たれることで、腰椎が支えられる。また、脚をまっすぐにしていることで股関節の前部をストレッチし、股関節屈筋を伸ばす。これは、すべての後屈のポーズで成されなくてはならないことである。体が崩れて腰の方向に下がるのではなく、腕で体を前に引き寄せ脊柱全体を伸ばすことが大切である。誤った方法でこのポーズを取ると、すぐに腰痛を起こす。正しく行えば、机の前、あるいは車の運転席で長時間すわっていることによって生じる背痛を和らげることができる。

　ウールドヴァ・ムカ・シュヴァナーサナはシークエンスの中でも特に重要なポーズであり、プライマリー・シリーズの中で唯一本質的に後屈に備えることができるポーズである。後屈に備えて脊柱を目覚めさせるためには、シリーズの中でウールドヴァ・ムカ・シュヴァナーサナが出てくるたびに、深くしっかり練習をする必要がある。短い呼吸であわててこのポーズをやりすごすのではなく、時間をかけて長く意識的に息を吸う。

ヴィンヤサ❻ アドー・ムカ・シュヴァナーサナ—下向きの犬のポーズ

　息を吐きながら足首を返し、足裏を床につける。床に向かってかかとを解放する。股間節屈筋を使い、足をまっすぐにしながら、殿部を上に上げて山のような形を作る。同時に手で床を前に押しつけ、体重を足のほうに移動させる。わきの下を下に向け、肩を広げる。耳のあたりに肩をすぼめていると、わきの下は外側を向く。この方法では、僧帽筋が収縮しすぎて首と肩が硬くなる。ここでは、肩の正しい位置を覚えることが大切である。それによって上半身の耐久力が養

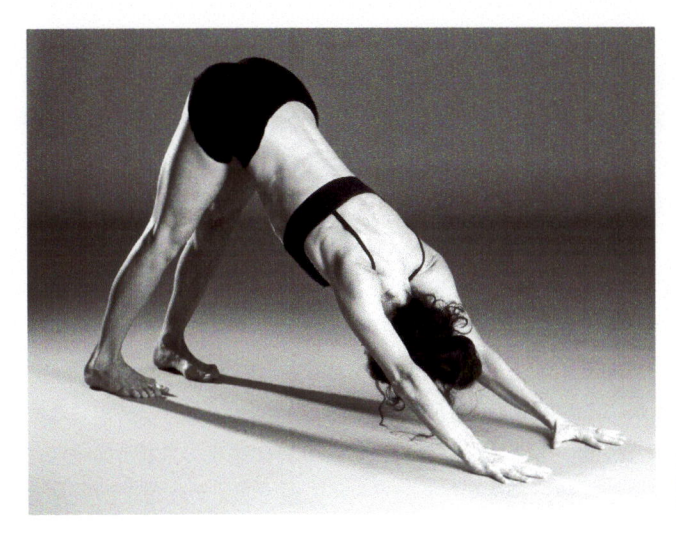

スーリヤ・ナマスカーラA、
ヴィンヤサ6
（下向きの犬のポーズ）

われる。正しい肩の位置は、後で後屈やアームバランスのポーズに必要なのである。わきの下が外側を向いている場合は、望む位置にくるまで腕の骨（上腕骨）を外に向けて回さなくてはならない。

　下向きの犬のポーズでは、足に主導されるようにして脚が力強く働く。足の裏に自然にかかっている体の重みで、かかとを床に固定するように試みる。脚と股関節屈筋を強く働かせて骨盤を前に傾け、坐骨を傾けて天井のほうを向かせる。前屈をする際、体が柔らかい人は腰椎がへこむ傾向があるのでT12とL1の連結部を支えてこの傾向を防ぐ。T1とC7の連結部も支え、肩の内側と頭が床の方向へと崩れないようにする。後頭部の先を手の方向に向けて伸ばす。のど前面が硬くならないように気をつけながら、あごを引く。腕で床から手を持ち上げるようなつもりで、また手で前に向かって重みをかけ、手首付近には重みの4割だけ

◉ **実用的ヒント** …… 犬のポーズのバリエーション

　上向きの犬のポーズ、下向きの犬のポーズにも固有のスタンス（手と足の距離）がある。この幅は人によって異なり、同じ人でも練習を重ねるうちに変わることもある。
　体が硬く後屈が難しい人は、上向きの犬のポーズの幅を長く取る必要がある。幅が短すぎると、腰部もしくは頚筋がけいれんすることがある。初心者は、幅を広く持ったほうが安全である。後屈で脊柱が柔軟になるに従って、上向きの犬のポーズにおける幅を狭くすることができるようになる。

がかかるようにして、残りの6割は指の付け根で支える。小指と薬指の付け根にも、親指と人差し指の付け根と同様の重みがかかっているように気をつける。

　腕と脚が強力な支えの役目を果たして、脊柱が十分に伸ばされるようにする。これで体の屈筋、伸筋が伸ばされ強化され目覚めて、脊柱を引き延ばすのである。

　体が硬く前屈が難しい人、アキレス腱の短い人は、下向きの犬のポーズで手から足までの幅の短い姿勢を取らなくてはならない。かかとが3cm以上床から離れている場合は、ふくらはぎとアキレス腱を十分にストレッチできるような角度に脚と床の角度を取ることはできない。こういう場合は足を前に持ってきて、幅の短い姿勢を取る必要がある。一方、幅が短すぎると脊柱と肩を強化し長く伸ばす効果は薄れる。最大限にこの効果を上げるには、理想を言えば幅を長く取ることである。しかし初心者は、幅を長くした姿勢では肩と手首に過度の負担がかかる。かかとが床につくようになれば、下向きの犬のポーズの幅を長くすればよい。優秀な指導者であれば、適切な幅を判断することができる。

　下向きの犬のポーズのまま、呼吸を5回する。視線はへそのほうを向いているのが理想であるが、初心者の場合は肩を崩して、最も重要な脊柱を伸ばすという点が犠牲になることが多い。初心者には、足、あるいは膝のほうを見ることを

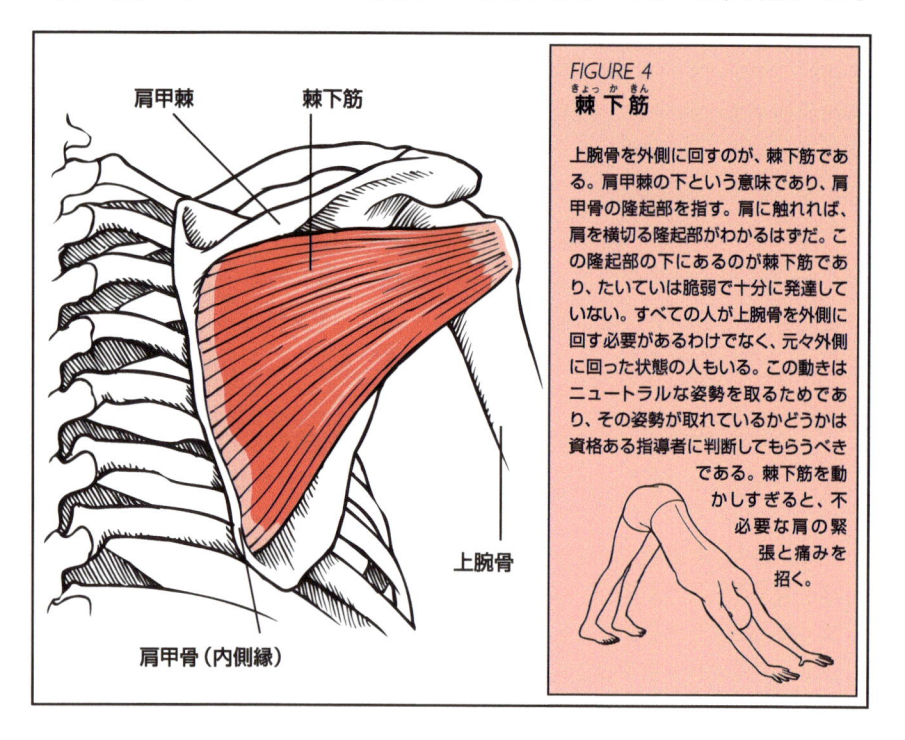

肩甲棘　　棘下筋

上腕骨

肩甲骨（内側縁）

FIGURE 4
棘下筋
（きょっかきん）

上腕骨を外側に回すのが、棘下筋である。肩甲棘の下という意味であり、肩甲骨の隆起部を指す。肩に触れれば、肩を横切る隆起部がわかるはずだ。この隆起部の下にあるのが棘下筋であり、たいていは脆弱で十分に発達していない。すべての人が上腕骨を外側に回す必要があるわけでなく、元々外側に回った状態の人もいる。この動きはニュートラルな姿勢を取るためであり、その姿勢が取れているかどうかは資格ある指導者に判断してもらうべきである。棘下筋を動かしすぎると、不必要な肩の緊張と痛みを招く。

勧める。最終的なドリシュティの達成、つまり視線をへそに向けるための柔軟性と、その柔軟性を支える耐久力を手に入れるには、何年もかかる場合もある。もし、初心者がへそに視点を定めることから始めれば、この素晴らしいポーズが持つ内的統合性を損なうことになってしまう。

同様に、頭を床に向かって押しつけようとすると胸部後方が閉じられ硬くなり、腹筋が緩むとともに下位肋骨が広がって、C7とT1の連結部周辺が崩れてしまう。下向きの犬のポーズは脚の支えのある逆立ちのようなものであり、体幹の伸展と屈曲のバランスを取る必要がある。どちらかが過度になると、バランスの取れた静止点（still point）に至ることはない。

ヴィンヤサ❼

息を吐き切ったら膝をわずかに曲げ、息を吸いながら両足で跳び、両足が手の間にくるようにする。両足を床につけ、体幹を上げて視線は第3の目（ブルーマディヤ・ドリシュティ）を見上げる。これは、ヴィンヤサ3の繰り返しである。

ヴィンヤサ❽

息を吐きながら体を前に曲げ、指先が足の指と一直線になるようにする。これは、ヴィンヤサ2の繰り返しである。

ヴィンヤサ❾

息を吸いながら胸部を持ち上げ、体幹を上げる時に背中がまっすぐなままであるように気をつけて、腕は横に伸ばす。次に息を吐いて、サマスティティに戻る。

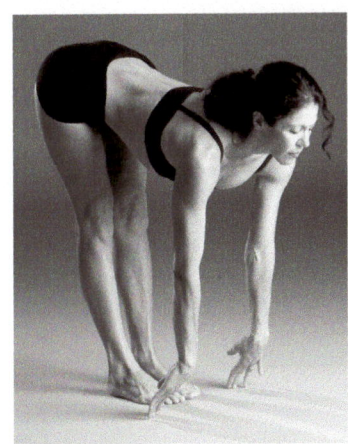

スーリヤ・ナマスカーラA、ヴィンヤサ7
（次ページ参照）

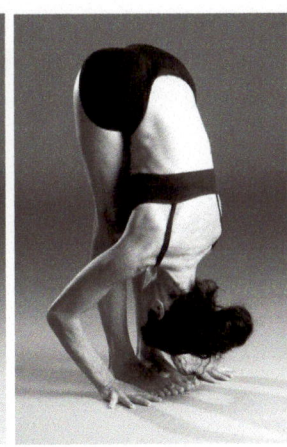

スーリヤ・ナマスカーラA、ヴィンヤサ8

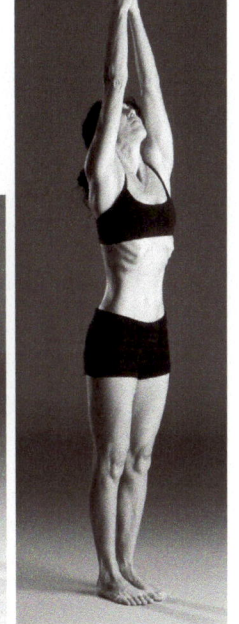

ヴィンヤサ9

スーリヤ・ナマスカーラB | 太陽礼拝B

ドリシュティ …手の親指、鼻、へそ

ヴィンヤサ❶

　サマスティティの状態から息を吸い、かかとを床につけたまま膝を深く曲げる。同時に腕を頭上に上げ、耳のほうに引き寄せて両手のひらを合わせる。合わせた手のひらの先を見上げる。これが、ウトゥカターサナである。

　これは、反対方向へと同時に伸びていく原理を示すよい例である（51ページFIGURE 5参照）。理想的には、大腿が床と平行になるまでしゃがみ込み、その後体の重心を取り戻して体幹と腕を前に傾ける。この極端な姿勢には、脚と殿部の筋肉を強化する上で最大の効果がある。また、深く膝を曲げるのではなく、背中を完全にまっすぐに保つという極端な姿勢もある。この場合は、深くしゃがむことでのみ得られる脚と殿部の強化の効果は、さして得られない。理想としては、この2つの動きのバランスをうまく取り、両方向へと同時に働きかけることである。

　しゃがむ時には靭帯を引き伸ばして強化するため時間をかけ、ゆっくりと体の柔軟性の限度に臨む。膝を曲げる時には骨盤を前後に傾けず、骨盤を自然な位置に保って腰部が自然な弯曲の形のままであるよう気をつける。両膝はつけたままである。腕を肩関節に引き寄せたままにし、肩甲骨は下に下がったまま、首には過度な緊張がかからないようにする。むち打ち症の傾向がある場合は、まっすぐ前を見る。

　初心者は腕を後ろから前に寄せて、まっすぐ前に伸ばすとよい。これで、腰部を痛めることはない。もっと難しいものとしては腕を横から上げるという選択もあるが、これは十分意識が整い耐久力がついてから試みるほうがよい。

ヴィンヤサ❷

　息を吐きながら手のひらを胸に引き寄せ、祈るようなポーズを取り胸（ハートセンター）に触れる。脚をまっすぐ伸ばしながら体幹を前に倒し、手を足の両側の位置で床につける。

ヴィンヤサ❸

　息を吸いながら、胸を引き上げる。

ヴィンヤサ❹

　息を吐きながら両足で後ろに跳び、体を下げてチャトゥランガ・ダンダーサナに入る。

ヴィンヤサ❺
息を吸って上向きの犬のポーズに入る。
ヴィンヤサ❻
息を吐き、体を後ろに引いて持ち上げ、下向きの犬のポーズに入る。

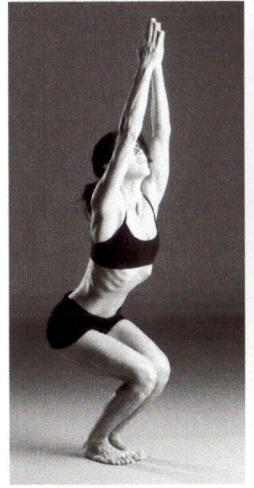

スーリヤ・ナマスカーラB、
ヴィンヤサ1（ウトゥカターサナ）

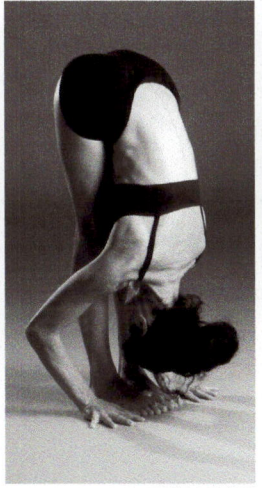

ヴィンヤサ2

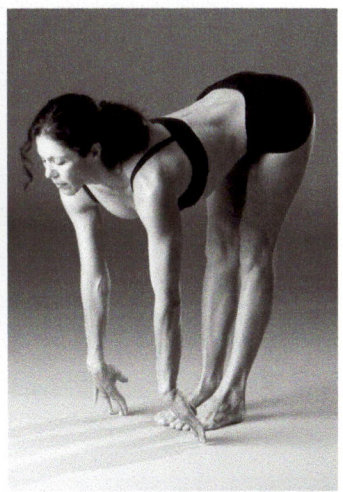

ヴィンヤサ3

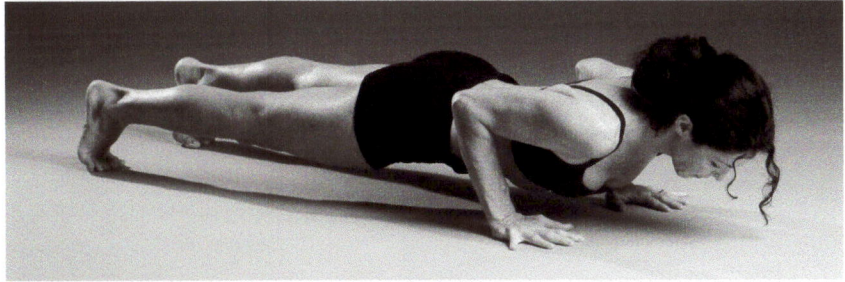

ヴィンヤサ4（チャトゥランガ・ダンダーサナ）

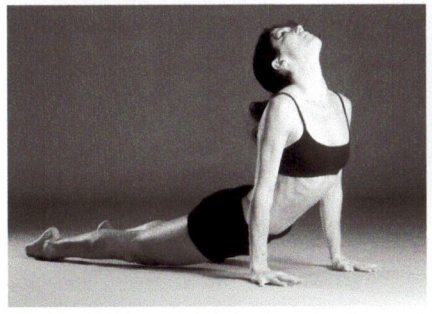

スーリヤ・ナマスカーラB、ヴィンヤサ5（上向きの犬のポーズ）

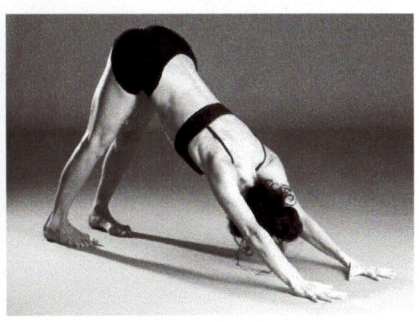

ヴィンヤサ6（下向きの犬のポーズ）

ここまでの4つのヴィンヤサは、スーリヤ・ナマスカーラAのヴィンヤサと同じである。

ヴィンヤサ❼ ヴィーラバドラーサナA

息を吸い始めて左足を親指の付け根から回し、かかとをマットの中心線上に置く。左足の角度は45度になっている。

次に右足を前に出し、右足の第2指と右足のかかと、左足のかかとが一直線上にくるようにする。右足をどこに置くかが、極めて重要である。わずかに外を向いているだけでも、脛骨が外側に回り、ポーズの微妙なバランスを取ることが難しくなる。前足の膝は曲げ、足首の真上にくるようにする。膝が足首からはるか遠くに位置すると、大腿骨が脛骨上で前に移動しやすくなる。この動きは後十字靱帯によって避けられるが、後十字靱帯に過度の負担がかかり、避けるべきである。同様に、体重のかかった膝が足首上で内側、あるいは外側に回っていると、膝関節の側副靱帯の内側(中央)、外側(側面)に不必要な圧力がかかる。

殿部左右が、完全に体に対して直角になるようにする。これによって、股関節の前にある股関節屈筋群がストレッチされる。体幹を垂直にし、肩が腰の上にくるようにする。腹筋を働かせ、下位肋骨を引っ込める。肩甲骨下に当たる胸部背後は広く保つ。坐骨は重く、床に向かって沈み込む。

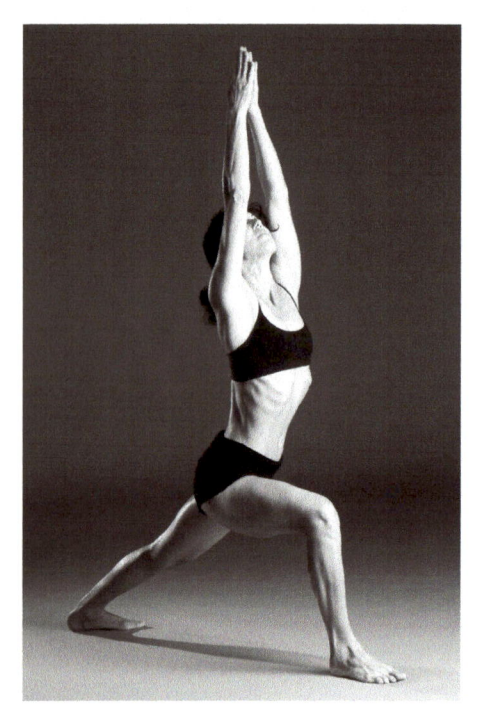

後方に伸ばした足の力が、腰前部をより深く曲げるために必要な柔軟性を支えるのに大きな意味を持つ。このため、足の指を根元から開き土踏まずの外側を床につけたままにして、後ろ足を完全に目覚めさせる必要がある。足のかかとを伸ばせば、膝とともに足も完璧な角度を取る位置に配置される。また、このポーズでは後方の脚が内側に回っていなくてはいけないが、それも促進できる。曲げている脚は外側(横)に回し、後ろの脚

スーリヤ・ナマスカーラB、ヴィンヤサ7(ヴィーラバドラーサナA、右)

FIGURE 5
大殿筋

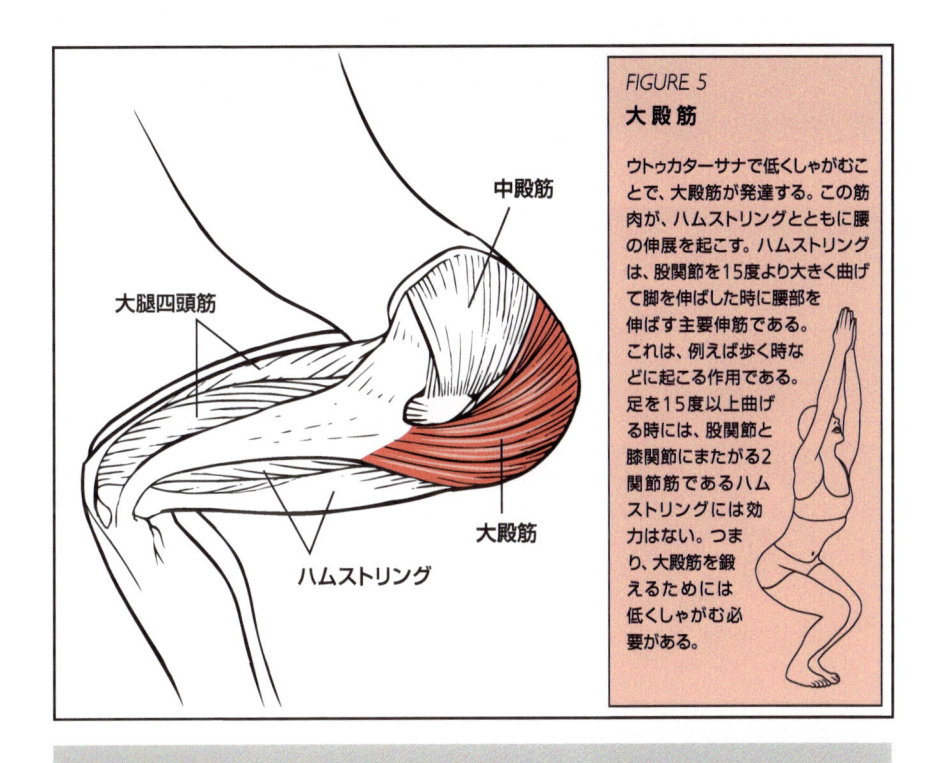

ウトゥカターサナで低くしゃがむことで、大殿筋が発達する。この筋肉が、ハムストリングとともに腰の伸展を起こす。ハムストリングは、股関節を15度より大きく曲げて脚を伸ばした時に腰部を伸ばす主要伸筋である。これは、例えば歩く時などに起こる作用である。足を15度以上曲げる時には、股関節と膝関節にまたがる2関節筋であるハムストリングには効力はない。つまり、大殿筋を鍛えるためには低くしゃがむ必要がある。

中殿筋
大腿四頭筋
大殿筋
ハムストリング

● ヨーガの状況……正しい足の位置の重要性

　スタンディングポジションの時の足の位置はすべて、そのポーズの最終姿勢の膝の方向を反映している。ヴィーラバドラーサナAでは、右足のほうを向いて殿部がまっすぐ直角になるように試みる。膝は、最終的に正面からおよそ45度の位置にくる。例えば、もし後ろ足を90度の角度に置けば、膝は内側に巻き込んでいる大腿骨と外側を向いている脛骨の間に位置しなくてはならなくなる。言い換えれば、足の位置に合わせて膝関節を回転する必要が出てくる。つまり、要求する位置に腰が収まるようにするには、後ろ足の角度を45度にする必要があるのだ。膝と同じ方向を向くように足を置くことで、膝関節を過度に回そうとする力から膝を保護することができるのである。

と補い合って自然な位置を取るように、つまり殿部が直角になるようにする。明らかに前脚のほうに体重がかかっているとはいえ、後ろ足のかかとをつけることで後ろ足にも体重がかかるようにする。これで、脚の動きの流れは安定する。両脚で力強く支えることでエネルギーの軌道が作り出され、それが脊柱の基盤を支えてバンダを促進し、体の中核が上がっていくのである。

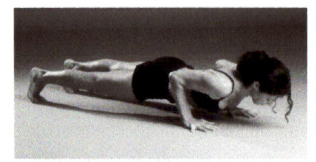

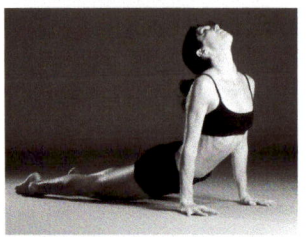

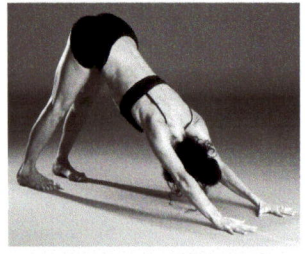

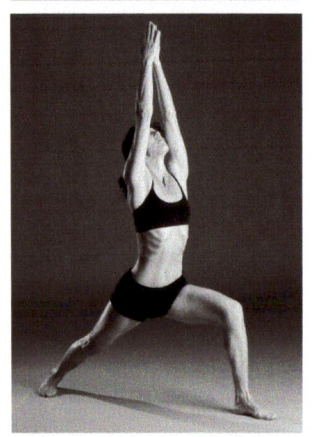

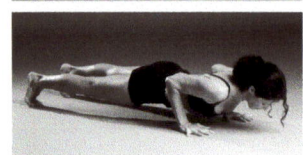

最後のポーズを取る時に、腕を同時に頭上に上げる。組んだ手の先を見上げる。
ヴィンヤサ❽
息を吐きながら左足のかかとを床から上げ、腕を横から下ろし、坐骨をさらに下ろして両手をそれぞれ前足の両側につく。手を床につく時に右足を左足まで下げ、両足が腰幅になるようにして体を下げてチャトゥランガ・ダンダーサナに入る。
ヴィンヤサ❾
息を吸って、上向きの犬のポーズに入る。
ヴィンヤサ❿
息を吐いて、下向きの犬のポーズに入る。
ヴィンヤサ⓫ ヴィーラバドラーサナA
右足かかとを中心に向けて回し、左足を前に出してヴィーラバドラーサナを左側で行う。前に足を出し、体幹を上に持ち上げ腕を上げるという複合的な動きすべてを、1回息を吸う間に慌てず全部終える。これは、呼吸の拡張を学ぶのに大変よい。

上に体を上げる前に息が切れる場合に、息を止めてはいけない。初心者には、下向きの犬のポーズで息を吐き切る時に足の位置を変えておく必要があるだろう。あるいは、短い呼吸を加える。ほどなく、一息で動きすべてを終えることができるようになるはずである。アシュタンガ・ヨーガでは、クンバカ（呼吸の保持）の間では決して動きを行わない。
ヴィンヤサ⓬
息を吐きながら、右足のかかとを上げて手を下につき、左足を後ろに戻して体を低くする。この動きの時にも、呼吸を伸ばす必要がある。

上から順に、
スーリヤ・ナマスカーラB、ヴィンヤサ8（チャトゥランガ・ダンダーサナ）、
ヴィンヤサ9（上向きの犬のポーズ）、
ヴィンヤサ10（下向きの犬のポーズ）、
ヴィンヤサ11（ヴィーラバドラーサナ、左側）、
ヴィンヤサ12（チャトゥランガ・ダンダーサナ）

ヴィンヤサ⑬
息を吸って、上向きの犬のポーズに入る。
ヴィンヤサ⑭
息を吐いて、下向きの犬のポーズに入る。この最後の下向きの犬のポーズを保ち、呼吸を5回する。他の2回に関しては、動きの中でポーズを行う。
ヴィンヤサ⑮
息を吸いながら両足で前に跳んで両足をつけ、胸を持ち上げ上を見上げる（ヴィンヤサ3に同じ）。
ヴィンヤサ⑯
息を吐きながら体を前に倒し、脚をまっすぐ伸ばして手の指先が足の指先と一直線になるようにする（ヴィンヤサ2に同じ）。
ヴィンヤサ⑰
息を吸い、膝を曲げて腕を頭上に引き上げ、ウトゥカターサナのポーズで視線を上に上げる（ヴィンヤサ1に同じ）。
サマスティティ
息を吐きながら足を伸ばし、腕を下げ視線を穏やかにする。

スーリヤ・ナマスカーラBを、汗が出るまで続ける。平均的状況では5ラウンド行えば十分であり、熱帯地方では3ラウンド、寒冷地では10ラウンド必要なこともあるかもしれない。

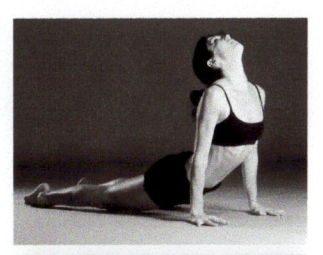

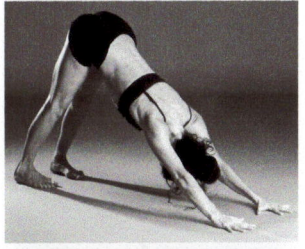

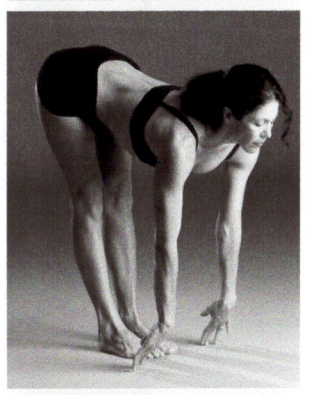

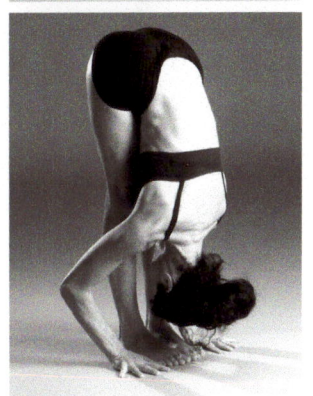

上から順に、
ヴィンヤサ13（上向きの犬のポーズ）、
ヴィンヤサ14（下向きの犬のポーズ）、
ヴィンヤサ15、
ヴィンヤサ16

> スタンディングポーズの姿勢が、基本となるアライメントを示している。また、スタンディングポーズで耐久力とバランスが養われる。

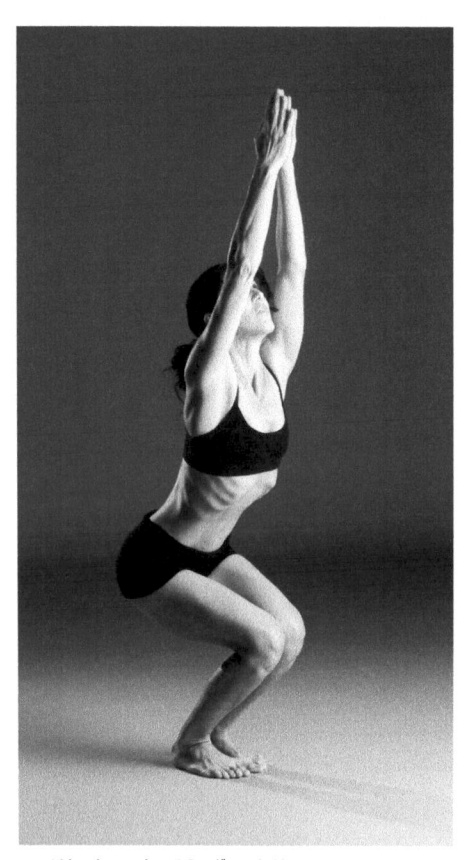

スーリヤ・ナマスカーラB、ヴィンヤサ17

パーダーングシュターサナ ｜ 足の親指を持つポーズ

ドリシュティ …鼻

■ヴィンヤサ1

　息を吸ってサマスティティの姿勢からジャンプし、息を吐きながら足を腰幅に開いて平行にして着地し、手を腰に置く。「腰幅」に開くとは、足関節が股関節の真下に位置する状態である。

　息を吸いながら脚を力強く伸ばし、体幹を腰から持ち上げる。息を吐きながら、背中をまっすぐに保ち胸部を持ち上げたままで股関節から体を前に曲げる。足の指先に手を伸ばして足の親指を手の人差し指と中指でつかみ、手のひらを内側に向けて丸め手の親指を添える。足の指に手が届かない場合は、膝を曲げる。足の指に手を届かせようとして腰部を曲げるのはよくない。椎間板に負担がかかり、椎間板ヘルニアを引き起こすこともある。

　次に息を吸いながら、足の親指をつかんだまま頭と胸を持ち上げ、眉間を見上げる。

ヴィンヤサ❷

　息を吐きながら、膝蓋骨を持ち上げて体を前に深く倒す。膝蓋骨を持ち上げるには、ハムストリングの拮抗筋である大腿四頭筋を使う。このようにして体を曲げればストレッチは自発的に起こり、ハムストリングに伸展の信号が送られる。鼠径部を柔軟にして股関節屈筋を伸ばし、呼吸をしてハムストリングを緩ませる。

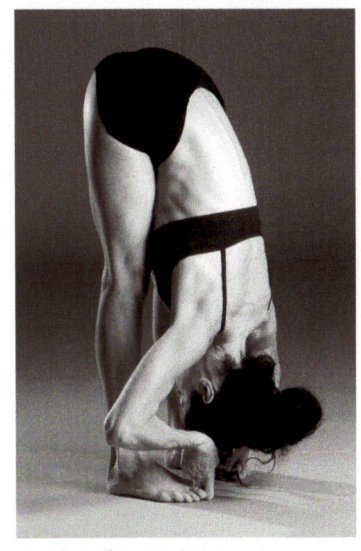

　肘は左右に下ろし、肩甲骨は腰に向かって引き上げ、頭頂部を床の方へ伸ばす。頭の重みで、脊柱と首を長く伸ばす。脚の力でポーズを支えれば、脊柱は緩み無抵抗になる。ドリシュティは、鼻先である。このヴィンヤサが、パーダーングシュターサナである。このポーズのまま、5回呼吸をする。

ヴィンヤサ❸

　息を吸いながら、胸を上げ視線を鼻先に向ける。息を吐きながら、足の下に手を入れる。まず手の指の上に足を置き、次第に手のひら全体を足の下に入れて足の指先が手首に触れるようにする。

パーダーングシュターサナ

● 解剖学的焦点 …… **椎間板ヘルニア**

　脊柱を曲げたままの状態で重みのかかった体を床から上げると、椎間板ヘルニアが生じる。椎骨間の椎間板は、圧力がかかるとくさび形に変形し、突出しやすくなる。椎間板は椎骨の緩衝装置の役目を果たしており、体液で満ちた髄核を含む線維輪から成るが、この液体で満ちたクッションが椎骨の境を越えて押し出された状態が椎間板ヘルニアである。椎間板が脊髄を圧迫し、相当な痛みを引き起こすことが多々ある。周囲の筋肉が脊柱を捕えて保護しようとするためけいれんし、その結果まったく体を前に倒せなくなる。椎間板ヘルニアは普通、数週間で自然に治る。椎間板脱出はこれとは異なり、椎間板の髄核が切り離されて脊椎の境を越えて押し出された状態である。逆症療法[6]では、この症状が自然に治ることはないと考えられている。

　つまり、前屈の際に腰部を丸めないようにすることが重要なのである。腰部を丸めた状態では、腰に体重がかかる。ハムストリングをいくらかストレッチした状態を保ちつつ、膝を曲げることである。

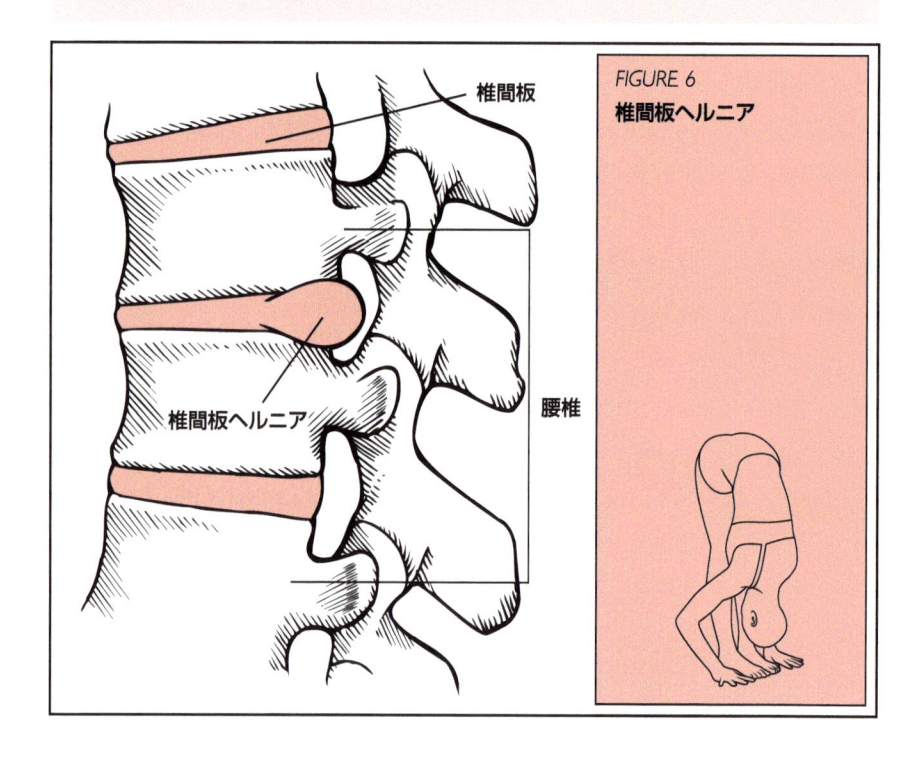

FIGURE 6
椎間板ヘルニア

椎間板
椎間板ヘルニア
腰椎

---

6. 西洋科学に基づく医学体系。

パーダ・ハスターサナ ｜ 手を足につけるポーズ
ドリシュティ …鼻

ヴィンヤサ❶
　パーダーングシュターサナのヴィンヤサ3から、息を吸いながら頭と胸を持ち上げて視線を上に上げる。腰部をくぼませ脚を強く保ち、手は足の下に置いたままにする。

ヴィンヤサ❷
　息を吐きながら、体を前に倒す。これが、パーダ・ハスターサナの姿勢である。このポーズを保ったまま、5回呼吸する。前のポーズ同様、腰をまっすぐに保ち、それが確実にできれば脚を伸ばすよう試みる。視線は鼻先に向ける。このポーズは、この前のポーズの強度を強めたものである。体重を足の指先のほうへと前に向かって移すことで、よりストレッチの具合を強くすることができる。

　ここでは腹筋（主として腹直筋を指す言葉である）を働かせて、腰部を保護する。ウディヤーナ・バンダ（腹横筋下部）によって、呼吸のため下腹部が膨らみ腰部が不安定になるのは避けられる。しかし、腹筋を過度に使えば脊柱が縮められ頭が床から離れる。腹筋は、体幹の主要屈筋なのである。脚の働きと体幹の屈曲、伸展を繊細に組み合わせることで初めて、望む脊柱の伸長が得られる。これは主に、ウエストあたりで感じられる。微妙で知性的な働きにより、寛骨上部

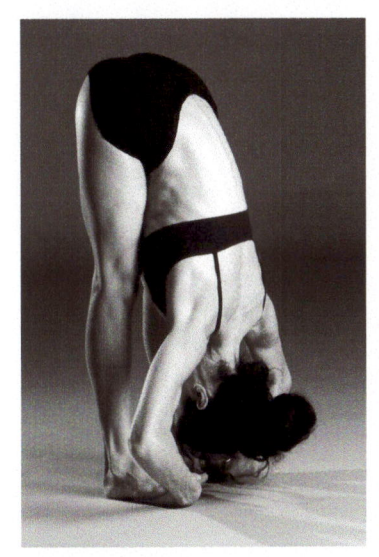

●ヨーガの状況 …… **能動的バランス**

　すべてのポーズにおいて能動的にバランスを取るには、引き締める必要のある筋肉と緩めて伸ばす必要のある筋肉とをそれぞれ孤立させなくてはならない。多くの生徒は、体全体を収縮させてしまう。能動的にバランスを取ることで、表層筋肉だけでなく体幹部の筋肉が強化される。これによって、骨格構造はより効果的に支えられ身のこなしが軽くなる。パーダ・ハスターサナは、この原理が働いていることを経験するには大変優れたポーズなのである。

パーダ・ハスターサナ

縁である骨盤の頂点と最下位肋骨との間のスペースが広げられる。体幹の両筋群が等尺的に（緊張しながらも縮むことなく）働き、その結果両筋群が引き伸ばされる。これが、能動的バランスである。

ヴィンヤサ❸

息を吸いながら、頭と胸を持ち上げて腕をまっすぐ伸ばす。息を吐きながら、手を腰に置いてサマスティティに戻る。

言うまでもなく、一息でサマスティティに戻るのは込み入った動きである。初心者は、動きの統合性を保つためには呼吸を増やしてもよい。

初心者のための呼吸数：息を吐き、手を腰に置いて尾骨を下げ、脚を強固にする。息を吸い、胸部から上げ体を起こす。息を吐き、跳んでサマスティティにもどる。

FIGURE 7
ハムストリングと大腿四頭筋

前屈する時には、脊柱ではなく股関節を曲げる。股関節の屈曲は、殿部の伸展と膝の屈曲を行うハムストリングによって制限される。ハムストリングは3つの異なる筋肉で構成され、腰部を伸ばす際には、これら3つのうち大腿二頭筋が大腿骨を外側から、半腱様筋と半膜様筋が内側から回す。これらの筋肉の持つ大腿骨回転という二次的機能については、後ほど再度説明をする。

バーダーングシュターサナのポーズに無抵抗で耐えていると、ハムストリングの起点である坐骨結節（坐骨）に痛みが出る可能性がある。これを避けるには、ハムストリングの拮抗筋である大腿四頭筋を働かせる必要がある。膝蓋骨を引き上げることで、大腿四頭筋が働く。大腿四頭筋は4つの異なる筋肉で構成され、4つの筋肉が膝蓋腱を通って脛骨で一緒になり付着している。大腿四頭筋の4つの頭とは、大腿直筋、外側広筋、中間広筋、内側広筋である。この筋群の中で、唯一大腿直筋が2関節筋である。大腿直筋は寛骨の前面から始まり、膝で脚を伸ばすだけでなく股関節を曲げる。3つの広筋はそれぞれ、大腿骨の側面、前方、中間の表層部から始まっていて、単に膝関節のみを伸ばす。

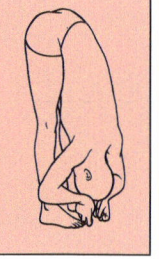

ウッティタ・トリコーナーサナ ｜ 三角のポーズ
ドリシュティ …（上に上げた）手

ヴィンヤサ❶
　息を吸いながら右を向き、両足で跳んで足が1m弱ほど離れて平行になるように開く。腕は、肩の高さで横に伸ばす。

　「すべての人に合う1つの足幅」というのはなく、様々な柔軟性の度合いに合った理想的な幅がある。ここが大変に重要な点であり、それぞれ個人的に指導者に判断してもらわなくてはならない。足幅が広すぎるとポーズの内的統合性が失われ、ポーズを取ることによる利益がほとんどもたらされない。狭すぎると、脊柱の支え、耐久力、伸長が得られない。時間と練習量とともに柔軟性が増せば、足幅を広く取ることができるようになる。

ヴィンヤサ❷
　息を吐きながら、右足を90度外に開く。正確を期すには、マットの中心を通る縦一直線を思い浮かべ、右足の第2指をこの線上に置いて、かかととの中心も同じ線上にくるようにする。わずか2度のずれも、重要である。初心者は安定を得るために足を外に開きがちであるが、それでは脛骨が外側に回ってしまい、それを補正するために大腿骨が内側に回ってしまうこともある。これでは、膝に圧力がかかる。ダンサーは、このように足を外に回すことによって膝を早期に使いすぎることが多々ある。

　左足を5度ほど内側に回し、かかとをマット上の中心線上に置く。5度の角度を取ることによって足、すね、大腿骨すべてが確実に同じ方向を向くようにする。これが、膝にとって最善の位置なのである。角度を成していない場合、あるいは足が外側に回っている場合は、膝関節に負担がかかる。一方左足を、たとえば30度ほど回すとすれば、鼠径部が十分に開かない。

　足が正しい位置に置かれたら、右腰をできるだけ下に下ろし（横に傾ける）、骨盤と床が垂直になるようにする。骨盤が横向きの状態で左寄りになっていると、脊柱は横へ曲がることになり、それではこのポーズの意図するところではない。右腰を下ろすためには、左腰を左上方に上げる。

　まず横に体を伸ばし、次に下ろす。2枚の窓ガラスの間にいるつもりで、体幹が前に倒れないよう気をつける。左肩は右脚上にあり、1枚のガラス上を動かないようにイメージする。最後に、右手で右足親指を握りしめる。足の指先に手を届かせるために姿勢が損なわれる（脊柱を横に曲げる）ようであれば、手を足の

ウッティタ・トリコーナーサナ

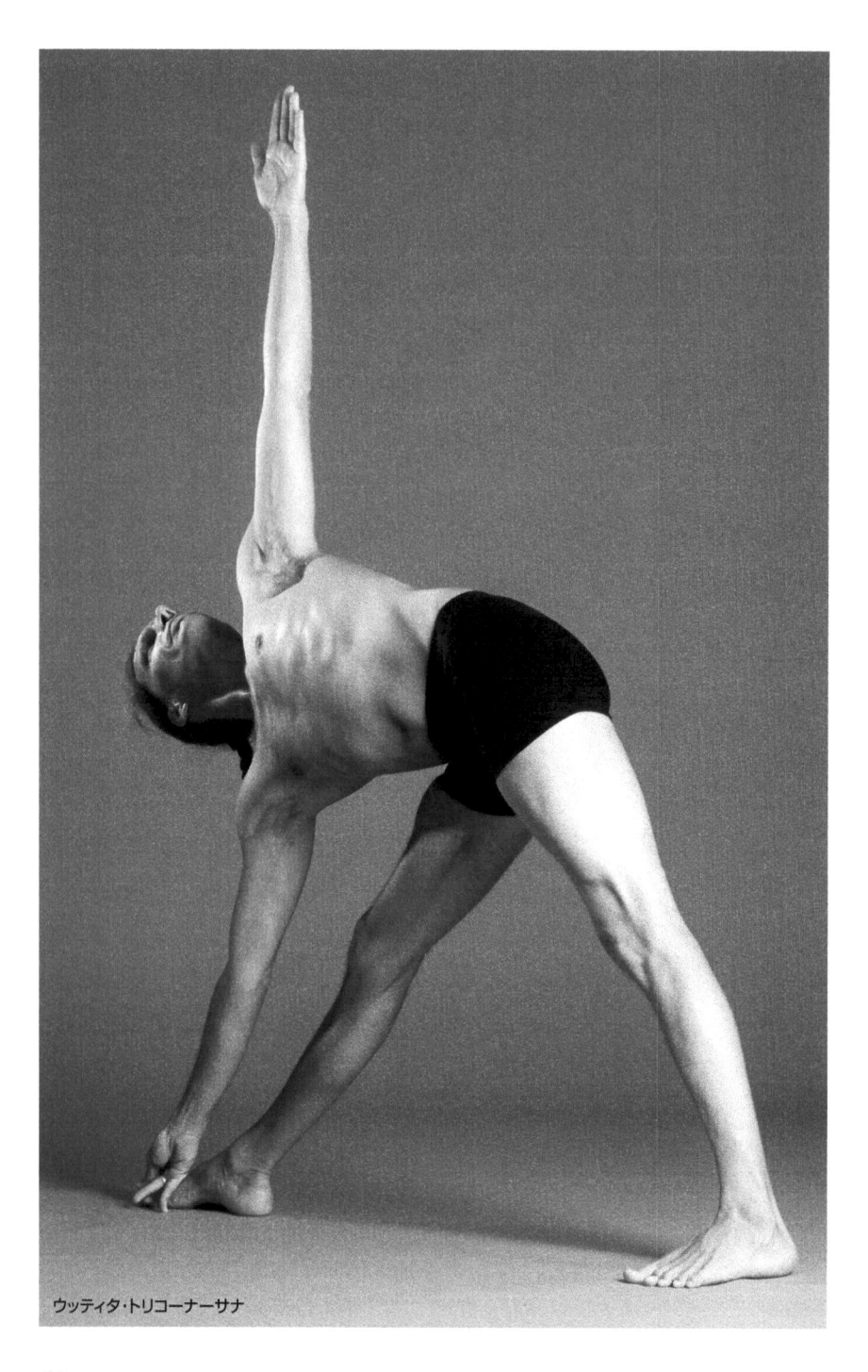

● 解剖学的焦点 …… 膝関節

　膝は、変則的蝶番関節（ちょうばんかんせつ）である。蝶番関節とは1面のみで動くことができる関節だが、膝にはいくつかの回転が可能である。脚をまっすぐにするのは主に大腿四頭筋（大腿前面）の仕事だが、膝の主要屈筋であるハムストリングがかかとを殿部に引く。大腿を硬くしてイスにすわり足を左右に動かせば、動きとともに脛骨が動くことがわかるだろう。

　大腿骨と脛骨は、お互いにうまく関連し合っているわけではない。そのため、膝関節は複雑である。大腿骨下端は、顆と呼ばれる2つの丸い突起物から成る。これは2つの車輪のようなものであり、脛骨の上端で回ったりすべったりする。この動きを保護し安定させるために、骨の間には半月の形をした2つの軟骨、内側半月と外側半月がある。これらの半月は、電車にとっての線路のような働きをする。大腿骨が電車であり、顆が車輪である。違いといえば、半月は回ったりすべったりして、大腿骨の動きに実際従っているという点である。

　脚が圧力を受け急速に伸ばされれば、半月はそれに対応するだけの速さで引っ込むことができず、押しつぶされる。膝関節を回しながら同時に抵抗に反して足をまっすぐ伸ばそうとすると、スポーツによって頻繁に起こるような深刻な損傷に苦しむことにもなりかねない。膝関節は、圧力のかかった状態、体重のかかった状態では、決して回してはならないのである。

　半月が分裂すると回復には非常に時間がかかり、医師は普通手術を勧める。しかし多くの場合、半月損傷はヨーガを6ヵ月から18ヵ月もすれば治る。軟骨組織には最小限の血管しかなく、そのため治癒過程で必要な栄養供給量も最小限である。ヨーガのポーズや動きを正確に行えば栄養交換が刺激され、治癒が促進される。膝の損傷の治癒には忍耐と根気、そして特に慎重な正確さが必要である。半月損傷を対処したことのある人は皆、立つ時の足の位置をわずか2度変えるだけで、快適さを伴い治癒に向かうか、あるいは痛みを伴い悪化するかの違いが出てくることがわかっているはずである。

　しかし、膝に起こる問題は半月の故障ではなく、十字靱帯を痛めることから始まる場合が多い。後十字靱帯は大腿骨が脛骨上で前にずれないように働き、前十字靱帯は後ろにずれないように働く。これらは前、あるいは後ろと、脛骨上での付着点から名前がつけられている。十字靱帯を痛めると、膝がゆらゆらと不安定な状態になる。脛骨上で大腿骨が正確に動かなければ、半月には負担がかかる。

　脚の過伸展、つまり180度以上脚を広げると、十字靱帯を痛める。前十字靱帯、後十字靱帯、膝窩筋（しっかきん）は過伸展を抑えるが、圧力が強くかかると過伸展が引き起こさ

次頁へ→

前頁より→

れる。継続的な脚の過伸展により、やがて十字靱帯は弱められ、損傷を受けるのである。

膝の過伸展はトリコーナーサナで頻繁に見られ、特に筋肉の緊張の低い生徒はその傾向が強い。床から膝を持ち上げハムストリングを等尺的に働かせれば、このような傾向を和らげることができる。床の上の前足を後ろの足に向かって大きく振って引き寄せるように力を入れると、ハムストリングを働かせることができる。体重がかかっているのでもちろん実際には足は動かないのだが、その動きに使う筋肉、つまりハムストリングは動く。この動きは重要であり、前脚をまっすぐにするポーズすべてで行う必要がある。

膝の後ろの痛みが続くようなら、膝を少し曲げる。

上、あるいはすねに置く。右脚方向に傾かず、体幹の両側と首を伸ばしたままで床から離して支える。これが苦痛なくできれば、頭を回して左肩上方にある左手親指を見上げる。不必要に首を後ろに曲げることなく、首と脊柱を一直線に保つ。それが無理であれば、視線は横にする。5回呼吸をする。

ウッティタ・トリコーナーサナに入るには、右大腿骨を外側に回して足を外に向ける。ポーズに入れば、大腿骨を内側に回して外側にも内側にもぶれていない中間の位置にする。ポーズを取るために内側に回っていた左大腿は、ポーズに入れば外側に回して、足の四隅が同じように固定されるよう、脚を中間の位置に戻す。特に、左足の外側と右足親指の付け根が床についていることに留意する。前の足の土踏まずの内側と外側の置き方によって、微妙にバランスを取る必要がある。これによって、前脚の大腿が内側に回っているか外側に回っているかの微妙なバランスを取ることができる。これが、ハムストリングが均等に伸びるための必要事項なのである。初心者は大腿を外に回し、内側のハムストリングを伸ばさないことが多い。この傾向は、パーダングシュターサナやパシュチマターナーサナでもよく見られるのだが、こうならないように気をつける。右脚付け根を前に動かす際に、左腰を持ち上げて右腰より後ろに保つ。

ヴィンヤサ❸
息を吸いながら、中央位置に戻る。

ヴィンヤサ❹
息を吐きながら、トリコーナーサナを左側で行い5回呼吸する。

ヴィンヤサ❺

息を吸って、中央の位置に戻る。

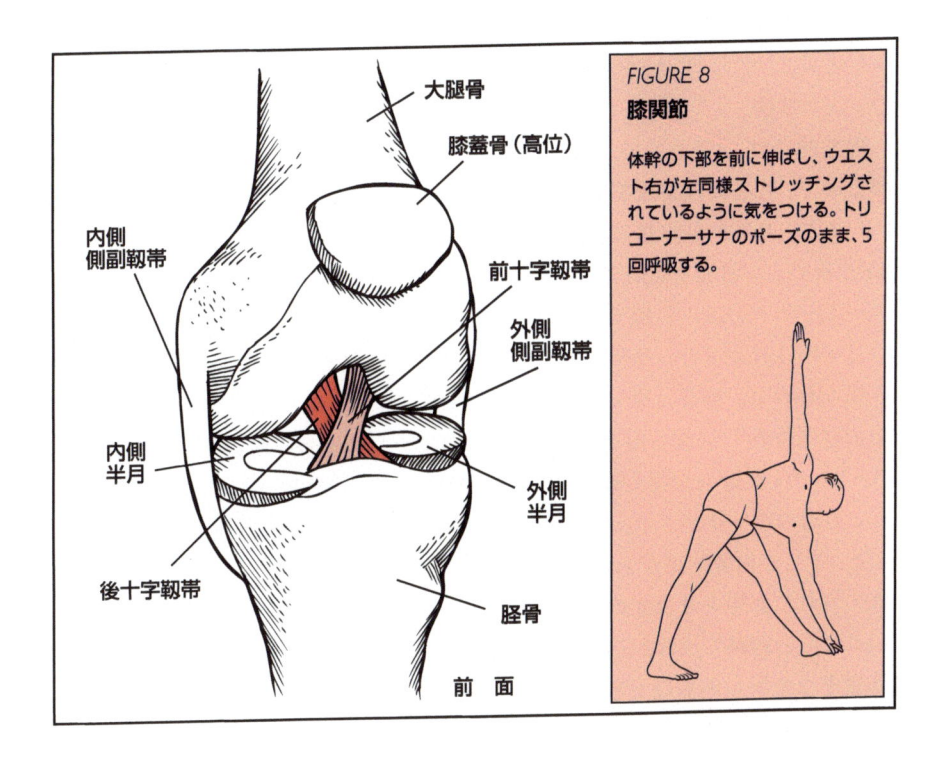

大腿骨
膝蓋骨（高位）
内側側副靭帯
前十字靭帯
外側側副靭帯
内側半月
外側半月
後十字靭帯
脛骨

前　面

FIGURE 8
膝関節

体幹の下部を前に伸ばし、ウエスト右が左同様ストレッチングされているように気をつける。トリコーナーサナのポーズのまま、5回呼吸する。

パリヴリッタ・トリコーナーサナ ｜ ひねった三角のポーズ

ドリシュティ …（上に上げた）手

ウッティタ・トリコーナーサナとパリヴリッタ・トリコーナーサナの間には、サマスティティに戻らない。パリヴリッタ・トリコーナーサナの最初のヴィンヤサはカウントせずに、ヴィンヤサ2から始める。

ヴィンヤサ❷

理想的には、1回息を吐く間にポーズに入る。ポーズに入る動きが驚くほど複雑なので、初心者は構成要素ごとに分ける必要があるだろう。

ハムストリングが非常に長い場合を除き、まず中央位置で足幅を10cmから20cm狭める。足幅を狭めることで、股関節の間隔が縮められる。ウッティタ・トリコーナーサナの基本位置では腰とマットの中心線は平行であったのに対し、パリヴリッタ・トリコーナーサナでは直角になる。この位置になければ、仙骨の位置が損なわれる。仙骨は床に平行でなくてはならず、仙骨の位置が損なわれれば、その結果脊柱の位置も損なわれることになる。足幅を長く取ったままのほうが、ストレッチング効果が強く感動的な感覚が得られるように思うかもしれないが、実はこれはプラーナがスシュムナー（微細体の中心エネルギー経路）を上へ流れること、そして相関関係があるかどうかはわからないが粗雑な体（肉体）の脳脊髄液の流れに影響を及ぼすのである。

これらの経路の流れが途切れないことが、ヨーガの練習の目標である。練習の基礎をなす科学的原則を理解していなければ、ヨーガもさして役立つものとはならない。

足幅を狭くしたら、右足を90度外に開いて左足を約45度内側に向ける。左足を90度以上内側に向けるとバランスが崩れやすくなるが、十分に内側に向いてい

●解剖学的焦点…… 脊柱の動き

腰椎は、面関節の配置（L1からL5）により構造的にねじれには適していない。腰椎をねじる動きは限られているが、屈曲と伸展の動きは広範囲にわたる（前屈、後屈それぞれに）。それに比較して、胸椎の面関節の配置（T1からT11）では広範な回転が可能だが、伸展は限られる。伸展が限られているのは、肋骨が椎体と脊椎の横突起に直接付着しているためでもある（12対の肋骨が12個の胸椎に連結している）。

ないと腰を直角にすることは難しい。あるいは、直角になったとしても、骨盤の動きに従って脛骨は外側に、大腿骨は内側に回るため、左膝に過度の圧力がかかる。ここで、右足親指の付け根を床にしっかりつけて右腰を後ろに固定し、左足の外側を固定して左腰を前に寄せると、腰は直角になる。

体を前に倒し、右足の外側に左手を伸ばす。息を吐きながら手を下ろし、手の小指が足の第5指の隣にくるようにして右足の外側に手をつく。手を広げ、足の指と同じ方向に向ける。体幹は曲げるのではなく伸ばし続け、胸部を持ち上げたままにする。肩甲骨を背部下方に引き寄せ、肩の間から胸部を持ち上げる。手を床につけた状態でこの姿勢を取るのが難しければ、手を足、あるいはすねに置く。左手で床を押しつける。右手の指先は天井に向かって伸ばし、視線も上に向ける。初心者の場合、上を見上げることでバランスを失うようであれば足を見てもよい。

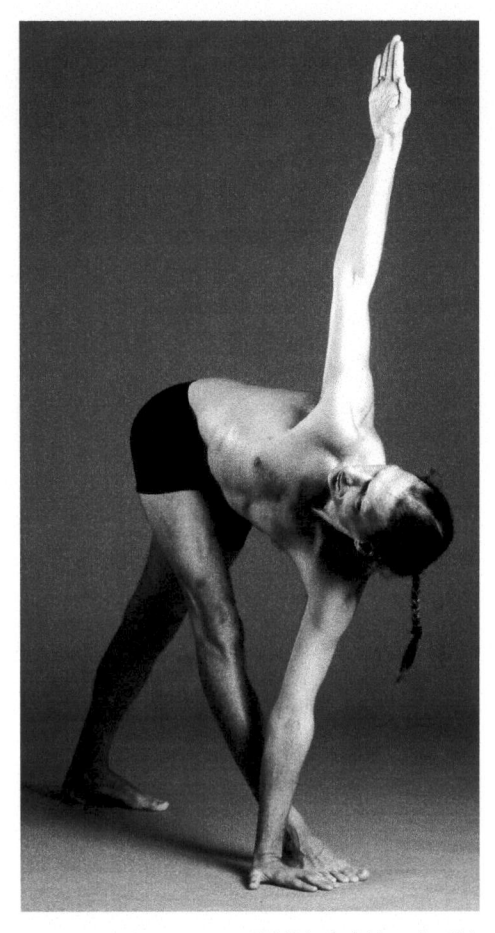

パリヴリッタ・トリコーナーサナ

両股関節を床から同じ高さに保つことが重要である。このためには、前（右）足にもたれかからないようにしなければならない。右足の指の付け根を床にしっかりとつけ、股関節外転筋を右側に働かせて右腰を後ろに固定する。この動きによって、左腰が沈むことは避けられる。

頭は前足の上に、脊柱と首は同じ方向へと伸ばし続ける。胸椎を90度回し、両手、両肩が同一垂直線上にくるようにする。

この姿勢のままで5回呼吸をし、脚を力強く働かせて体幹と脊柱を支える。足

の親指まで伸ばし、同時に大腿の後ろを腰に向かって引き込む。姿勢は前かがみになりがちだが、後ろの足のかかとに重みをかけることでその傾向を緩和させる。前足を床上で自分のほうに引き寄せることで、前脚の股関節が屈曲するのを妨げる。足を下にしっかり固定し、エネルギーが脚から腰、そして脊柱に沿って頭頂部まで絶え間なく流れていくのが理想である。このようにして、ポーズはしっかり固定されていながら、同時にエネルギーが上へと引き上げられるのである。

ヴィンヤサ❸
息を吸いながら、体を上げ中央位置に戻る。

ヴィンヤサ❹
左側でパリヴリッタ・トリコーナーサナを行い、5回呼吸する。

ヴィンヤサ❺
息を吸いながら、中央位置に戻る。次に息を吐いた時に、サマスティティに戻る。

ウッティタ・パールシュヴァコーナーサナ | 体側を伸ばすポーズ

ドリシュティ …（上に上げた）手

ヴィンヤサ❶
　息を吸いながら右を向き、跳んで足幅を広く取る（すべての立ちポーズの中で、最も足幅を広く取る）。

ヴィンヤサ❷
　息を吐きながら右足を90度開き、左足は5度だけ回す。右脚を曲げ、膝が足首の真上にくるようにする。脛骨は床と垂直になる（50ページのスーリヤ・ナマスカーラBにおけるヴィーラバドラーサナ参照）。大腿骨と床とを平行にするのは、このポーズの特徴的要素ではない。柔軟性を支えるために必要な耐久力を得れば、大腿骨と床は平行になる。右手を足の外側に沿わせて床につく。手の指は、足

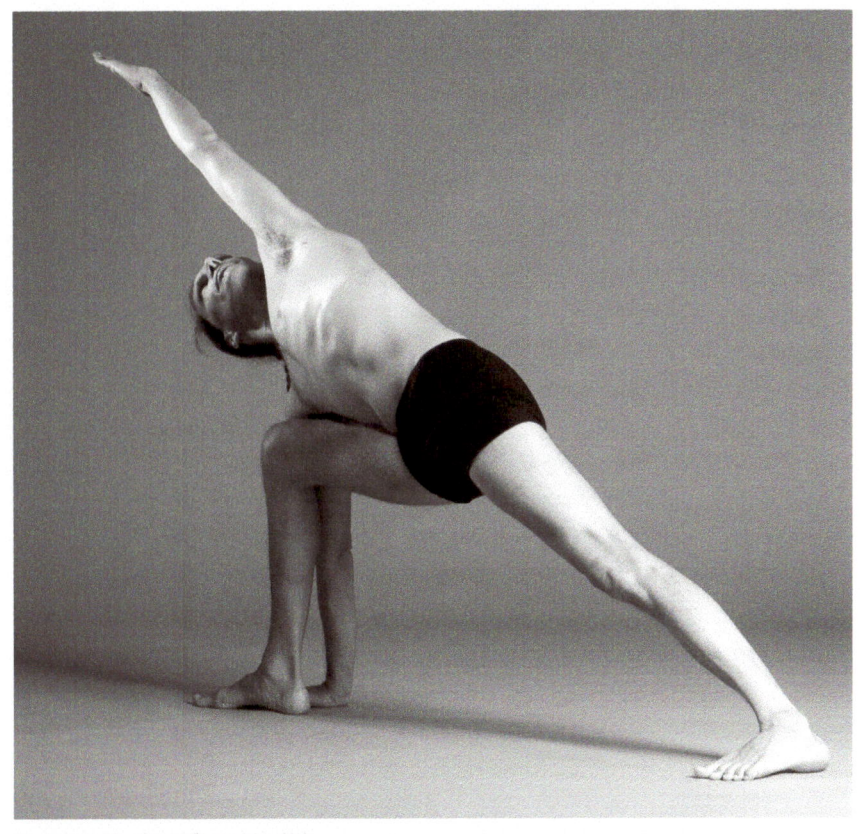

ウッティタ・パールシュヴァコーナーサナ

の指と同じ方向に向ける。足の親指の付け根を固定したまま、右膝を右肩に押しつける。これには、右股関節の外転筋の働きが必要である。同時に左腕を頭上に上げて、左足から左手まで斜め一直線にする。この直線を作るために、初心者の場合この時点で足幅をもっと広くする必要があるかもしれない。

　このポーズで大切なのは、腰が崩れずしっかりと支えられていることである。腰と脚が床から離れているような、浮遊感がなくてはならない。左足土踏まずの外側を固定し、そこを支えにして左大腿を外側に回す。これで、左腰は右腰より

● 神話的背景 …… 完全な世界

　シヴァ神の次男、どう猛な戦いの神スカンダとして知られるスブラマニアム神がシヴァ神を訪れた時のこと、スブラマニアム神はブラフマ神の創った現在の世界は腐敗、罪悪、不正に満ちていて不完全であると訴えた。シヴァ神は、もっと素晴らしい世界を創造することを提案した。そこでスブラマニアム神はブラフマ神を打ち倒して投獄し、彼の世界を破壊した。そして、自分自身でより良い世界を創り上げた。

　しばらくしてシヴァ神がスブラマニアムを訪ね、スブラマニアムの完全な世界を眺めた。その中では何一つ動かず、生きるものもなく、変化するものもなかった。すべてが完全という静の状態に捕えられ、凍ってしまったようであった。そこには、感覚のある生物が存在することすらなかった。感覚ある生物の本質的性質は完全を求めて努力することであり、完全な状態が到達されてしまえば生命は終わりを告げる。解脱した人間は、生まれ変わることはない。ブッダはマハーパリニルヴァーナ（涅槃）にたどり着き、決して戻ってはこなかった。それゆえ、菩薩は完全を避ける。そうすれば、人々を救済し続けることができるのだ。インドの考えでは、完全な状態というのはプルシャ、あるいはアートマンと呼ばれる意識として存在するのみである。アートマンとは、気づきの存在するところである。変化するのははかない出現の世界であり、そこには体、心、自我意識、そして粗雑な要素と微細な素粒子から作られる対象すべてが含まれる。

　シヴァはスブラマニアムに、これはまったく世界と呼べるものではなく、完全というものの凍りついたイメージであると指摘した。出現の世界の目的は、人間に喜びと苦しみの正しいカクテルを供給することである。このカクテルがやがて、自己知識を導く。この目的のため、世界は絶え間なく流れ、それゆえ不完全でなくてはならないのだ。自分の世界に欠点を見出したスブラマニアムは、ブラフマ神を解放して再び元の不完全な世界を創らせたのであった。

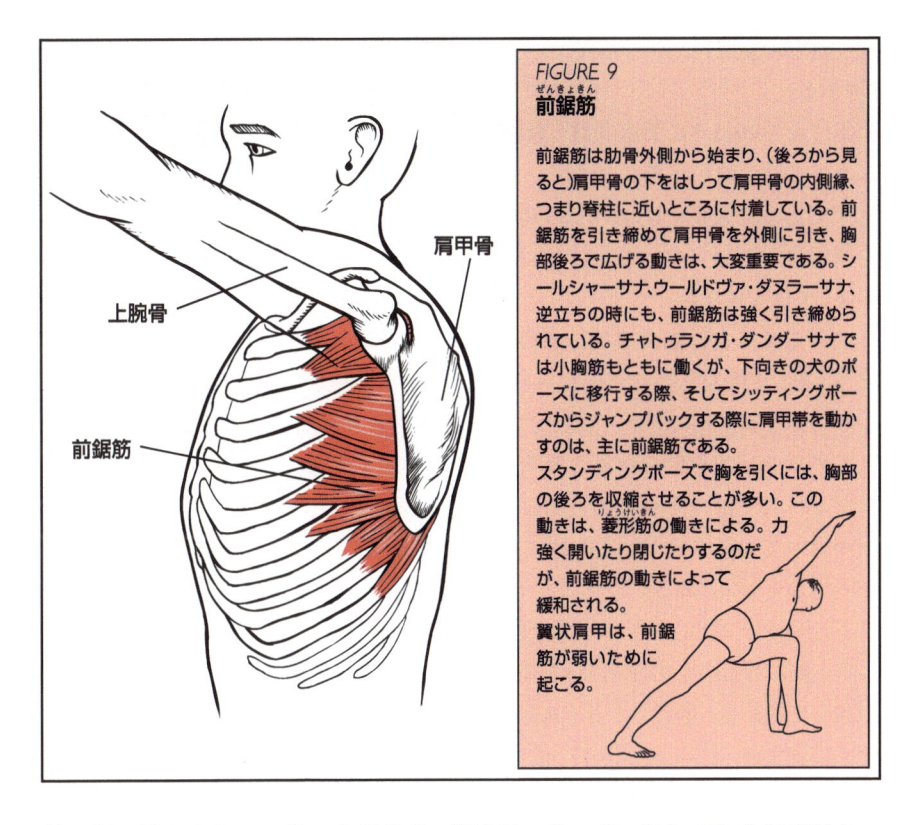

> **FIGURE 9**
> **前鋸筋(ぜんきょきん)**
>
> 前鋸筋は肋骨外側から始まり、(後ろから見ると)肩甲骨の下をはしって肩甲骨の内側縁、つまり脊柱に近いところに付着している。前鋸筋を引き締めて肩甲骨を外側に引き、胸部後ろで広げる動きは、大変重要である。シールシャーサナ、ウールドヴァ・ダヌラーサナ、逆立ちの時にも、前鋸筋は強く引き締められている。チャトゥランガ・ダンダーサナでは小胸筋もともに働くが、下向きの犬のポーズに移行する際、そしてシッティングポーズからジャンプバックする際に肩甲帯を動かすのは、主に前鋸筋である。
> スタンディングポーズで胸を引くには、胸部の後ろを収縮させることが多い。この動きは、菱形筋(りょうけいきん)の働きによる。力強く開いたり閉じたりするのだが、前鋸筋の動きによって緩和される。
> 翼状肩甲は、前鋸筋が弱いために起こる。

後ろ側に持ち上がる。後の半蓮華座、蓮華座のポーズに備えて[7]右内転筋群をストレッチするために(151ページ、図17参照)、右股関節は左股関節の下にもぐり込むような形を取る。右大腿を内側に回し、ポーズを取るため横に回していた大腿を元の中央位置に戻す。曲げた膝と反対側の腰の間を伸ばしたままで、鼠径部を開く。手のひらは床のほうに向け、左わきの下は外側に向ける(天井に向けない)。このためには、上腕骨を横に回す筋肉、棘下筋(きょくかきん)を働かせる。元々腕がこの位置にある人は、外側に動かす必要はない。これに関しては、資格ある指導者に判断してもらう。乱雑に外側に回せば、慢性的にけいれん状態にある棘下筋や腱板の炎症を引き起こすこともある。

　広背筋(こうはいきん)を使って肩甲帯を押し下げ、肩を耳から離し下げたままで保つ。前鋸筋(ぜんきょきん)で肩甲骨を外転させると、肩は首から離れたまま保たれる(69ページ、

---

7. ラテン語の接頭辞adは、「向かって」という意味であり、abは「離れて」という意味である。adが含まれる内転筋(adductor)は、体の中線に向かって骨を引き寄せる筋肉であり、abの含まれる外転筋(abductor)は、正中線から骨を離す筋肉である。

FIGURE 9参照）。ウッティタ・パールシュヴァコーナーサナの状態のまま、呼吸を5回する。

　上げた手のほうに頭を向け、首をねじらずに腕に沿って手のひらを見上げる。ここまでの手順が正確にできていれば、顔には穏やかな喜びの表情が見られるはずである。緊張、努力、あるいは野望で顔が引きつっていれば、ポーズが極端な状態におちいっているということだ。その場合は、この時点でその状態から戻らなくてはならない。

　関わるすべての筋肉の間で微妙なバランスを取ることができていれば、自由、軽さ、そして内なる静けさが得られる。それが、ヨーガである。

　パールシュヴァコーナーサナは他の多くのポーズと同様、相対するものを受け入れてバランスを取るための素晴らしい指導者である。特に複雑なスタンディングポーズでは、すべての方向に同時に気づきを向ける必要がある。シャンカラが言っているように、「真のポーズは、自然にブラフマンへの瞑想へとつながっていく」のである。

　正しいポーズ（完全なポーズではない。完全なものとはすべて静止していて、つまり死んだものなのである）を取るための努力など実際は意味のないことだと認識して初めて、静けさと軽さの瞬間、つまり真のポーズを経験できるのである。

ヴィンヤサ❸
　息を吸いながら、体を起こして中央位置に戻る。

ヴィンヤサ❹
　息を吐きながら、左側で同じポーズを繰り返す

ヴィンヤサ❺
　息を吸いながら、中央に戻る。

パリヴリッタ・パールシュヴァコーナーサナ | 回転して体側を伸ばすポーズ

ドリシュティ …（上に上げた）手

　パリヴリッタ・パールシュヴァコーナーサナは初心者向きのポーズではなく、マリーチアーサナC（130ページ参照）に熟達した後に加えればよい。ウッティタ・パールシュヴァコーナーサナとパリヴリッタ・パールシュヴァコーナーサナの間にはサマスティティに戻らないので、パリヴリッタ・パールシュヴァコーナーサナの最初のヴィンヤサはカウントしない。

ヴィンヤサ❷

　息を吐きながら、足幅をわずかに狭めて後ろ足を45度内側に回す。これは、腰を直角にするスタンディングポーズすべてで行う。右足は、外側に90度回す。後ろの脚はまっすぐにしたまま、右膝を右足首上に持ってくる。腰を直角にし、左肩を右膝外側に引っかける（肺が空になっているほうがやりやすい）。右大腿を右手で中央に向かって押しつければ、やりやすくなる。左手を足の外側で床につき、手を広げる。

　ここで、右腕を頭上に上げて左足から右手までを斜め一直線にする。手のひらを下に向け、顔は右腕のほうに向けて視線を手のひらに向ける。後ろ足の指の付け根を広げ、脚は力強くまっすぐにする。左腕に逆らって右膝を強く外転すると、脊柱がねじれる。

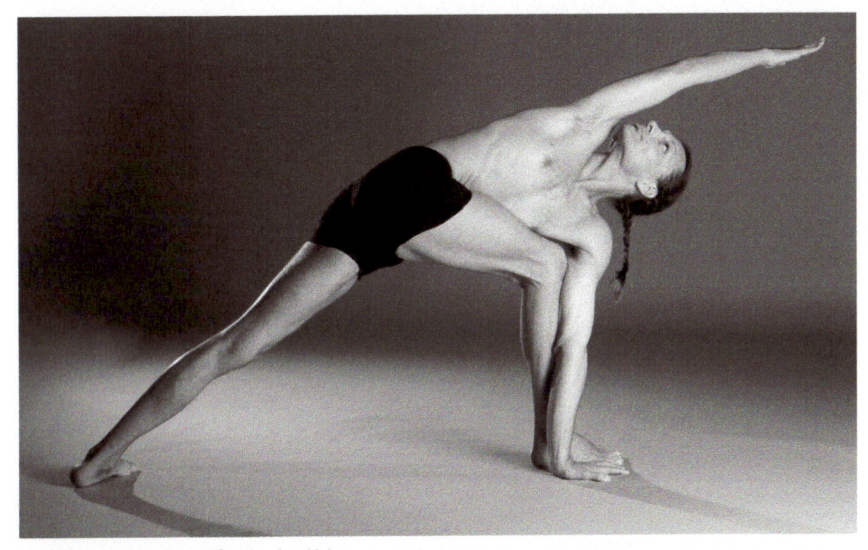

パリヴリッタ・パールシュヴァコーナーサナ

> ● ヨーガの状況 …… 理知的な動き
>
> 　ポーズの中のどんな動きでも動きが過度になってしまうことはあり、どの段階においても動きを抑えるための対抗の動きを始められるようにしておく必要がある。これが、理知的動きである。
> 　多くの筋肉には、複数の動きがある。たとえば、広背筋は主に上腕骨を伸ばすが[8]、上腕骨を内側に回しもする。2つの動きのうち最初の動きは、間接的に肘における腕の屈曲を引き起こす。これは、三角筋によって弱められる。三角筋は上腕骨を曲げ、腕を頭上に上げる。上腕骨が内側へ回ることで、棘下筋が活発になる。1つの動きがその反対の動きに対抗して引き起こされることで、バランスの取れた望ましい姿勢を取ることができる。

　右腰を床に沈ませて、脊柱がねじれて見えることのないよう気をつける。腰は、水平で直角にする。肩甲骨を首から離して持ち上げ、耳から離して引く。

　下腹部を硬く保ち、胸に深く息をして脊柱を伸ばす。左肩と右腰の間に、空間を作る。坐骨と頭頂部に向かって、同時に体を伸ばす。パリヴリッタ・パールシュヴァコーナーサナのまま、5回呼吸をする。

　初心者の場合、一息で姿勢を取ることができなければ段階に分けてポーズを取る。

- 右脚のほうに体を向け、左膝を床につける。脚を曲げたまま左肩を右膝の外側に引っかけ、左手で床を押しつける。
- 膝は足首の上、肩は膝の外側に引っかかった状態を保ちつつ、後ろ脚の膝を床から上げて脚をまっすぐにする。
- 以上を保ちつつ、左足かかとを下げ、足を45度の角度にする。
- 右手を上げ、手のひらを見つめる。

　いずれの段階においても、その状態がしっかりと達成できるまで必要なだけ1つの段階でとどまる。このようにすれば、ポーズの統合性が損なわれることはない。完全にポーズを取ることができるようになれば、一息でポーズを取るよう試みる。

ヴィンヤサ❸　息を吸いながら、体を起こし中央位置に戻る。
ヴィンヤサ❹　息を吐きながら、左側でポーズを繰り返す。
ヴィンヤサ❺　息を吸いながら体を起こし、息を吐きながらサマスティティに戻る。

---

8. 伸展は屈曲から戻ることと定義され、上腕骨の屈曲は腕を前に出すことである。

プラサーリタ・パードッターナーサナA | 足を開いた前屈のポーズA

ドリシュティ …鼻

ヴィンヤサ❶

息を吸いながら右を向き、ジャンプして中くらいに足を広げる。正確な足幅は、それぞれの実践者の脊柱の長さと脚の長さの比率によって決まる。

前屈する時に大腿が前に回りがちになるが、足の外側は膝に従って平行でなくてはならない。このポーズの4つのバリエーションを行うたびに、足が外向きになっていないことを確かめる。手はしっかりと腰に当てる。腰が床に向かって沈んでいくに従って、仙骨を含む脊柱全体を腰部から持ち上げる。胸部を持ち上げ、胸部から体幹を前に倒していく。

ヴィンヤサ❷

息を吐き、股関節から体を曲げて両手を床につく。手を広げ、指先が足の指先と一直線上にくるようにする。両手の位置は、肩幅に広げる。

息を吸いながら胸を持ち上げ、腕をまっすぐにし、腰部をくぼめる。脚でしっかりと、脊柱が無抵抗に伸びていくのを支える。視線は鼻に向ける。

ヴィンヤサ❸

息を吐きながら、体を前に倒す。大腿が内側に回るのを、外側に引き寄せることで中和させる。両大腿の中間に体幹がくるようにし、膝がまっすぐ前に向くまで再び大腿を内側に回すことで「扉を閉める」。柔軟性の高い人であれば、頭頂部（一番高いところ）を床につけることができるだろう。下肢の長さに比べて体幹の長い人は、首を伸ばしたままにするためには足を近づける必要があるかもしれない。また、比較的体幹の短い人は、同様の効果を得るためには足幅を広く取る必要があるだろう。

頭頂部を床につけることで、脳腺（脳下垂体、松果体）を洗浄する効果がある。

この洗浄効果を高めるために、このポーズには4つのバリエーションがある。このポーズは繊細であり、最初は腹筋と股関節屈筋をできるだけ収縮させることでより深くポーズに入ることができると思うだろうが、主要腹筋である腹直筋と主要股関節屈筋である大腰筋（および小腰筋）には体幹を縮める働きがあるため、頭が床から引き離されることになる。

前屈の繊細さについては、パーダーングシュターサナ（55ページ）とパーダ・ハスターサナ（57ページ）を参照すればよい。手で支え、脚の間に体幹を持ってくる。肩甲骨は、天井に向かって引き上げる。このアーサナのまま、5回呼吸をする。

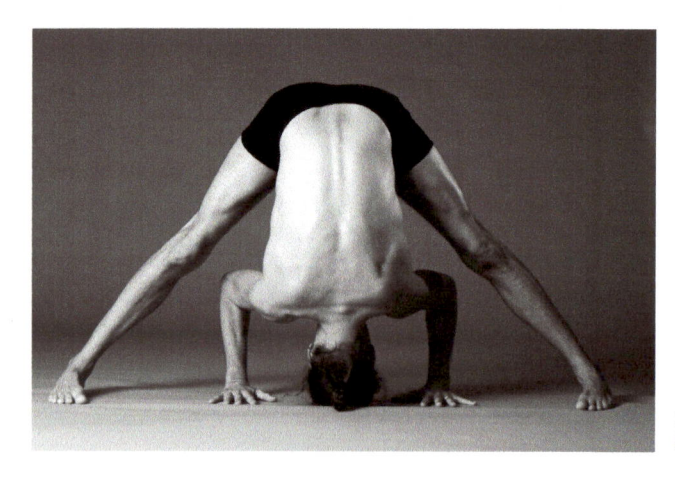

プラサーリタ・
パードッターナーサナA

禁忌：足首外側に痛みがあれば、足の内側をしっかり床につける。足首内側に痛みがある時には、足の外側をしっかりつける。この姿勢で股関節外転筋がけいれんする傾向にあれば（大転子の上の腰部外側に痛みがある）、これらの筋肉が発達していないことを示している。その場合は、足幅を狭める。

ヴィンヤサ❹
　息を吸いながら、頭を上げて腕をまっすぐにする。息を吐きながら、手を腰に戻す。

ヴィンヤサ❺
　息を吸いながら体を直立にし、息を吐く。

プラサーリタ・パードッターナーサナB | 足を開いた前屈のポーズB

ドリシュティ …鼻

ヴィンヤサ❶
息を吸いながら腕を伸ばして肩の高さまで上げ、胸と肩を広げる。

ヴィンヤサ❷
息を吐きながら、両手を腰に戻す。息を吸いながら胸部を高く持ち上げウエストから伸ばす。

ヴィンヤサ❸
息を吐きながら、股関節から体を前に倒す。手は腰に置いたまま、ウッディーヤーナ・バンダを保つために腹部を指で軽く押す。股間を深く、大腰筋を長く保って、ヴィンヤサ2で伸ばした体幹の長さを維持する。このポーズのまま、5回呼吸をする。

ヴィンヤサ❹
息を吸いながら体幹を上げて元の位置に戻り、息を吐く。

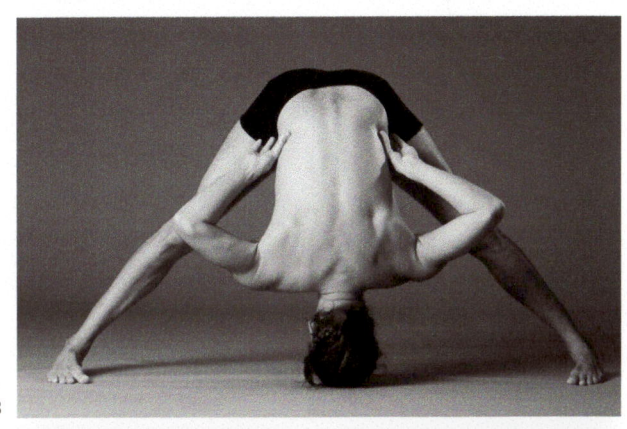

プラサーリタ・
パードッターナーサナB

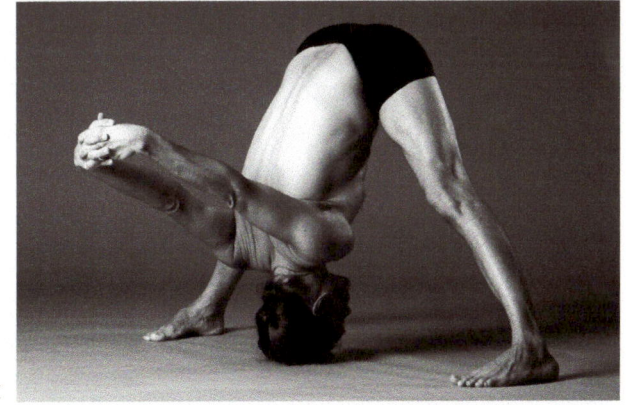

プラサーリタ・
パードッターナーサナC

プラサーリタ・パードッターナーサナC｜足を開いた前屈のポーズC

ドリシュティ …鼻

ヴィンヤサ❶

息を吸いながら、腕を横に伸ばす。

ヴィンヤサ❷

息を吐きながら腕を背中の後ろに引き、手を組む。ここで大切なのは、腕を肩関節で後ろに回し、腕をまっすぐにすることである。腕が関節で前に傾いていると、肩関節を開くのは苦痛であり不可能である。息を吸って、胸部を持ち上げる。

ヴィンヤサ❸

息を吐きながら体を前に倒し、頭を下に下ろす。

このポーズには、手の位置が2通りある。1つは、直立している時に手のひらが向き合って親指が下を指しているものである。これは、ハラーサナ（181ページ）やカルナピーダーサナ（182ページ）の場合と同じ手の位置である。ストレッチを強めるために手の付け根を押しつけるが、肘関節を伸ばしすぎて痛めている生徒には禁忌である。生徒が肘関節を痛めている場合、指導者はポーズを深めようとして生徒の手に力を加えてはいけない。状態を悪化させることがある。

最初の手の位置を習得できれば、より難しい2つ目の手の位置に変えてもよい。この手の位置では、両上腕骨を中央に向けて回す。前屈する時に、親指は床を指し手のひらを自分と反対のほうに向ける。腕の位置以外は、プラサーリタ・パードッターナーサナCの手順はプラサーリタ・パードッターナーサナBと同じであるが、腕に重みが加わって肩関節が開き、より重力が働いてハムストリングがストレッチされる。このポーズのまま、5回呼吸をする。

ヴィンヤサ❹

息を吸いながら、直立になる。

息を吐きながら、両手を腰に置く。

プラサーリタ・パードッターナーサナD | 足を開いた前屈のポーズD

ドリシュティ …鼻

ヴィンヤサ❶

息を吸いながら、手を腰に置いたままで胸前面を持ち上げる。

ヴィンヤサ❷

息を吐きながら、体を前に倒しパーダーングシュターサナのように足の親指を握る。

息を吸いながら胸部を持ち上げ、穏やかに上を見上げて腕をまっすぐにする。

ヴィンヤサ❸

息を吐きながら、体を前に倒す。体幹が大腿の間にくるようにし、できれば頭頂部を床につける。足の指に向かって前方に重みをかけ、ストレッチを強める。足の指は広げる。

手首と肘を横に引く。肩甲骨と坐骨は、天井に向かって伸ばす。頭頂部と胸部は、床に向かって伸ばす。この姿勢のまま、5回呼吸する。

ヴィンヤサ❹

息を吸いながら、体幹を持ち上げ腕をまっすぐにして上を見上げる。

息を吐きながら、手を腰に戻す。

ヴィンヤサ❺

息を吸いながら、体を直立にする。

息を吐きながら、サマスティティに戻る。

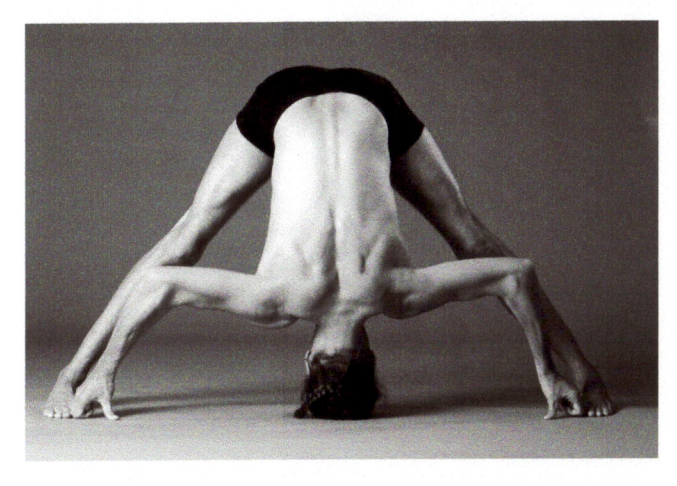

プラサーリタ・パードッターナーサナD

パールシュヴォッターナーサナ | 強く体側を伸ばすポーズ

ドリシュティ …鼻

ヴィンヤサ❶

　息を吸いながら右を向き、ジャンプして足幅を狭くする。このポーズでは、パリヴリッタ・トリコーナーサナと同様、腰の位置は直角である。ヴィンヤサのカウントの間に従い、右足のほうを向いて手を背中に回し祈る時の形にするという動きすべてを、1回息を吸う間に行うのが望ましい。

　正確に行うためには、初心者の場合は動きを分割したほうがいいだろう。息を吐いて体を右外側に向け、マット後方を向く。左足は、45度中に入れる。手のひらを背中で合わせ、肩甲骨の間でできるだけ高く持ち上げる。次に息を吸いながら足の指を広げ、胸を高く持ち上げて背中で組んだ手を包むようにする。

ヴィンヤサ❷

　息を吐きながら、まっすぐ伸ばした前の脚に体を倒す。この姿勢では、前足の微妙な位置がおそらく他のスタンディングポーズの場合より重要になる。足の第2指から脛骨と大腿骨の中心までが一直線でなくてはならず、脛骨も大腿骨も左右に回らず中央に位置していなくてはならない。前足が外側に回りすぎてしまうこ

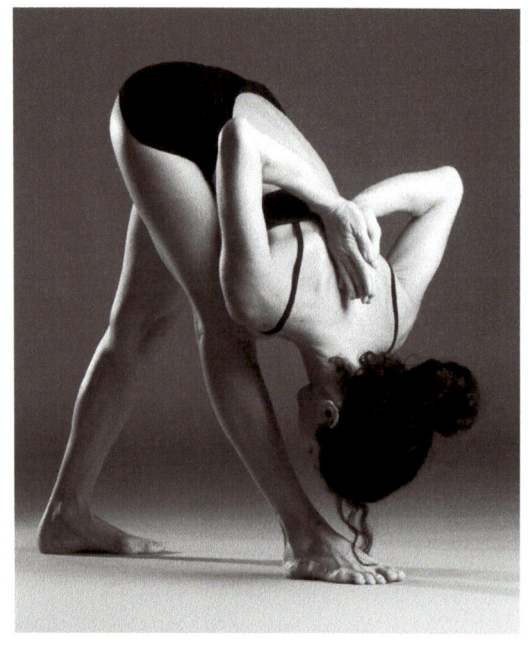

パールシュヴォッターナーサナ

とが多々あるが、これでは脛骨と大腿骨を反対方向に回してしまう。右足の親指を床に固定し、右腰を後ろに押しつける。大腿四頭筋とハムストリングを働かせて、前脚の大腿全体が後方の殿部に沈んでいくようにする。かかとを床から離さずに、つま先を伸ばす。この動きによって、強力なストレッチから保護するようハムストリングが働く。

この姿勢では前足にもたれかかる傾向が強くなるが、それでは左腰が床のほうに沈んでしまう。そうなると、右ハムストリングのストレッチにならない。この傾向を、後ろ足かかとをしっかり床におろして左足に体重をかけることで中和させる。腰を直角に保ち、左右とも床から同じ高さにする。後ろ足の土踏まず外側をしっかりと床につけ、後ろ脚をまっすぐ伸ばして力を発揮させる。大腿をゆるやかに内側に回せば、腰を直角にしやすい。度を越して回してしまう場合が多のので、解剖学の知識のある指導者に各自すべての動きを判断してもらう必要がある。

肘と肩は前に垂れがちだが、これは肩甲骨の間にある菱形筋の動きによって持ち上げられる。手のひら、中でも指の付け根を押しつけ合う。体幹全体は依然としてサマスティティの状態にあり、脊柱、頚部、頭の後ろは直立している時のように一直線上にある。額がすねのほうに崩れたり、あごが突き出てすねについたりしないよう気をつける。頭頂部と胸部を前足の親指に向かって伸ばし、肩甲骨と坐骨は後ろに引いて、脊柱全体が引っ張られるようにする。この姿勢のまま、5回呼吸をする。

ヴィンヤサ❸
息を吸いながら、起き上がって左を向く。

ヴィンヤサ❹
息を吐きながら、左側でポーズを行う。

ヴィンヤサ❺
息を吸いながら起き上がり、肩を緩めて腕を伸ばす。

息を吐いて、サマスティティに戻る。

ウッティタ・ハスタ・パーダーングシュターサナ
直立で手で足の親指を持つポーズ

ドリシュティ …足の指、側面

ヴィンヤサ❶

　息を吸いながら、サマスティティから全体重を左足に移し、右膝を両手で胸に引き上げる。この中間の姿勢は、ポーズのための「調整」をする機会である。この姿勢でハムストリングを股関節上に伸ばし、右腰が脚といっしょに持ち上げられていないことを確認して、大腰筋を緩めて鼠径部を深くする。

　立っている脚の足の親指の付け根をしっかり固定して、体を支える。脚が中央に向けてわずかに回っているのは、外転筋の働きによる。片脚で立っている時は、上げている脚と腰を支えるためにこの外転筋が極めて重要である。

> ● 解剖学的焦点 …… **足の強化**
>
> 　初心者は足にけいれんを起こすことが多く、特に偏平足であればなおさらである。だからといって、やる気を失ってはならない。けいれんするのは足が弱いためだが、このポーズを正しく取っていればそれはすぐに治る。偏平足では内側半月に負担がかかり、ゆくゆく膝関節を痛めることになるので、偏平足を治すのは重要である。偏平足を治すには、土踏まずの内側と横アーチとを床から持ち上げる。これらは解剖学上、それぞれ足関節の底屈（つま先を伸ばす）、内反（足の裏を上に向ける）と呼ばれる。この動きは半蓮華、蓮華のポーズに入る時に膝を保護するものであり、頻繁に出てくる。これらの動きを行う筋肉は、後脛骨筋、長趾屈筋、長母趾屈筋である。これらの筋肉はすべて脛骨と腓骨を起点とし、足の底面に付着している。

　右手を膝外側に伸ばし、指2本で右足親指の周りを巻くようにして足の親指を「くるむ」。左手は左腰に置く。ここで背中をまっすぐに保っていられる範囲で、右足をまっすぐにする。脊柱のアライメントを犠牲にすればヨーガの原理に反する。脚をまっすぐに伸ばして高く持ち上げ、両脚を内側線[11]に沿って伸ばす。脚の重みで右肩が前へ引っ張られているようなら、左右の肩がまっすぐ同じ位置になるまで後ろに引き寄せる。

---

11. ズボンの内側の縫目に相当する線。

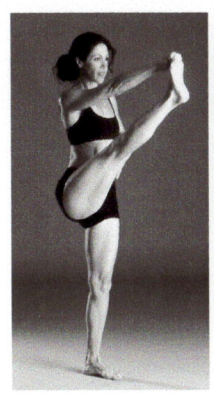

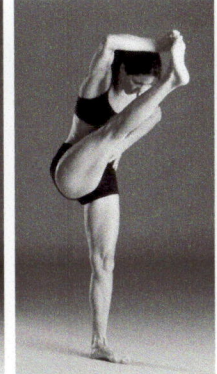

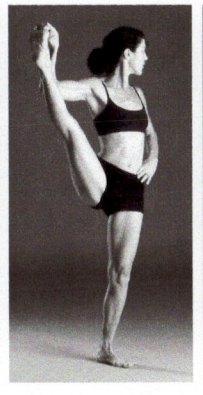

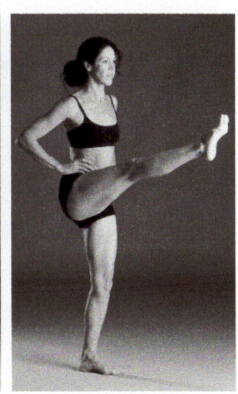

ウッティタ・ハスタ・パーダングシュターサナ、ヴィンヤサ1（左）、ヴィンヤサ2、ヴィンヤサ4、ヴィンヤサ7

　左右の腰が床から同じ高さになっているかどうか、確認する。腰が上に上がって、ハムストリングのストレッチができていないことが多い。立っている脚がまっすぐであるかどうか、確認する。脊柱を天井に向かって伸ばし、坐骨は床に向かって下げる。脊柱は、持ち上げた脚に加わった重みを支えるため圧縮される傾向にある。

> ● ヨーガの状況 …… **外的構造と内的自由**
>
> 　ヨーガ・スートラ2章47節には、ポーズを取ろうとする努力が空間的本質を発達させた時、ポーズを正しく取ることができるとある。
> 　これは、どういう意味なのか。最初は、努力が必要である。そうでなければ、生来タマス[9]の性質を持つ粗雑な肉体がポーズのすべての面で活気に満ちて生き生きとすることはない。ポーズの外枠ができたら、努力の内的性質へと瞑想をする。この内的性質を目撃すれば、内的性質とはすべての現象にある深い本質、つまりシューニャ（空）であることが認識できる。
> 　表面的には努力が存在するが、魂には静けさがある。表面には形があるが、中核には形はない。外側には構造があるが、内側には自由が存在する。
> 　言うまでもなく、この技法はまず努力をしないことにはうまくいかない。この二元性の両面を、ともに受け入れなくてはならない。両方を経験しなくてはならないのである。パタンジャリが言っているように、「心のはたらきは、実践と離という2重の方法によって止滅する」[10]。

---

9. タマスは、不活発、休止状態、かたまりの意味。
10. 『ヨーガ・スートラ』1章12節

ヴィンヤサ❷

これまでの手順すべてを行うことができたら、息を吐いて体を前に倒す。体幹の位置を変えないようにしながら、体幹が前脚と直角になるようにする。

最初は、この姿勢は取りにくいかもしれないが、これはウッディーヤーナ・バンダを行う強力な手段である。とはいえ、アライメントをしっかり考えて、必要な柔軟性を得なければ効果はない。このヴィンヤサで、5回呼吸をする。

ヴィンヤサ❸

息を吸いながら、体幹を上げて直立の姿勢に戻る。

ヴィンヤサ❹

息を吐きながら脚を右横に出し、視線を左に移す。右腰を上げずにこの動きを行うことが、重要である。初心者はまず大腿を横に回し、腰を落として右足かかとを中央に持ち上げて行えばよい。

足を横に出したら、大腿を内側に回してかかとを下に向ける。足をできるだけ遠くに伸ばし、右股関節を開く。両股関節と右足が、同じ面にあるよう気をつけ

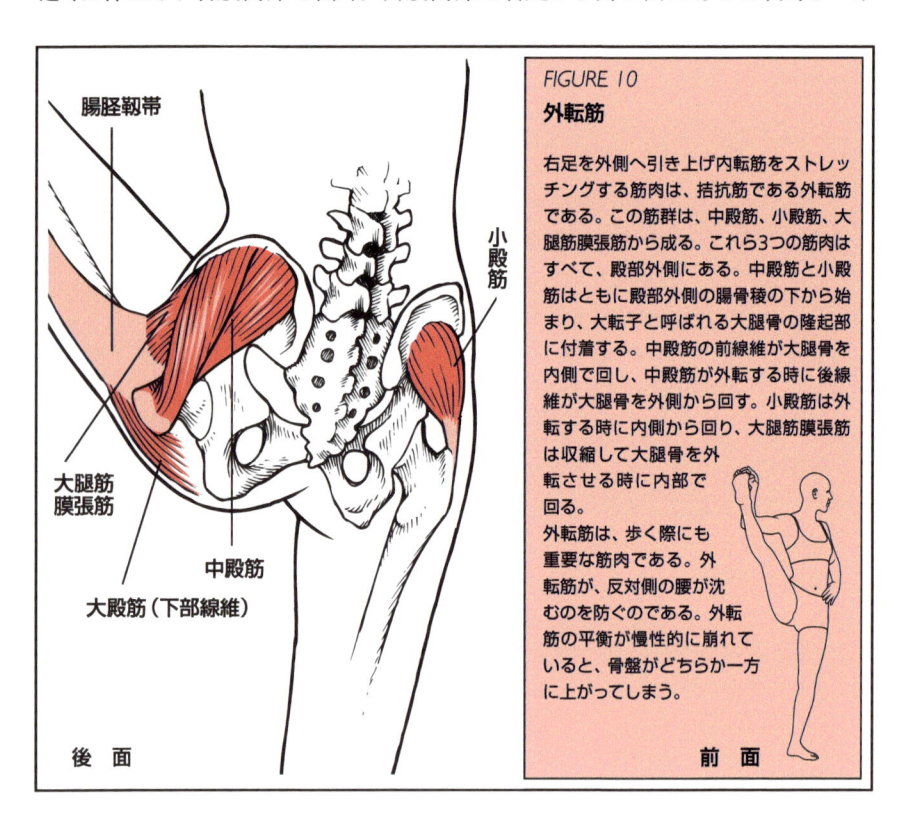

腸脛靭帯

小殿筋

大腿筋膜張筋

中殿筋

大殿筋（下部線維）

後 面

FIGURE 10
外転筋

右足を外側へ引き上げ内転筋をストレッチングする筋肉は、拮抗筋である外転筋である。この筋群は、中殿筋、小殿筋、大腿筋膜張筋から成る。これら3つの筋肉はすべて、殿部外側にある。中殿筋と小殿筋はともに殿部外側の腸骨稜の下から始まり、大転子と呼ばれる大腿骨の隆起部に付着する。中殿筋の前線維が大腿骨を内側で回し、中殿筋が外転する時に後線維が大腿骨を外側から回す。小殿筋は外転する時に内側から回り、大腿筋膜張筋は収縮して大腿骨を外転させる時に内部で回る。

外転筋は、歩く際にも重要な筋肉である。外転筋が、反対側の腰が沈むのを防ぐのである。外転筋の平衡が慢性的に崩れていると、骨盤がどちらか一方に上がってしまう。

前 面

る。これで、右内転筋群が最大にストレッチされる(151ページ、FIGURE 17参照)。このストレッチは、次のポーズのアルダ・バッダ・パドモッターナーサナの準備運動として最適である。内転筋のストレッチは膝のための安全対策であり、すべての蓮華および半蓮華のポーズに必要である。このヴィンヤサのまま、5回呼吸をする。

ヴィンヤサ❺
息を吸いながら、脚を中央に戻す。

ヴィンヤサ❻
息を吐きながら、もう一度右脚上に前屈する。

ヴィンヤサ❼
息を吸い、直立の姿勢になる。足から手を離し、脚を床から上げて保つ。これは、大腰筋の強化のために重要な練習である(100ページ、FIGURE 12参照)。この動きは大腰筋を動かすことで始まり、大腿直筋(股関節屈筋)によって完成される。筋肉の起点(上前腸骨棘)の位置のため、骨盤は前に傾きがちになる。また大腰筋が締まっていても弱くても、腰部前弯を強めがちである(脊椎弯曲症)。これらの傾向は、腹直筋(136ページ、FIGURE 16参照)で恥骨を前に引き上げ骨盤を後方に傾けて、和らげる必要がある。

腹筋をうまく働かさなければ、脚を高く持ち上げることはできない。ウッティタ・ハスタ・パーダーングシュターサナは、股関節屈筋にとっても腹筋にとっても最高の運動である。

息を吐きながら、右脚を下げる。

ヴィンヤサ❽ からヴィンヤサ⓮
左脚で同様に繰り返す。

アルダ・バッダ・パドモッターナーサナ | 深くかかえこむ半蓮華のポーズ

ドリシュティ …鼻

ヴィンヤサ❶

　これは驚くばかりに複雑なポーズであるため、いくつかの段階に分ける。初心者は、それぞれの段階をじっくり練習する必要がある。

第1段階

　息を吸いながら右膝を胸の高さまで持ち上げ、かかとを右坐骨に引き寄せる。安全にポーズを取るためには、かかとが坐骨に触れていなくてはならない。つまり、大腿骨と脛骨の隙間が完全に閉じられていなくてはならない。そうすればポーズを取る際に2つの骨が一体になって動き、膝関節に負担がかからない。これができない場合はポーズを全段階にわたって行おうとせず、準備段階のほうに集中すべきである。膝関節を完全に閉じることができないのなら、大腿四頭筋を伸ばす必要がある。大腿四頭筋が長くなれば、後屈の際にも大変便利である。

第2段階

　右足を取り、両手で抱える。指先を伸ばし、そり返す。ここで、膝を外側に向ける。膝を外側に向けたまま、足をゆっくり右鼠径部に引き上げる。これは、腰を横に回す練習になる。蓮華と半蓮華のポーズの準備として必要な重要事項は大腿骨を股関節で回せることであるが、これはうまくできないこともあるかもしれ

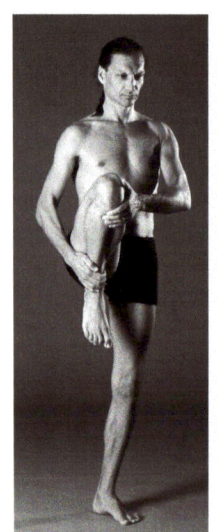

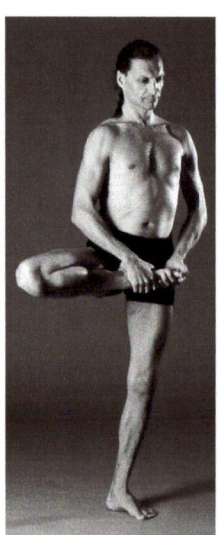

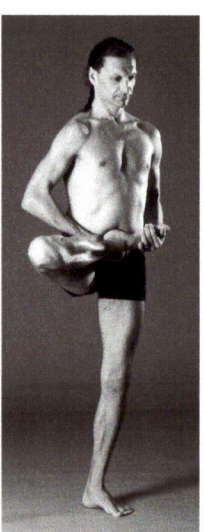

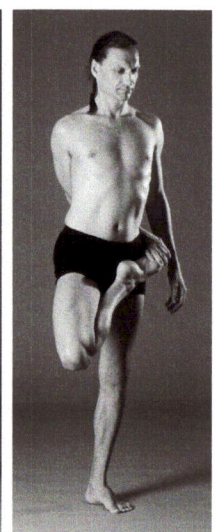

左から右に向かって、アルダ・バッダ・パドモッターナーサナへの第1段階、第2段階、第3段階、ヴィンヤサ1

> ● **実用的ヒント**……**大腿四頭筋を伸ばす**
>
> 　大腿四頭筋を伸ばす最も簡単な方法は、毎日15分以上ヴィーラーサナ、やがてはスプタ・ヴィーラーサナを行うことである。ヴィンヤサの練習の他に、これを行う。
>
> 　最初は、毛布や枕の上にすわるのがよいだろう。柔軟性が増せば、徐々にすわるものの高さを低くしていく。ヴィーラーサナが簡単にできるようになれば、スプタ・ヴィーラーサナの練習をする。
>
> 　このポーズでは、ベルトを使うと効果的である。ベルトを使わないと、膝が離れてしまいがちである。長期間、毎日積極的に膝を引き寄せていれば、内転筋が引き締められる。

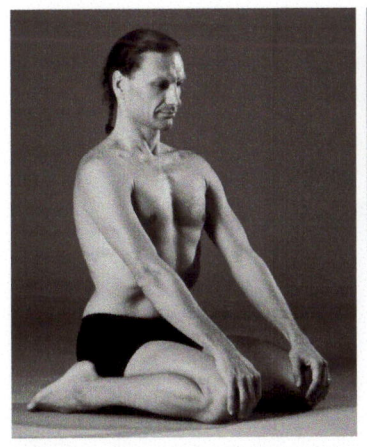

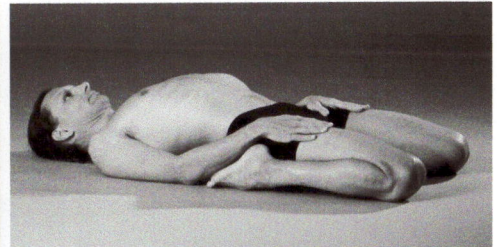

左：ヴィーラーサナ　上：スプタ・ヴィーラーサナ

ない。半蓮華と蓮華のポーズは腰を回転させるポーズのグループに入り、膝を回転させるのではないことを理解しておくことが大切である。股関節（球関節であり、全方向に動く）を開かなければ、膝関節が「開く」ことになる。しかし膝関節は蝶番(ちょうばん)関節であり、一方向へのみ動くようにできている。膝関節が「開く」のは、不安定を招くことに他ならない。

　古代のヨーギは、これに関しては何の問題もなかった。常に床の上にすわっていたため、股関節が柔軟で動きやすかったのである。私たちの社会では、人は床から離れ股関節を曲げてイスにすわっている。そのため、プライマリー・シリーズの準備ポーズを取るために、時間を費やす必要があるのだ。

第3段階

　膝を右側に向け右足かかとを右鼠径部に持ってくれば、次は足と膝を床から同

じ高さに保ちつつ、かかとをへそに向かって持ち上げる。

　脛骨と大腿骨の隙間が閉じられていれば、2つの骨は一体となって動き、膝関節に負担がかかることはない。この膝の位置を、「封印」と呼んでおく。これで確実に大腿骨と股関節のソケット（寛骨臼(かんこつきゅう)）が回り、大腿骨と脛骨の間（膝関節）が回ることはない。必須であった股関節の回転を習得すれば、かかとをへそにつけることができるようになる。

第4段階

　かかととへそを一直線上に保ちながら、膝を床に向かって下げる。この時点で、先ほど大腿骨を側面に向かって回していた分だけ中央に向かって回して元に戻し、足の裏が上ではなく前を向いているのが理想である。右足かかとがへそと一直線上にあるのを確認しつつ、右足を左鼠径部に持ち上げる。左手で足をしっかりとつかみ、右手は背中からまわして左肘に向かって伸ばす。肘、あるいは可能であれば右足親指をつかむ。腕を後ろに伸ばす時に肩を持ち上げられない状態ではないかどうか、確認する。背部で肩甲骨を引き下げる。

　足の親指を反対の手でつかむことができていないと、安全に前屈を進めること

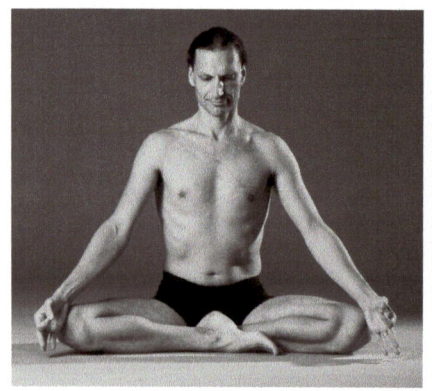

アルダ・シッダーサナ　　　　　　　　シッダーサナ

● **実用的ヒント** …… 股関節を開く

　股関節を開くには、できるだけ長くアルダ・シッダーサナの姿勢ですわる必要がある。
　ヴィンヤサの後で、このポーズの練習をする。ここでも毛布やタオルを使用すればよく、柔軟性が増すに従ってゆっくりと高さを低くしていく。できるだけ膝を開き、この姿勢のままでものを食べたり、書き物をしたり、テレビを見たりすればよいのである。1日1時間この姿勢で過ごせば、股関節はすぐに開く。ある程度柔軟になれば、シッダーサナに移る。

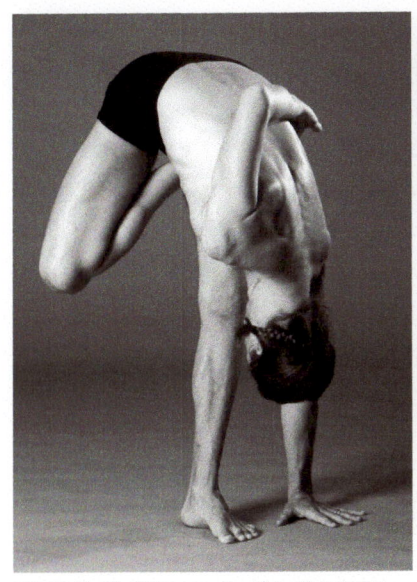

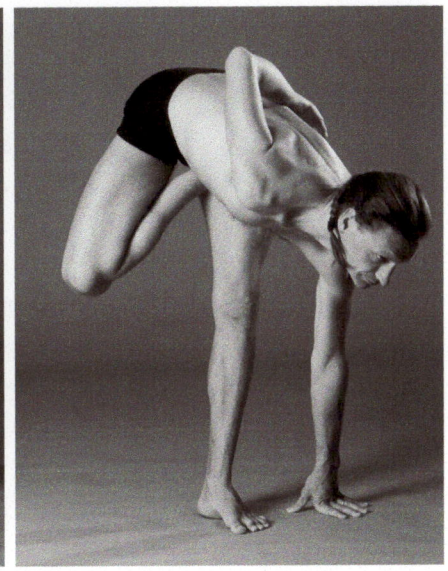

アルダ・バッダ・パドモッターナーサナ、ヴィンヤサ2 　　アルダ・バッダ・パドモッターナーサナ、ヴィンヤサ3

はできない。足の親指をつかむことができていれば、前屈に当たり膝は安全な位置にある。親指を持つことができないなら、おそらく足が鼠径部まで十分高く上がっていず、反対の脚の大腿上にあるはずである。これは膝関節が完全に曲がっていないことを意味し、靭帯構造と軟骨に圧力が加わりやすい。

ヴィンヤサ❷

　息を吐きながら、体を前に倒す。足親指をつかんだままで、左手を左足横につく。左手のひらを広げ、前方に向ける。立っている脚の足の指を広げる。かかとより指の付け根に重みがかかるよう、ゆっくり体重移動をする。膝を保護するため、足の土踏まず内側を床から上げる。股関節屈筋と殿部（大殿筋）を緩め、支

● 実用的ヒント ⋯⋯ 動きながら膝を曲げる

　初心者が自信を得るためのコツは、手を床につけるために立っているほうの膝を少し曲げることである。手がしっかりと床につけば、立っている脚をまっすぐにする。

　体を上げる時も、同様である。膝を曲げたほうがバランス感覚を得やすく、もう片方の足を鼠径部に深くすべらせやすくなる。

えているほうの脚をしっかり働かせて（広筋群）、胸部をまっすぐ脚につける。頭頂部は、床のほうに向ける。肩甲骨は天井に向かって引き上げ、首を長く伸ばす。大腿骨を軽く中央に向けて回し、曲げている膝を徐々にマットの後ろ端に向けるよう試みる。曲げている脚の腰が沈むことのないように、曲げている脚と足も意識して両足が同様に緊張状態にあるよう心がける。左右の大腿骨の角度は、脛骨と大腿骨の長さの割合によって35度から45度である。（脛骨の長い人は、腰と膝を同じ高さにするためには膝を横へ張り出すように上げる必要がある。）この動きは外転筋群、中でも中殿筋と小殿筋の働きによるものである。

　中殿筋と小殿筋の2つは大変興味深い筋肉であり、この2つの間のバランスが取れていないと骨盤がねじれる原因となることが多い。

　アルダ・バッダ・パドモッターナーサナのポーズのまま、5回呼吸をする。

ヴィンヤサ❸
　息を吸いながら体幹と頭を持ち上げ、その姿勢を保って息を吐く。

ヴィンヤサ❹
　息を吸いながら、起き上がる。完全に直立の姿勢になるまで、半蓮華の脚のままで保つ。これで足がさらに鼠径部に引き寄せられ、股関節を開く効果が高まる。

ヴィンヤサ❺
　息を吐きながら足の親指を緩め、両手を使って注意深く足をはずす。サマスティティで立つ。

ヴィンヤサ❻ からヴィンヤサ❾
　左側で、同様に繰り返す。

注意：どの時点でも膝に痛みを感じたら、前の段階に戻って丁寧に練習をする。最初、股関節が硬い場合には、股関節を開くのに10年近くかかることもあるかもしれないが、それだけの価値はある。

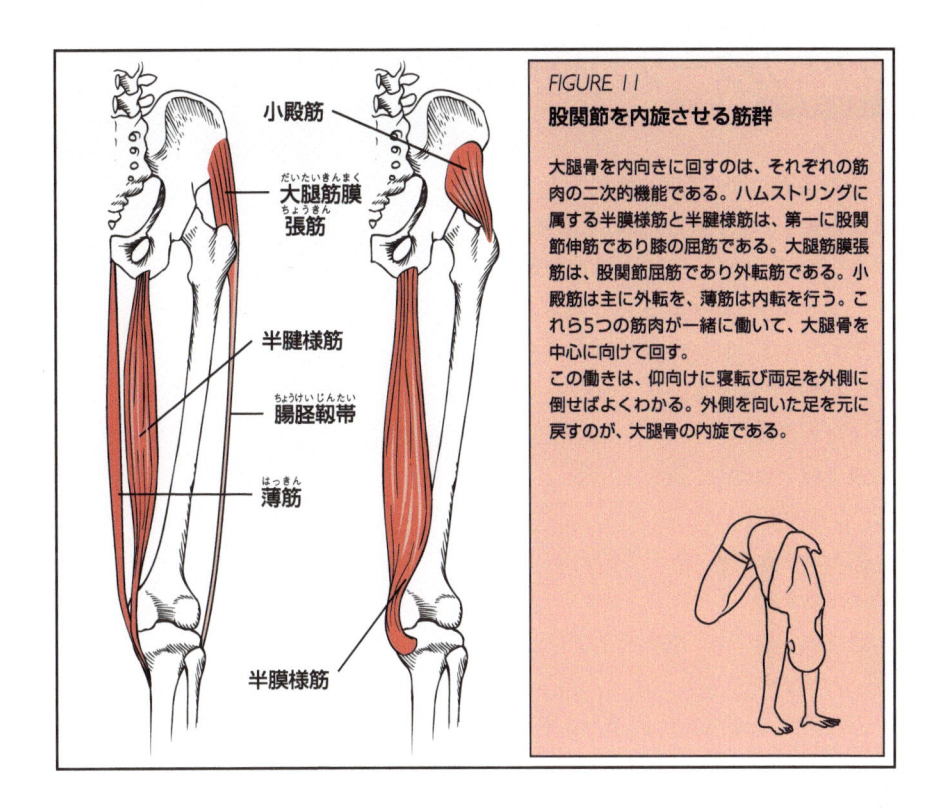

図中ラベル:
- 小殿筋
- 大腿筋膜張筋（だいたいきんまくちょうきん）
- 半腱様筋
- 腸脛靱帯（ちょうけいじんたい）
- 薄筋（はっきん）
- 半膜様筋

FIGURE 11

股関節を内旋させる筋群

大腿骨を内向きに回すのは、それぞれの筋肉の二次的機能である。ハムストリングに属する半膜様筋と半腱様筋は、第一に股関節伸筋であり膝の屈筋である。大腿筋膜張筋は、股関節屈筋であり外転筋である。小殿筋は主に外転を、薄筋は内転を行う。これら5つの筋肉が一緒に働いて、大腿骨を中心に向けて回す。

この働きは、仰向けに寝転び両足を外側に倒せばよくわかる。外側を向いた足を元に戻すのが、大腿骨の内旋である。

ウトゥカターサナ ｜力強いポーズ

ドリシュティ …上方向

　この後の3ポーズは、耐久力とスタミナを養うものである。これらが唯一、フル・ヴィンヤサと一緒に組み合わされたスタンディングポーズである。シークエンスは、シッティングポーズへのヴィンヤサで終わる。

ヴィンヤサ❶
　息を吸いながら、腕を上げる。

ヴィンヤサ❷
　息を吐きながら、体を前に倒す。

ヴィンヤサ❸
　息を吸いながら、胸を持ち上げる。

ヴィンヤサ❹
　息を吐きながら、チャトゥランガ・ダンダーサナのポーズに入る。

ヴィンヤサ❺　息を吸いながら、上向きの犬のポーズに入る。

ヴィンヤサ❻　息を吐きながら、下向きの犬のポーズに入る。

ヴィンヤサ❼
　息を吸いながら、ジャンプして両足を手のところに持ってくる。両足の親指をつける。膝を曲げ、かかとを床につけたまま坐骨を床に向かって下げる。腕を上げ、手のひらを合わせて手の先の天井を見上げる。体幹と腕を上に保つことと深くしゃがみ込むことを、バランスを保って行う（49ページ、スーリヤ・ナマスカーラB、ヴィンヤサ1参照）。下腹部を安定させ、呼吸とともに胸郭を深く拡張、収縮させる。ウトゥカターサナの状態のまま、5回呼吸をする。

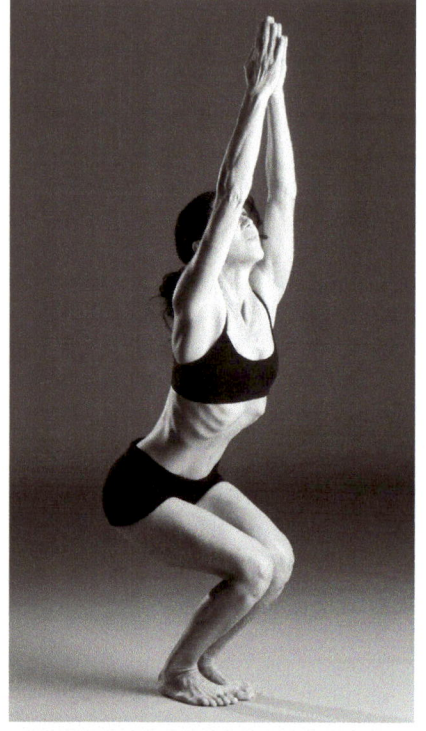

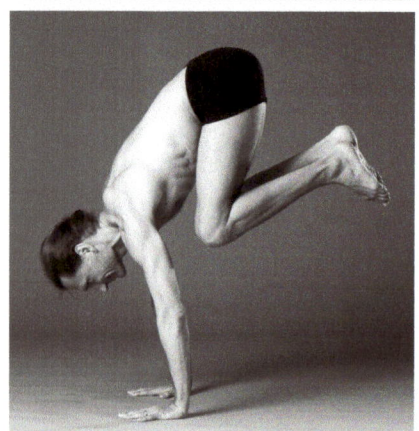

上：ウトゥカターサナ、ヴィンヤサ7
下：ヴィンヤサ8

ヴィンヤサ❽
　息を吐きながら両手を床につき、息を吸って腕でバランスを取りながら跳び上がる。膝は曲げる。息を吸っている間、この姿勢のままでいるよう試みる。脚を曲げたままでいることによって、より耐久力が養われる。完全な逆立ちの形で足をまっすぐにする場合は、バランス感覚に頼るところが大きい。

　腕でバランスを取ることで、体幹部分が強化される。体内ですべての力を引き寄せ、1つのものとして働かせなくてはならない。この点が重要であり、体が生来柔軟な人には特に必要なことである。体が簡単に柔軟になる人には、どんどん体を柔軟にする方向へ進む傾向がある。しかし、柔軟性は筋緊張の低さを伴うことが多い。筋緊張が低いと筋肉を伸ばすことはできるが、相対的に筋肉を収縮することはできない。この傾向を和らげるために、柔軟性を追求するよりも耐久力を養うことに集中する必要がある。

　この練習は、最初非常に難しく思えるかもしれないが、毎日誠実に努力をしていれば1年もすればできるようになる。

ヴィンヤサ❾　息を吐きながら、チャトゥランガ・ダンダーサナのポーズに入る。
ヴィンヤサ❿　息を吸いながら、上向きの犬のポーズに入る。
ヴィンヤサ⓫　息を吐きながら、下向きの犬のポーズに入る。

● **ヨーガの状況……アーサナ—座位**

　現代では、蓮華のポーズや半蓮華のポーズを軽視するヨーガもある。生徒が野望を持って練習し、根本的な技術原理を理解していないのなら、実はこういうポーズも有害となりうる。これは、実に残念なことである。股関節の回転はおそらく最も重要なヨーガのポーズであり、シッダーサナとパドマーサナ（蓮華のポーズ）はその中の最たるものなのである。『ハタ・ヨーガ・プラディーピカー』ではシッダーサナを「最も重要なアーサナ」と呼んでいて、「自由への門」であると言っている。パドマーサナについては、「解脱への道を開く」と書かれている。『ゲーランダ・サンヒター』には、シッダーサナは「自由を導く」、そしてパドマーサナについては「あらゆる病気を防ぐ」とある。

　『シヴァ・サンヒター』では、ヨーガで早急に成功を望むのであればシッダーサナを行うように勧められている。また、パドマーサナは「すべての病気を防ぐ」ものであるという点で、『ゲーランダ・サンヒター』と意見を同じくする。『ヨーガ・ヤージュニャヴァルキヤ』には、「パドマーサナは、皆に高く評価されているものである」と書かれている。

　パドマーサナやシッダーサナなどアーサナを長く保つ準備となるポーズ同様、股関節の回転はヨーガのポーズの中で最も重要なカテゴリーに属するが、そう考えるには十分な証拠が存在するのである。

ヴィーラバドラーサナA ｜戦士のポーズA

ドリシュティ …上方向

　本書はインドで一般的に使用されているハーフ・ヴィンヤサのシステムに従っているため、ここから先のポーズはすべてヴィンヤサ7から始まる。つまり、その前のポーズ中の下向きの犬のポーズから、次に続くポーズへ入るのである。すべてのポーズをヴィンヤサ1から始めるのは、すべてのアーサナ間でサマスティティに戻るということである。これは、フル・ヴィンヤサの練習である。

ヴィンヤサ❼

　息を吸いながら左足かかとをマット中心方向に回し、足とマットの中央線が45度の角度を成すようにする。右足を出し両手の間に置く（腰はまっすぐ直角、左足が正しい位置にあることを確認する）。

　続けて息を吸いながら、体幹を直立にして腕を上げる。手のひらを合わせて、視線は上を見上げる。肩が耳の周りで丸まらないように、肩甲骨を引き下げ横に張り出す。後ろ足の土踏まず外側を床に固定し、左腰が前を向いたままになるよう後ろ脚の大腿を内側に回す。坐骨は、重みを感じて下に沈む。腰をまっすぐ直角にしたまま右膝が右足首上にくるよう出し、すねは床と垂直にする。

　ここで腰の位置をまっすぐ保つことができないようであれば、大腰筋と大腿四頭筋を伸ばすプライマリー・シリーズ最大の機会を無駄にしてしまうことになる。これらの筋肉のストレッチのためには、骨盤を直立の状態に保つ必要がある。

　また、骨盤が前方に傾き腰部に崩れがちであるが、それでは大腰筋と大腿四頭筋を伸ばせないだけでなく、強く保つべき腰部を弱めてしまう。

　この崩れやすい部分を保護するために、腹筋を活発に働かせる必要がある。腹直筋で恥骨を持ち上げ骨盤を後傾させ、これらの大切な筋肉をストレッチする。ヴィーラバドラーサナAのまま、5回呼吸する。

ヴィンヤサ❽

　息を吐きながら視線を水平に下ろし、腕を上げたまま左を向いてヴィーラバドラーサナAを左側で行う。しっかりとポーズが取れれば、視線を上に上げる。

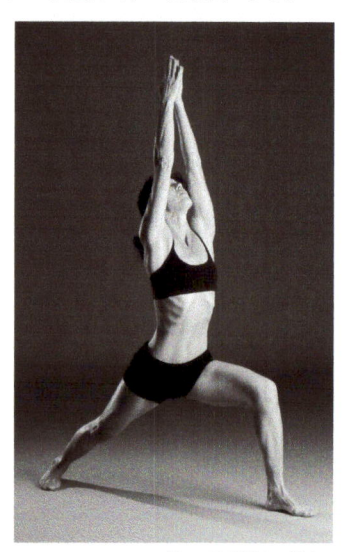

ヴィーラバドラーサナA

ヴィーラバドラーサナB ｜戦士のポーズB

ドリシュティ …手

ヴィンヤサ ⑨

　息を吐きながら、骨盤がマットの長い辺と平行になるまで右腰を後ろに引く。同時に、腕を下げて手が足の上あたりにくるようにする。鼠径部の開き具合と同じくするため、右足を5度開く（正式には、ここでの「鼠径部」は主に外転筋を指している）。腰の位置を開いたことで、最大20cmまで足幅を広げる必要があるだろう。視線は、右手のほうに向ける。このままの姿勢で、5回呼吸する。

　右足土踏まず外側をしっかり固定し、右脚を横に回して両鼠径部を開く。後ろ脚大腿の回転は、足を外側に回すことによって生じるため、ヴィーラバドラーサナAの時とは異なることに気をつける。2本のゴムひもでつるされているような感覚が得られるまで、できるだけ低く腰を下げる。肩を腰の上にまっすぐ持ってくることで、体幹が前脚方向に傾きがちになるのを抑える。脚の働きはウッティタ・パールシュヴァコーナーサナの時とまったく同じなので、67ページを参照する。

ヴィンヤサ ⑩

　息を吐きながら、向きを変えて右側で同じポーズを取る。視線は、右手に移す。5回呼吸をする。

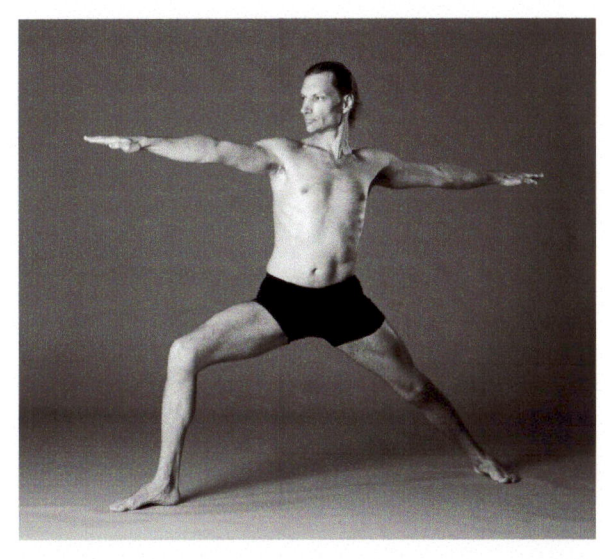

ヴィーラバドラーサナB

ヴィンヤサ⑪

　息を吐きながら、両手をマットの前端に置く。息を吸いながら体を上げ、息を吸っている間中腕でバランスを取って、左脚をまっすぐ、右脚を曲げた状態で、脚を上げたまま保つ。これも、柔軟性と耐久力のバランスを取るためのいい練習である。

> 『マハーバーラタ』の中でアルジュナはしばしば、「強力に武装した者」と呼ばれている。きちんと練習を積み、ヴィンヤサ11を行えば、アルジュナの力を再現することが可能である。

ヴィンヤサ⑫
　息を吐きながら体を下げ、チャトゥランガ・ダンダーサナのポーズに入る。
ヴィンヤサ⑬
　息を吸いながら、体をそらせて上向きの犬のポーズに入る。
ヴィンヤサ⑭
　息を吐きながら、体を後ろに引いて下向きの犬のポーズに入る。
　これで、シッティングポーズ(長座姿勢)へのジャンプスルーに入ることができる。

●神話的背景 …… シヴァの報復

　ヴィーラバドラーは、シヴァ神の軍に所属するどう猛な戦士であった。聖仙ダクシャは正統的規則を作り、伝統的社会を守っていた。ダクシャの美しい娘、サティーは、ダクシャの意に反してシヴァ神と結婚したのである。シヴァは各世界の終わりごとに世界を滅ぼし、自我をも滅ぼした。それゆえ、シヴァは神秘の神と言われている。

　様々な理由で、ダクシャはシヴァのことを汚らしいと考えていた。シヴァには、社会に参加するのではなく、死者の灰で汚れた墓場で瞑想をしたり長期の間山頂で瞑想をしたりという変わった習慣があったのである。しかし、ダクシャがシヴァを軽蔑する大きな理由は、シヴァが常に頭蓋骨を持っている点にあった。シヴァはかつて慢心を罰するためにブラフマ神の5つの頭のうち1つを切り落とし、そのためブラフマがシヴァに呪いをかけて、頭蓋骨がシヴァの手についたままになったのである。今日でも、シヴァの崇拝者の中には常に頭蓋骨を持ち歩いている者がいる。

　ある時ダクシャは大きな祭式を取り計らい、神や高位にある人すべてを招待したが、シヴァとサティーだけは招待しなかった。シヴァの忠告に反し、サティーは父の祭式に出席した。何千もの招待客の前で、サティーはダクシャになぜシヴァを招待しなかったのか、その訳を問うた。ダクシャはそれに答えて、シヴァは卑しむべき人物であり、社会の慣習をわきまえない落伍者であると叫んだ。

　夫に対してこのような辱めを受けたサティーの怒りは爆発し、サティーは燃え上がって灰となった。サティーの死を1人聞いたシヴァは、激しく怒り跳び上がって破滅の舞を踊った。

　やがてシヴァはジャター（結い上げ髪）の一房を引きちぎり、地面に投げつけた。その衝撃で、恐るべき戦士ヴィーラバドラーとバドラカリが現れた。シヴァは2人にダクシャの祭式に向かい、会場を破壊して全員を1人ずつ殺し、ダクシャの首を切って血を飲み、頭を火に投げ入れよと命じた。

　話はこの後まだ続くのだが、ヨーガのポーズに関する限り話はここでとどめておこう。ヴィーラバドラーサナとは、この恐ろしい戦士に捧げられたものなのである。

パシュチマターナーサナ ｜ 強く西を伸ばすポーズ[12]
ドリシュティ …足の指

　最後のポーズを除き、これから続くアーサナはすべて、ヴィンヤサカウントの7から始める。

ヴィンヤサ❼

　息を吸いながら、ジャンプスルーですわる姿勢に入る（ジャンプして長座姿勢に入る）。

　この動きを取るのに最初は弾みが必要かもしれないが、熟達してくるに従ってわずかの弾みで、あるいはまったく弾みを利用しなくても床に触れずにジャンプスルーができるようになる。この動きを巧みに行うための鍵は、呼吸とバンダを連結させることである。ジャンプをして空中にいる間はずっと、息を吸い続けていなくてはならない。息を吸うことには、持ち上げ運ぶ効果があるからだ。体を持ち上げ手の間をすり抜ければ、息を吐き始めて体を下ろす。

　この動きの習得には、明らかに異なる2段階に分けて考えればよい。第1段階では、前に跳び肩を手首の上に持ってきて腕でバランスを取る。腰部と曲げている脚は、高く上げておく。第2段階では、肩を軸としてゆっくり腕の間に体幹と脚を通す。中へ通す際には、足を腹部に、膝を胸に引きつけて床につかないようにして通り越す。息を吸い込む最後の段階で、まだ床にはつけないまま脚をまっすぐ伸ばし、ダンダーサナの形を取る。息を吐きながら、ヘリコプターのようにしてゆっくりと下に下りる。このように動きを行うと、呼吸とバンダの間にしっかりと関連性が築き上げられる。また、腹部と腰部を強化し、後のシークエンスに出てくる難しい後屈や脚を頭の後ろに持ってくるポーズの準備にもなる。

　ダンダーサナのポーズですわり、5回呼吸をする。ダンダーサナにはヴィンヤサのカウントはなく、パシュチマターナーサナの7番目のヴィンヤサがダンダーサナの状態である。とはいえ、ダンダーサナは基本的なシッティングポーズである。ハーフ・ヴィンヤサそれぞれの前後では、ダンダーサナを通して移行するのが普通である。

　ダンダーサナは、サマスティティのすわった姿勢に該当するようなものである。坐骨をしっかりとつけ、自然な弯曲を再現しながら脊柱を伸ばす。胸部を持ち上げ浮遊させて、前側を開き後ろ側も大きく広げる。腕の骨（上腕骨）の先端が肩関節の中心にくるようにし、わきの下を前に上げる。腕を伸ばして手を床に置く。

---

12. 体の後ろを言及している。古来より体の後ろは朝日の反対、つまり西に向けられていた。

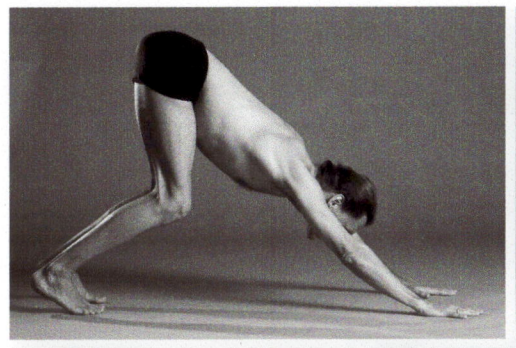

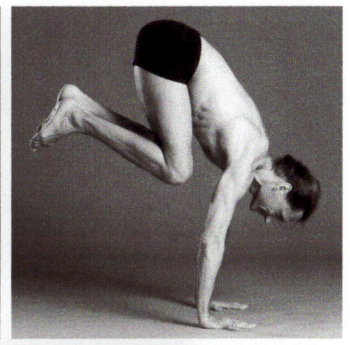

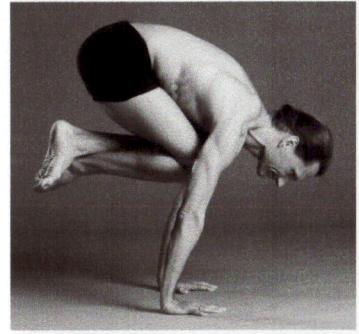

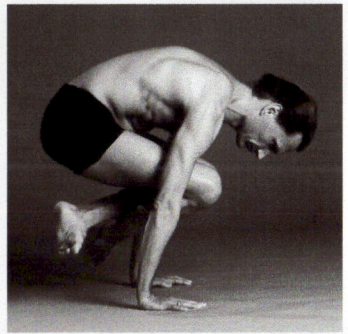

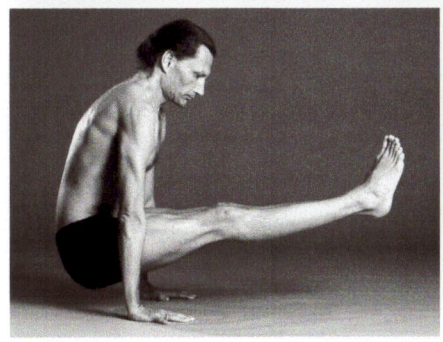

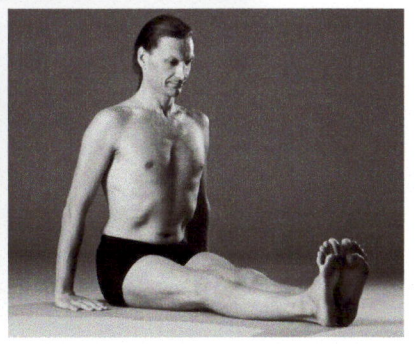

左から右、上から下へ、ダンダーサナへのジャンプスルー

手の指は、足のほうに向ける。腕のほうが体幹よりも長い人は、手を腰の少し後ろにつく。膝蓋骨を引き上げる。足の指を付け根から伸ばしてかかとを床にしっかりと下ろし、ハムストリングを活性化させる。視線は鼻のほうに向ける。

ヴィンヤサ❽

　息を吐きながら、足の親指に手を伸ばす。腰部は、平らなまま保つ。すわった姿勢で前屈をする時に背中を丸めれば、立った姿勢で重いものを床から持ち上げる時に脚をまっすぐにしたまま背中を丸めて腰を曲げるのと同じことである。

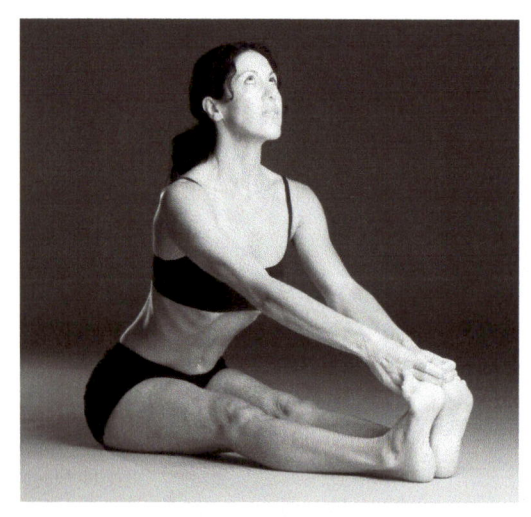

パシュチマターナーサナ、ヴィンヤサ8

● ヨーガの状況 …… 道具の使用

　すべてのアーサナは、エネルギーの循環を作り上げるべく考案されている。特にパシュチマターナーサナやバッダ・パドマーサナなど、手と足をつけるポーズはそうである。地球は受容的であり、我々のエネルギーを引き入れる。手と足を結びつけたポーズでは、この失われてしまうはずのエネルギーが再循環するのである。ヨーギは地球から遮断するために、クシャという草、シカかトラの皮、綿を何層にも重ねて作った座にすわって瞑想をすることが多い。これらのエネルギー循環は、プラーナの覆い（プラーナマヤ・コーシャ）に大きく影響すると考えられている。プラーナマヤ・コーシャは、エネルギーの流れがベルトやひもによってさえぎられると減少する。

　ハムストリングが硬く、背中をまっすぐにしたままでは足の指に手が届かない生徒にとって、ひもやベルトを利用するのは簡単な解決策であるように思われるかもしれない。しかし、シュリ・K.パタビ・ジョイスが指摘しているように、道具を使うことでポーズの持つエネルギー循環はさえぎられるのである。

　椎間板ヘルニア（56ページFIGURE 6参照）の危険を避けるには、体重のかかる状況では常に腰部をまっすぐにしておく必要がある。この状況には、すべての前屈姿勢およびエーカパーダ・シールシャーサナのように脚を頭の後ろに持ってくる姿勢が含まれる。カルナピーダーサナやブジャピーダーサナなどのように重力負荷だけのポーズの場合は、脊柱を曲げても安全である。

　背中を曲げる、あるいはひもを使うということをしない場合で、体が硬くパシュチマターナーサナで足親指に手を伸ばすことができない時には、2つの方法があ

● 解剖学的焦点……**大腰筋（ようきん）—魂の座**

　股関節屈筋群は、大腿四頭筋の大腿直筋、縫工筋、大腿筋膜張筋、深層部の大腰筋から成る。前屈において大腿直筋により腰部を傾けた後、引き続き大腿直筋を収縮させていると、腰部前面が固まってポーズを深く取ることができない。大腰筋はT12（第12胸椎）の側面を起点とし、横隔膜と5本の腰椎すべてに接触している。骨盤を通って腹腔の後ろ（脊柱前）に沿ってはしり、大腿骨の内側の隆起部、小転子に付着している。股関節を曲げ、その過程で大腿骨を外側に回転させる。

　スタンディングポーズ、シッティングポーズでは、大腿は固定されて、大腰筋は曲がっている。アイダ・ロルフは、健全な大腰筋というのは屈曲の際に引き伸ばされ、脊柱に向かって倒れていなくてはならないと言っている[13]。どんな前屈ポーズもポーズを深く取るためには、腰部を前に傾けた後に大腰筋を緩めて伸ばす必要がある。

　体の表層筋は働いた後に完全に緩められるが、深層筋は休んでいる時ですらある程度の緊張を常に保っている。大腰筋のように脊柱を起点とする筋肉は、なおさらそうである。つまり、激しく動かせばけいれんを起こすこともある。これらの筋肉には動かすこと同様、意識的に緩めることが大切なのである。

　大腰筋は、体の中の最も深部にある筋肉である。非常に重要な筋肉であり、「魂の座（seat of the soul）」とも呼ばれている。大腰筋が動いていることを確認するには、アフリカやインドの女性が頭に大きな水差しを乗せて歩く優雅な足取りを思い浮かべればよい。これには、突然後ろに引かれることなく頭が前へ前へと進み続けていなくてはならない。この動きは、力強く、しかも緩められた大腰筋がなくては不可能である。大腰筋は、骨盤をゆりかごのように前後に揺らす。この揺れる動きによって、大腰筋が動いてから十分経った後に脚が大腿直筋（大腿前面の大きな股関節屈筋）とともに動き始めるのである。骨盤の揺れが脊柱上部に波のような動きを作り出し、それが脊柱を健康で力強く、そして心（マインド）を魂（ハート）の中心に保つ。何か重いものを頭の上に乗せてバランスを取りながら歩こうとした経験のある人なら、そのような時に心の接線に従うことがいかに難しいかがわかるだろう。体の中核（大腰筋）とつながることで、注意は心から魂へと移る。このため、大腰筋は魂の座と考えられているのだ。

　軍隊の行進は、その反対である。兵士は、大腰筋を硬くすることを要求される。常に収縮させていると、筋肉はけいれんし衰弱する。軍隊の気をつけのポーズでは胸を盛り上げるため、自然に腰部が下がって大腰筋が弱まる。行進をする時には、骨盤の動きが止められ大腿は強引に上へ前へと押し出される。この動きには、大腿直筋のみが使われる。脊柱は固定されていて、兵士の注意は心にばかり向く。この状態では、心はいとも簡単に他の人間に対する無慈悲を納得し、他人を

次頁へ→

---

13. アイダ・P.ロルフ、『Rolfing:The Integration of Human Structures（ロルフィング：人間の身体的構造の統合）』、Santa Monica、Dennis-Landman、1977、112ページ

前頁より→

敵として分類するのである。

　私たち皆が大腰筋を動かし、それによって生み出される波のような動きで脊柱を包み込めば、おそらく心は静寂の状態へとたどり着く。そしてすべての人間を、皆に生命を吹き込む同じ意識の一部として見るのである。西洋文化が世界の大部分を軍の力で征服した理由の1つは、西洋では本来の気づきが捨て去られ、横暴な心に支配を受けたからである。ヨーガは、この気づきの回復を求めている。そしてこの気づきによって、非暴力の中へと自然に引き寄せられる。非暴力が、無理に押しつけられずとも道徳的原則となるのである。

　ヨーガの実践を始めるなら、ヨーガから何か利点を得ようとする西洋的な攻撃的征服の態度を捨て去ることが大変重要になる。そして、すでにそこに存在するものに深く身を任せて、ポーズに取り組む。すべての前屈ポーズは、この態度を促すものである。ハムストリングを伸ばしたいなどという願望を新たに持つのではない。実は、欲のためにハムストリングが短く収縮するだけである。そうではなく、求めるものはすべてすでにそこにあり、ハムストリングは自然に緩むのだという知識の中に、解き放たれるのである。野望を持てば、ハムストリングを短くなるだけである。

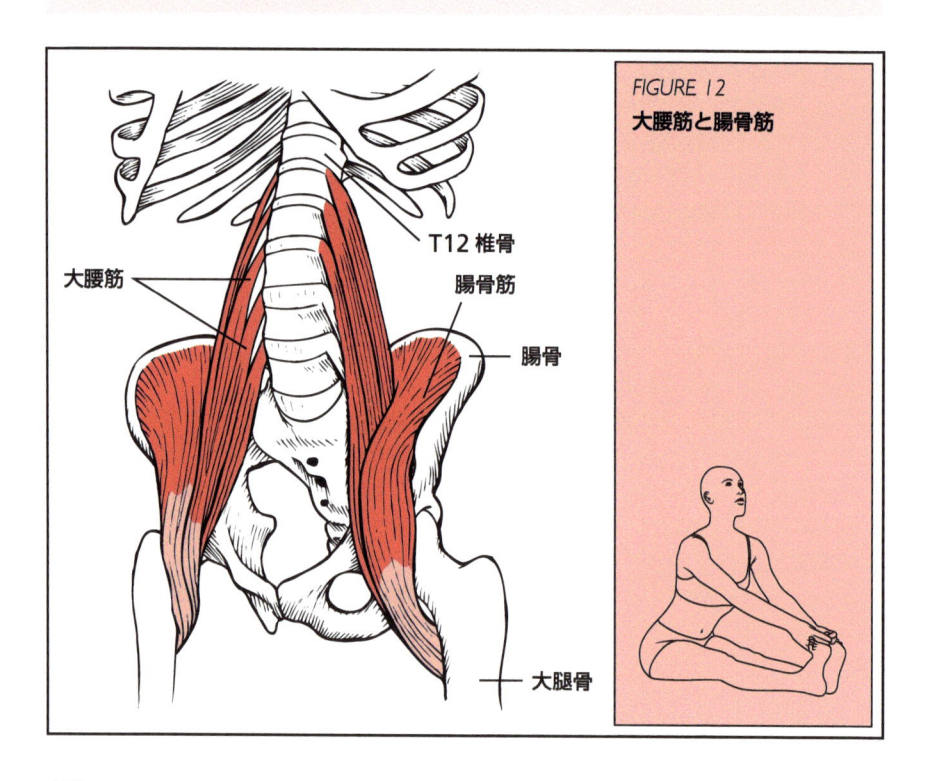

FIGURE 12
大腰筋と腸骨筋

大腰筋
T12 椎骨
腸骨筋
腸骨
大腿骨

る。1つは、膝を曲げて足の指を持つ方法である。この方法では、前屈に必須の第1段階である骨盤の前傾が可能になる。腸骨稜（寛骨上前）を大腿に近づけたまま、ゆっくり脚を伸ばす。足底を外に押し、同時に坐骨を足から離すようにして伸ばす。恥骨は、両大腿の間に落ちる。もう1つの方法はすね、足首、あるいはどこでもいいので手の届くところを持つという方法である。その箇所をしっかりつかみ、ゆっくりと前へ進んでハムストリングを伸ばす。

ハムストリングがあまりに硬く、脚をまっすぐ伸ばして床にすわると骨盤が後ろに傾く生徒も中にはいるだろう。これは、重力が体に反して働いていることを示している。この場合は、折りたたんだ毛布やタオルの上にすわり坐骨を上げるとよい。こうすれば骨盤が直立になり、脊柱は正しい位置にくる。どちらの方法を選ぶにしろ、息を吸いながら胸を引き上げて腕を伸ばす。

膝蓋骨を引き上げて眉間を見上げ、肩甲骨を背部下方に下げる。腰回りを伸ばし、大腰筋を緩めて下位肋骨を股関節から引き離す。大腰筋は脚と脊柱をつなぐ唯一の筋肉であり、そのため大腰筋は安定には不可欠の中核の筋肉なのである。

ヴィンヤサ❾

息を吐きながら、股関節から体を前に倒す。ヴィンヤサ8の胸を上げた姿勢を保つ。頭を膝に向かって下ろすのではなく、胸部を足の指に向かって持ち上げる。

ここでは、腰部を支えるためにウディヤーナ・バンダの働きが重要である。前屈では腹部まで過度に呼吸をしがちだが、そうならないように気をつけ、胸郭も使って呼吸をする。

息を吸いながら胸部を前に伸ばし、息を吐きながらより深くポーズに入る。もし、この指示に従おうとすると姿勢が上下に「飛び跳ねる」ようであれば、ウディヤーナ・バンダが十分にできていないということである。これらの動きが内側深くから起こるように試み、中核から周辺へと姿勢を取る。

すべての前屈のポーズで、膝蓋骨は常に持ち上がっている。パーダーングシュターサナ（55ページ）で説明したように、ストレッチをする筋肉それぞれの拮抗筋が働いていなくてはならない。このポーズでストレッチされている筋群はハムストリングであり、拮抗筋は大腿四頭筋である。初心者は大腿四頭筋を働かせることができず、膝蓋骨を上に向けたままに保つのが不可能であることが多い。まるで、この筋肉の神経接合部を新たに育てる必要があるかのようなのである。この筋肉運動の協調を身につけるには、集中と忍耐が必要である。指導者は親指を優しく両大腿に押しつけて、大腿四頭筋を「目覚め」させる。

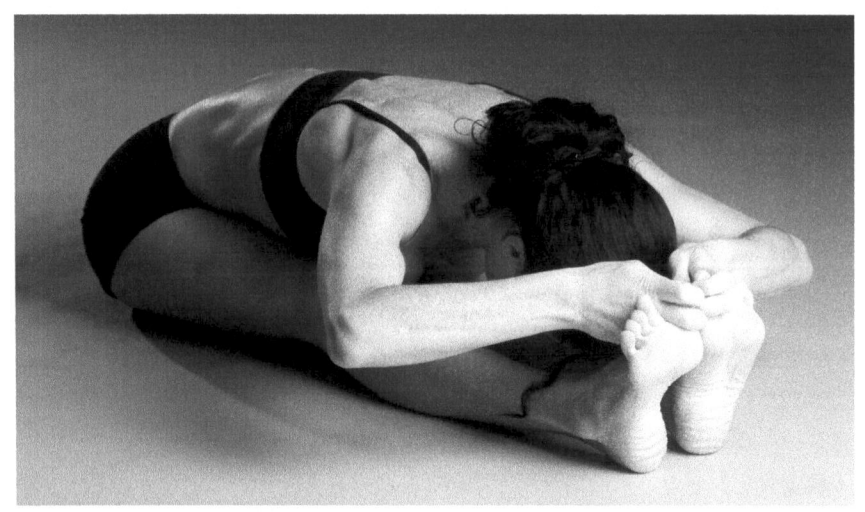

パシュチマターナーサナA（アーサナの状態）

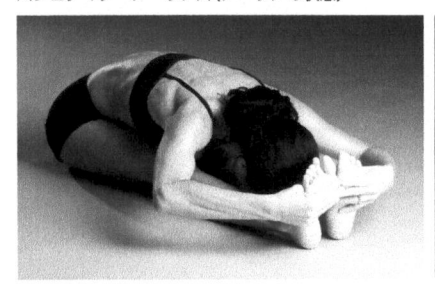

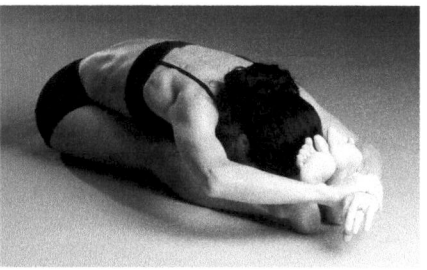

パシュチマターナーサナB（上）とC（右）

　すべての前屈ポーズにおいて大切なのが、殿部を緩め広げることである。殿部は、知覚したストレッチに対して恐怖反応を示し締めつけられた状態になることが多い。しかし大殿筋は股関節伸筋であり、殿部が引き締まると体は前屈姿勢から引き上げられる。また、仙腸関節（仙骨と腸骨の関節）の靱帯も緊張する。殿部を緩めることに集中すれば、殿部は広がり腰部に伸びる。これが、腰方形筋の伸張性収縮である。伸張性収縮とは、筋が背中をまっすぐにするために力を発揮しつつ、同時に腰を伸ばして筋も伸びている状態を指す。言い換えれば、筋肉は抵抗に反して伸びているのである。短く収縮した腰は前屈、後屈、脚を頭の後ろに持ってくるポーズすべてにとって障害となるため、寛骨と下位肋骨の間に空間を作っておくことが大切である。

　パシュチマターナーサナでは、肩を耳から離す。僧帽筋と肩甲挙筋を収縮すると肩が耳のあたりですぼみ、頸椎へのエネルギーの流れがさえぎられる。頸筋

を過度に収縮させると、前屈あるいは後屈の際に顔が赤くなる。これは、頭への血液の流れが圧縮されていることを示している。これを和らげるには、肩甲帯の押し下げ、つまり肩甲骨を背部下方に引き下げ、肩甲骨（前鋸筋）の外転、つまり肩甲骨を横に張り出して、手を固定する。

　パシュチマターナーサナも、反対方向へ同時に伸長するという原則を示す格好のポーズである。足、胸部、頭頂部は前に伸びて脊柱を伸ばす。肩甲骨、坐骨、大腿骨先端は後方に伸びる。肘と肩甲骨は、わきへ広く伸ばされる。筋肉が体を抱え込み、プラーナを中核へと押し込む。中核は開かれたまま、受容的で輝いている。その発光がすべてのポーズに浸透し、光り輝くのである。

　パシュチマターナーサナで最も重要なのは、身を任せることである。このポーズはハムストリングを征服するものではなく、解放するものである。ハムストリングに息を吸い込み、ハムストリングを緩めれば、大きな動揺が生じる。抑圧された怒り、競争心、欠点に対する恐怖心など、ハムストリングには多くの力強い感情が蓄えられている。抑圧された感情はすべて、健康への打撃を与える可能性を持つものである。それは有毒であり、性格への影響力もある。気づきをハムストリングに吹き込むことで強い感情が起こるのであれば、それが何であれ感じたことを認識し、その感情を解放する必要がある。ポーズを通して呼吸をするには、対処可能な強さでストレッチを続ける必要がある。ストレッチが強すぎれば、体が硬くなって感覚は鈍くなる。思いやりと知性を持って、ストレッチをする必要がある。そうでなければ、古い無意識の条件づけを解放することはなく、悪習の新たな層を焼きつけることになる。パシュチマターナーサナAの状態で、5回呼吸する。

ヴィンヤサ❿
　息を吸いながら体幹を脚から持ち上げ、腕をまっすぐにする。息を吐きながら、足の外側を持つ。

　次の3つのヴィンヤサはパシュチマターナーサナBを、その次の3つのヴィンヤサはパシュチマターナーサナCを示している。

ヴィンヤサ❽
　息を吸いながら胸部、そして体幹前面全体を持ち上げる。

ヴィンヤサ❾
　息を吐きながらパシュチマターナーサナBのポーズで、5回呼吸をする。

ヴィンヤサ❿
　息を吸いながら体幹を脚から離し、腕をまっすぐにする。息を吐きながら、手を足に回し手首を持つ。

ヴィンヤサ❽

息を吸いながら体幹を上げ、腕をまっすぐにする。

ヴィンヤサ❾

息を吐きながら体を前に倒し、パシュチマターナーサナCのポーズで5回呼吸をする。

これら3つのパシュチマターナーサナのバリエーションでは、それぞれハムストリングの内側、外側、中央をストレッチする。これらは、筋群のうちの半腱様筋、半膜様筋、大腿二頭筋という3つの異なる筋肉に相当する（58ページ、図7参照）。

ヴィンヤサ❿

息を吸いながら体幹を上げ、腕をまっすぐにする。息を吐きながら、手を床に置く。

ヴィンヤサ⓫

息を吸いながら体を上げる。

息を吸うことには元来、上に持ち上げる働きがある。息を吐くことには、下に下ろしてしっかりと固定する働きがある。木の葉と戯れる秋風が、いとも簡単に葉を床から吹き上げるのを思い浮かべればよい。同じ力が、ヴィンヤサの動きにも用いられる。息を吸うことで体を持ち上げる行為が引き起こされ、肩と腕の筋

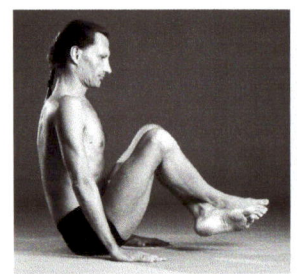

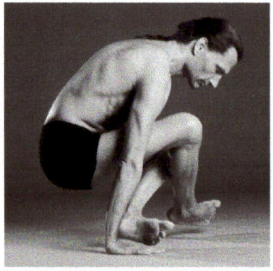

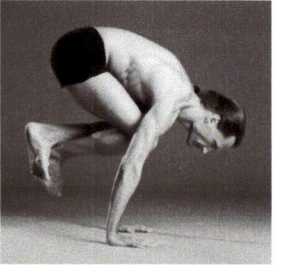

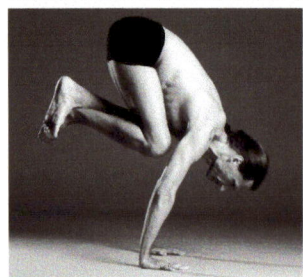

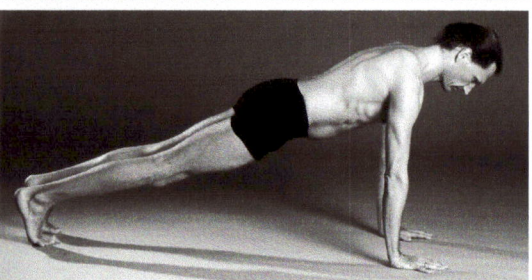

左上から、ヴィンヤサ11のジャンプバックを段階ごとに
右下：ヴィンヤサ12の始め

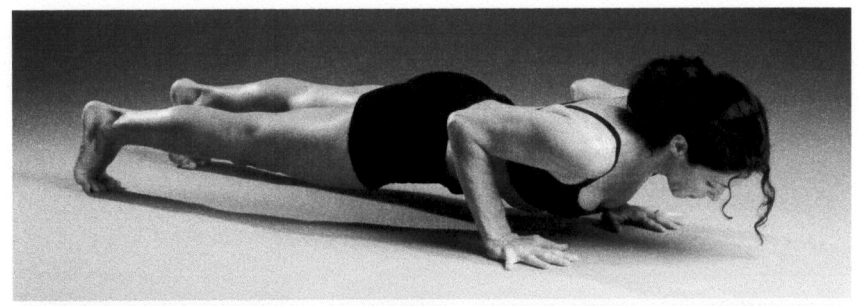

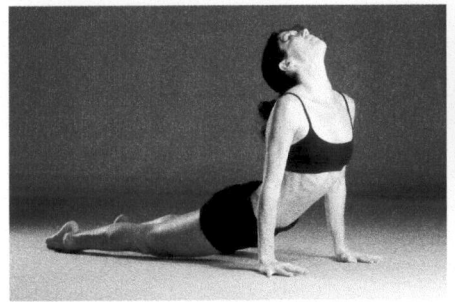

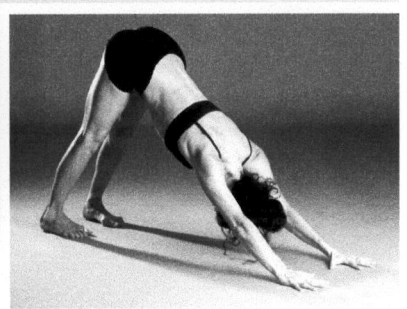

上から下、左から右へ、チャトゥランガ・ダンダーサナ（ヴィンヤサ12）、上向きの犬のポーズ（ヴィンヤサ13）、下向きの犬のポーズ（ヴィンヤサ14）

肉が構造的にそれを支える。これは、ムーラ・バンダとウディヤーナ・バンダが行われていてこそ可能である。吸った息が下に下がってバンダで引っかかり、エレベーターのように体を持ち上げるのである。動きは、呼吸に沿っていなくてはならない。呼吸とバンダが関連づけられていれば体は簡単に動き、練習の後には身軽になって元気を回復したように感じられる。バンダがしっかりと確立されていなければ、練習の後にはエネルギーが失われ、消耗して疲れ果てるであろう。吸った息が下へ下がり、活発に働いている骨盤底と下部腹壁に付着するのが感じられる。息を吸い続ければ、床から上がる吸引力が体幹に備わる。腕と肩を枠組みにして働きかけ、この持ち上がる動きを支える。

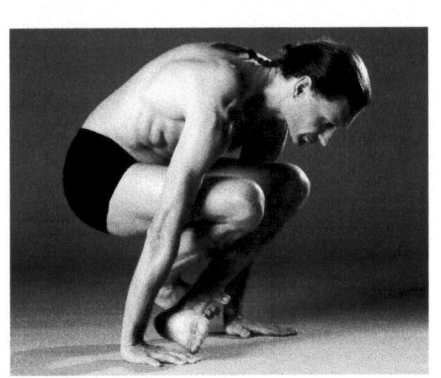

ローラーサナ

> ● **実用的ヒント** …… ローラーサナ
>
> 　腕と肩が弱い場合は、次のような練習をする。正座をして足首を組み、足先を後ろに伸ばして膝と足を床から上げる。できるだけ長く、このローラーサナのポーズを保つ。ポーズを保ったままで10回呼吸ができるようになるまで、毎日1回ずつ呼吸数を増やす。10回できるようになれば、足で床を引きずらないようにして体を前後にゆっくり揺らす。最終的には、この動きをヴィンヤサに組み入れる。

ヴィンヤサ⑫

　息を吐きながら、スーリヤ・ナマスカーラAの4番目の姿勢のチャトゥランガ・ダンダーサナのポーズに入る。

ヴィンヤサ⑬

　息を吸いながら、上向きの犬のポーズに入る。

ヴィンヤサ⑭

　息を吐きながら、下向きの犬のポーズに入る。

　これで、次のポーズのシッティングポーズへのジャンプスルーに入ることができる。

> ● **実用的ヒント** …… 前屈における様々な足の形
>
> 　前屈の足の形には、3種類ある。まず足首を曲げた状態（背屈）、つまり足のつま先側がすねに向かって引き寄せられた状態である。この足の形は、ダンダーサナやマリーチアーサナCなどのように、ハムストリングに体幹の重さのかからない、あまり強度の強くない前屈で用いられる[14]。
>
> 　2番目の足の形はパシュチマターナーサナで使うものであり、つま先を伸ばした状態と足首を曲げた状態の中間である。この足の形にするためには、まずかかとを伸ばし、その後に足の指の付け根を伸ばす。パシュチマターナーサナで足首を曲げたままにするのは、ハムストリング損傷の大きな原因の1つである。この2番目の足の形は、他のやや強度の強い前屈のポーズ、アルダ・バッダ・パドマ・パシュチマターナーサナ、ティリヤンムカイカパーダ・パシュチマターナーサナ、ジャーヌシールシャーサナ、そして非常に重要なウパヴィシュタ・コーナーサナなどでも使われる。
>
> 　3番目の足の形は、足の指先を伸ばすものである（底屈と呼ばれ、足の表面をすねから引き離す）。足先を伸ばすことで、ハムストリングは最大限に保護される。この足の形は、ハヌマーナーサナ、トゥリヴィクラマーサナ、ヴァシシュターサナなど前屈の中でも最も強度の強いポーズで使われる。

---

14. この説明では、マリーチアーサナCを前屈と考えている。このアーサナでは、まっすぐ伸ばした脚の股関節屈筋（体幹を前に倒す筋肉）が働いて、直立が保たれる。ダンダーサナでも、同じである。

プールヴァターナーサナ | 強く東を伸ばすポーズ[15]

ドリシュティ …鼻あるいは額の中心（第3の目）

　プールヴァターナーサナは、一連のパシュチマターナーサナのカウンターポーズであり相補的ポーズである。

ヴィンヤサ❼
　息を吸いながら、ジャンプスルーからシッティングポーズに入る。手を肩幅に広げて、床につく。指先と殿部を、手の長さ分だけ離す。指を広げ、指先を前にある足に向ける。

ヴィンヤサ❽
　息を吸いながら肩を広げ、肩甲骨を背部下方に引き寄せる。腕をまっすぐにし、胸の力を抜く。胸部を高く上げ、あごを胸のほうに引く。

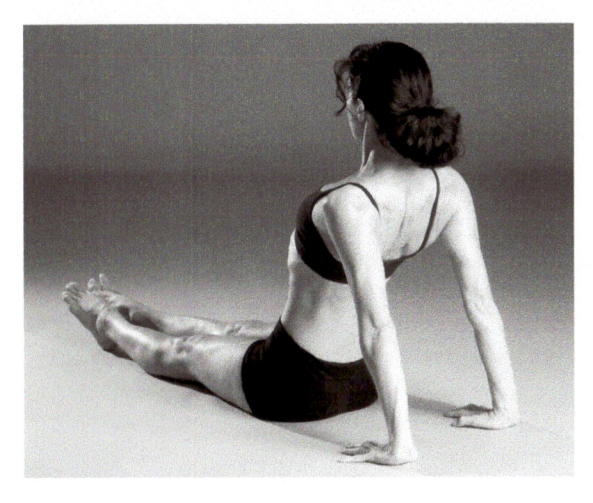

プールヴァターナーサナ、
ヴィンヤサ7

　脚をまっすぐにして力を入れ、足先を伸ばす。尾骨をかかとのほうに下げ、かかとの後ろを床に深く落とす。このためには、ハムストリングと大殿筋が働く。骨盤を上げ、脊柱を伸ばす。足の裏が床に覆いかぶさるように、足の指を床に近づける。ポーズを取れば、ハムストリングでコントロールして殿部を緩める。殿部を収縮したままでは、仙腸関節に負担がかかる。胸は上げたまま肩甲骨を広げて背部下方に引き寄せ、背部上部（脊柱起立筋）をアーチ型に曲げることで胸を開いた状態を保つ。

---

15. 体の前部を言及している。古来より、体の前部は朝日の方向に向けられていた。

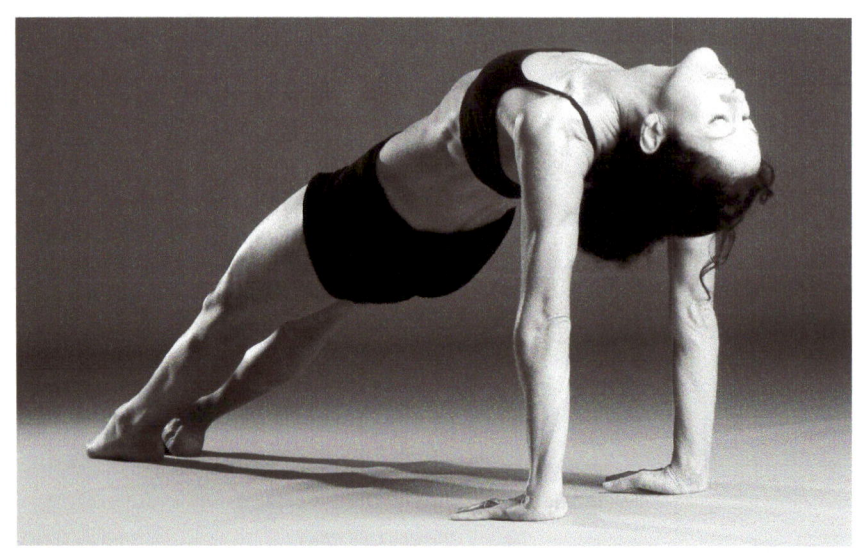

プールヴァターナーサナ、ヴィンヤサ8

　最後に、頭を後ろにそらす。のど前部を緩めて頭を後ろに下げ、力を抜く。視線は鼻先に向け、後頚部は伸ばしたままにする。首に問題がある生徒、むち打ち症の経験のある生徒は、この頭の位置を取ってはならない。この形を取る時やこの形から戻る時に、過去に患ったむち打ち症の症状に似た状態が起こることがある。

　代わりにあごを胸骨に優しく置き、ポーズを取っている間中その位置を保つ。視線は足のほうに向ける。頭を上げるのは、すわる姿勢へと戻る時だけである。このように行えば、頚部の筋肉が反射けいれんを起こすことはない。プールヴァターナーサナのまま、5回呼吸をする。

ヴィンヤサ❾
　息を吐きながらまず殿部を床につけ、次に頭を元に戻して直立し、ポーズを解く。最後に、手を前に持ってくる。

ヴィンヤサ❿
　息を吸いながら、足を手の間で床から離す。

ヴィンヤサ⓫
　息を吐きながら、ジャンプバックしてチャトゥランガ・ダンダーサナのポーズに入る。

ヴィンヤサ⓬
　息を吸いながら、上向きの犬のポーズに入る。

ヴィンヤサ⓭
　息を吐きながら、下向きの犬のポーズに入る。

アルダ・バッダ・パドマ・パシュチマターナーサナ
足の指を握る半蓮華の前屈

ドリシュティ …足の指

　アルダ・バッダ・パドマ・パシュチマターナーサナは、前屈と股関節回転とを結合させた一連のポーズのうちの第1番目である。プライマリー・シリーズは、主にこの前屈と股関節回転という2つのテーマから成る。

　これらのポーズは基礎となる根底を築くものであり、後屈、脚を頭の後ろに持ってくるポーズ、アームバランスのポーズなど、インターミディエート・シリーズ、アドヴァンスト・シリーズの主流となる、より活気を与える類のポーズの土台を作り上げる。ヨーガの観点では、より複雑な練習へと進む前に基礎をしっかりと準備しておかなくてはならないのである。

回転のパターン

　ここからの5つのポーズは、プライマリー・シリーズの大腿骨回転のパターンを表すポーズである。ここでのポーズが種となり、やがてムーラバンダーサナ(最も極端な内旋)やカンダーサナ(最も極端な外旋)などの複雑なポーズで実を結ぶのである。回転のパターンは、以下のとおりである。

- アルダ・バッダ・パドマ・パシュチマターナーサナ──内旋
- ティリヤンムカイカパーダ・パシュチマターナーサナ──外旋
- ジャーヌシールシャーサナA──内旋
- ジャーヌシールシャーサナB──外旋
- ジャーヌシールシャーサナC──内旋

　これらの大腿骨回転パターンは、ポーズに至った後の動きを指している。ポーズに入るための動きは、この逆になる。このようにして回転が行われれば、シリーズの中のもっと難しいポーズ、例えばマリーチアーサナDやバッダ・コーナーサナも簡単にできるようになる。

ヴィンヤサ❼

　息を吸いながら、ジャンプスルーをしてシッティングポーズを取り、脚を伸ばす。経験を積めば、一息でポーズに入ることができるようになる。これはかなり複雑な動きであり、正確を期し安全に行うためには、立った半蓮華のポーズ(アルダ・バッダ・パドモッターナーサナ)同様いくつかの段階に分けて行えばよい。

第1段階

　ダンダーサナのポーズですわり、右膝関節を完全に曲げて右足かかとを右殿部

● 解剖学的焦点 ……力を発揮しつつ緩めるという矛盾

　すべてのポーズを深く調和を保ちつつ行うための技術を身につけるには、力を発揮しつつ緩めるということを理解しておくことが重要である。ポーズに入る際には特定の動きを行う主要筋群を使用するのだが、ポーズを取ってしまえば、ポーズの調和を保ちより深くポーズに入るためにこれらの筋群を緩めて拮抗筋を働かせなくてはならない。力を発揮しつつ緩める効力を得るには、この原理を考慮することが必要である。

　例えば、後屈のポーズに入る時には体幹伸筋（脊柱起立筋、腰方形筋）を働かせる。しかし、最終的にはこれらの筋肉は後屈の動きを制限する。背部を縮め、脊椎骨棘突起を締めつけるのである。そこで、後屈のポーズに入れば体幹伸筋を緩めて体幹屈筋（腹筋）を働かせる必要がある。これによって背部が伸び、棘突起の間に隙間ができて深く後屈をすることができるのである。

　同様の原理が、アルダ・バッダ・パドマ・パシュチマターナーサナ、バッダ・コーナーサナなどの股関節回旋にも当てはまる。股関節回旋に入るには大腿骨を外側に回すのだが、ポーズに入れば大腿骨を内側に回して外旋筋を緩める。この動きによって、より深くポーズを取ることができる。パシュチマターナーサナなどすべての前屈では、ポーズに入る時には大腰筋や大腿直筋などの股関節屈筋を働かせる。股関節が約160度曲がれば、膨らんだ股関節屈筋が邪魔になってそれ以上関節を閉じることはできなくなる。これは、次のようにしてみればよくわかるはずである。立って、ハムストリングとふくらはぎの筋群をわずかに収縮させ膝関節を曲げる。すると動きを起こした筋肉そのものが動きを完結する妨げとなり、完全に関節を閉じることができないはずである。ここで、手でかかとを殿部に引き寄せる。同時に、軽く脚を伸ばすよう試みて手の動きに抵抗する。こうして、動きを起こす主要筋に対して拮抗筋が働き、足がわずかに伸びることで脚の屈筋が緩められ押し伸ばされて、関節は完全に閉じるのである。

　パシュチマターナーサナの場合、力を発揮しつつ緩めるという原理はかかとを床に引き寄せることで行われる。これにはハムストリングが働いて、大腰筋と大腿直筋が緩められる。これらの筋肉が緩まれば、股関節前部が完全に閉じられて完全に前屈をすることができる。

　この動きは、膝蓋骨が緩まることを意味するものではない。膝蓋骨を引き上げる大腿四頭筋は4つの筋肉から成り、大腿直筋はそのうちの1つである。4つの筋肉のうち唯一2関節筋である大腿直筋が緩んでも、他の3つの筋肉（外側広筋、内側広筋、中間広筋）によって膝蓋骨を引き上げ、脚を伸ばすことができるのである。

段1段階　段2段階

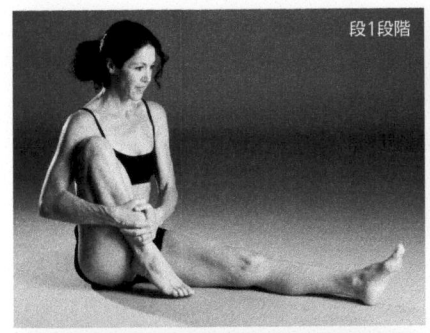

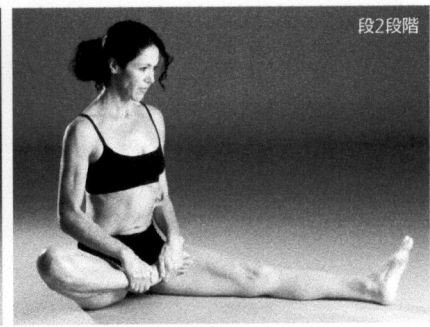

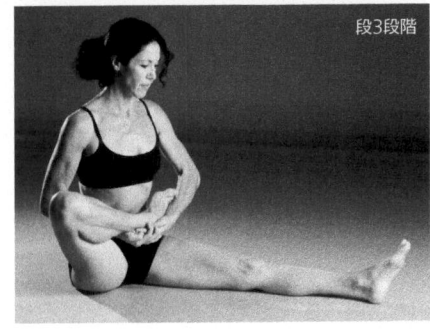

段3段階

上から順に、アルダ・バッダ・パドマ・パシュチマターナーサナへの第1、第2、段3段階

につける。これが無理なら、日々ヴィーラーサナやスプタ・ヴィーラーサナの練習をする(85ページの「大腿四頭筋を伸ばす」を参照)。

第2段階

　ここから、右大腿を外転させて右膝を床につける。両大腿の角度を90度にする。右足つま先を伸ばして足裏を表に向け、右足かかとをできるだけ右鼠径部近くまで引き寄せる。これが、ジャーヌシールシャーサナA(118ページ)の姿勢である。半蓮華のポーズに至るまでにこのポーズを経過することで、外転筋群の準備が整えられる。足のつま先を伸ばしてそらせたまま、膝を外側に引いて外転筋をさらにストレッチする。外転筋が硬いと、蓮華、および半蓮華のポーズを行う上で大きな障害となる。ここにある方法で行えば、初心者にとっても最大限にポーズを取りやすくなるはずである。あらかじめ外転筋を緩めることなく足を所定の位置に引き寄せようとするのは、初心者には勧められない。望む効果を得るためには、この動きを何度か繰り返す。

第3段階

　かかとをへそに向かって引き込む。へそを通って半蓮華のポーズに入れば、膝関節は確実に閉じたままの状態で保たれる。

第4段階

　ここで、右足を左鼠径部に向かって引く。右腕を背中の後ろから回して、右足親指を握る。手のひらは、下に向ける。手のひらが上を向いていると、上腕骨が過度に内側に回って肩がすぼまる。足の指を握れないのは、小胸筋が縮まっていて右肩が硬いためであることが多い(114ページ、FIGURE 13参照)。その場合は、右腕を右外側に高く上げる。次に腕を内側に回し、手のひらを下に向ける。遠くまで腕を伸ばし、手を下げる。肩が前に張り出ないように、肩甲骨を外転させて押し下げる。動きを進めつつ、肩を前に引く筋肉(小胸筋)を緩める。それでも足の親指に手が届かない場合は、パールシュヴォッターナーサナ、プラサーリタ・パードッターナーサナC、ウールドヴァ・ダヌラーサナ、上向きおよび下向きの犬のポーズの練習をよく考えながら行う。これらのポーズによって、肩の硬さが軽減されるはずである。

　足親指を握ることができなければ、このポーズで前屈することはできない。足が鼠径部でなく大腿にある場合は、前屈をすると靱帯を痛めて軟骨組織に損傷をきたすことがある。

　その場合は前屈するのではなく、股関節を開くことに努める。背筋を伸ばしてすわり、左脚を伸ばしながら左手で足を上に持ち上げる。忍耐強く、練習することである。他のポーズにも、股関節や外転筋を柔らかくするものが多々ある。筋肉が緩められれば、問題なくポーズを取ることができるようになる。

　右足を握ることができれば、ゆっくりと膝を外側に持っていき床に下ろす。左手を前に伸ばして、左足外側を持つ。息を吸いながら、胸を持ち上げ左腕をまっすぐに伸ばす。腰と肩が、伸ばした脚に向かって垂直になるようまっすぐにする。

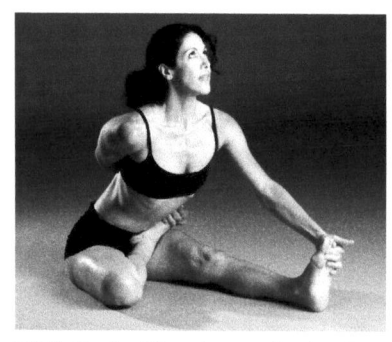

アルダ・バッダ・パドマ・パシュチマターナーサナ、ヴィンヤサ7

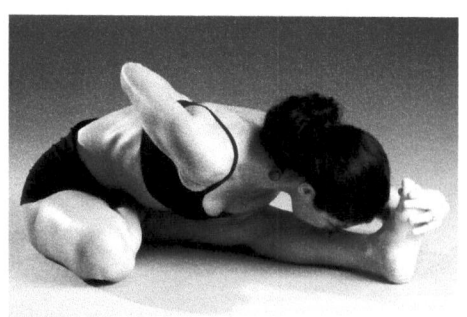

アルダ・バッダ・パドマ・パシュチマターナーサナ、ヴィンヤサ8

ヴィンヤサ❽

　息を吐きながら、体を前に倒す。まっすぐに伸ばした左脚は、パシュチマターナーサナの時と同様の方法で働かせる。右足を左鼠径部に持ってくるため、大腿は外側に回された状態である。ポーズに入れば次に、大腿を内側に回す。大腿の内旋のためには、右足指先を伸ばして足裏を表に向けたままに保つ。2つのハムストリング（半膜様筋と半腱様筋）、内転筋（薄筋）、外転筋（小殿筋）、股関節屈筋兼外転筋（大腿筋膜張筋）が大腿を内側に回す筋肉であるが、これらの筋肉すべてには大腿を腰部に引き込む傾向がある。そのため、膝に筋肉緊張が蓄積されることもある。これを阻止するには、大腿骨を外側に向けて腰部から遠ざけなくてはならない。この動きで内転筋が緩められるので、これは大変重要な動きである。

　続けて膝をゆるやかに外に回しながら、床方向に下げる。個人個人の脛骨と大腿骨の長さの比率にもよるが、両大腿の理想的な角度はおよそ40度である。このポーズの間中、足のかかとはずっとへそ上にある。そうでなければ、肝臓と脾臓の浄化というこのポーズの目的が達成されることはない。

　前に伸ばした脚に向かって肩がまっすぐになるようにし、両肩を床から同じ高さに保つ。両肘を、遠く横に引く。

　坐骨をしっかりとつけ、殿部を広げる。頭頂部を足に向かって伸ばし、肩甲骨は腰部に向かって引く。この姿勢のまま、5回呼吸をする。

ヴィンヤサ❾

　息を吸いながら、胸を引き上げ左腕をまっすぐ伸ばす。息を吐きながら脚を半蓮華のポーズから解き、両手を床につく。

ヴィンヤサ❿

　息を吸いながら、体を持ち上げる。

ヴィンヤサ⓫

　息を吐きながら、チャトゥランガ・ダンダーサナのポーズに入る。

ヴィンヤサ⓬

　息を吸いながら、上向きの犬のポーズに入る。

ヴィンヤサ⓭

　息を吐きながら、下向きの犬のポーズに入る。

ヴィンヤサ⓮ からヴィンヤサ⓴

　左側でポーズを繰り返す。

ティリヤンムカイカパーダ・パシュチマターナーサナ
両腕、片脚を前に伸ばした前屈

ドリシュティ …足の指

ヴィンヤサ ❼

　息を吸いながら、ジャンプスルーをして座る。右脚を後ろに向けて曲げ、右足を足の裏とかかとを上に向けて右殿部外側に置く。練習をしているうちに、ジャンプスルーをしながら空中で右脚を後ろに曲げ、左脚をまっすぐ伸ばして右足を後ろに向けて着地できるようになる。

　右大腿をふくらはぎから離して、邪魔にならないように手でふくらはぎを外へ回す。ここで、右坐骨を床に引き下げる。脛骨の前端部が床のほうにまっすぐ向くように、大腿骨の回転を調節する。この姿勢で、多くの生徒は大腿骨を外側に回す必要があるはずである。ポーズに入る時には、大腿骨を内側に回す必要がある。右坐骨を下げようとして膝に不快感、あるいは痛みを感じる場合は、加減を

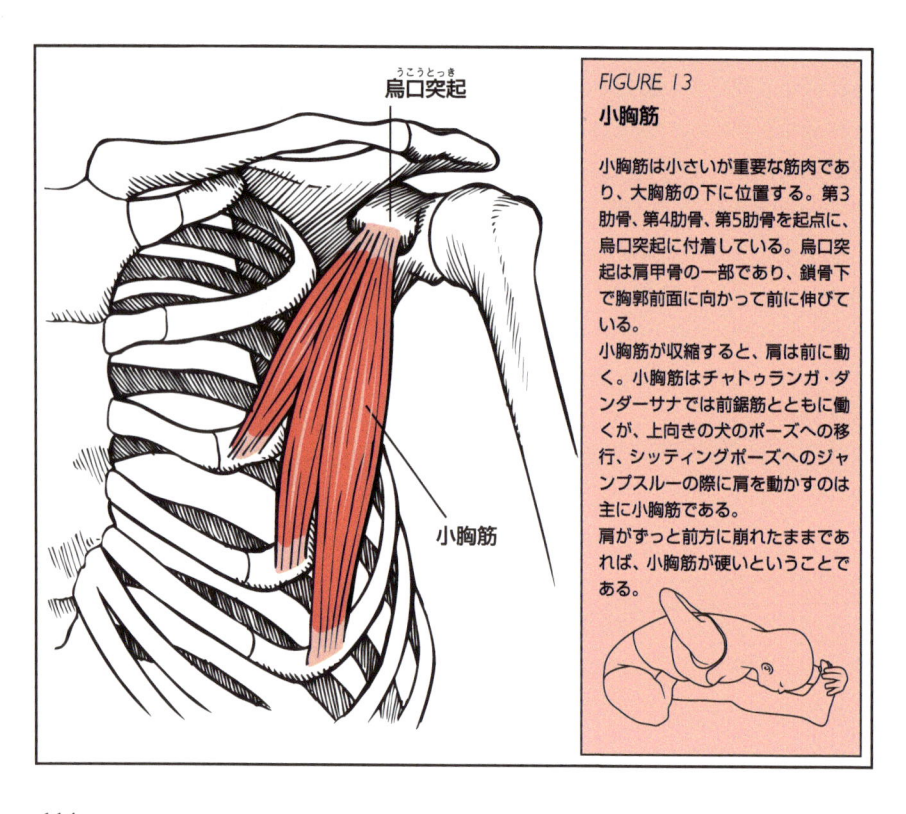

烏口突起（うこうとっき）

小胸筋

FIGURE 13
小胸筋

小胸筋は小さいが重要な筋肉であり、大胸筋の下に位置する。第3肋骨、第4肋骨、第5肋骨を起点に、烏口突起に付着している。烏口突起は肩甲骨の一部であり、鎖骨下で胸郭前面に向かって前に伸びている。

小胸筋が収縮すると、肩は前に動く。小胸筋はチャトゥランガ・ダンダーサナでは前鋸筋とともに働くが、上向きの犬のポーズへの移行、シッティングポーズへのジャンプスルーの際に肩を動かすのは主に小胸筋である。

肩がずっと前方に崩れたままであれば、小胸筋が硬いということである。

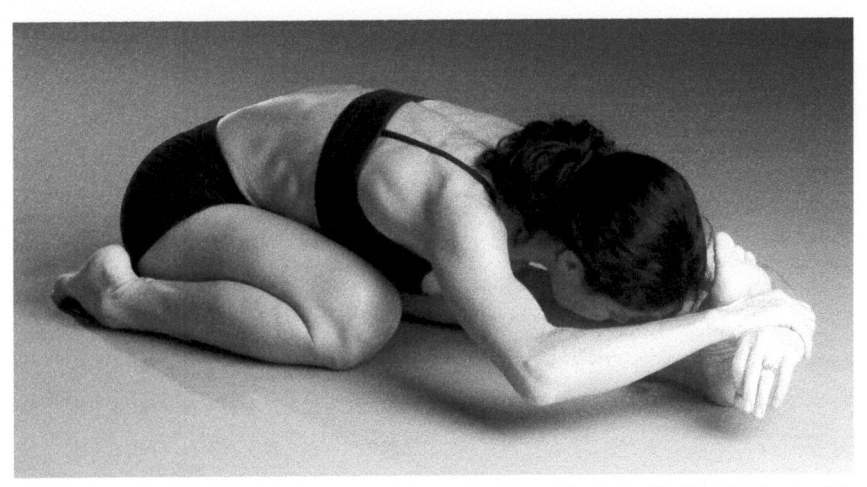

ティリヤンムカイカパーダ・パシュチマターナーサナ

しつつ行う。右坐骨をしっかりと床につけることができないのは、大腿四頭筋が硬く、短いためである。これでは、膝関節を完全に曲げることはできない。

　大腿四頭筋をゆっくり伸ばすためには、折りたたんだ毛布やタオルの上にすわればよい。毛布を坐骨の下に敷き、足は床につける。これで骨盤が前に傾き、それによって脊柱全体が前弯していた状態から腰部の前弯に戻るため、背筋をまっすぐにしてすわるのが容易になる。大腿四頭筋が硬いのは、膝の問題の原因となることが多い。可能な限りヴィーラーサナの姿勢ですわり、大腿四頭筋を伸ばすように努める(85ページの「大腿四頭筋を伸ばす」を参照。ヴィーラーサナの写真もある)。この姿勢は、2つのティリヤンムカイカパーダ・パシュチマターナーサナを混合したものである。ヴィンヤサの練習以外にこのポーズを練習すれば、大変に効果的である。これは冷えた筋肉の硬直性、つまり筋肉が温められた時には表に出ない硬直性に対して効果がある。できるだけ長くヴィーラーサナのポーズを取っていれば、ほどなく大腿四頭筋は伸びる。ティリヤンムカ同様、足が外側を向いていないこと、かかとが上を向いていることが不可欠である。

　両側の坐骨を下につける。両手を前に伸ばして、左足あるいは左すねを持つ。初めのうちは右坐骨が床から上がり、体が左側に傾いてしまいがちかもしれない。これは右腕を支えに使えば阻止できるのだが、体幹の筋肉と両脚を働かせるように試みるほうが、直立姿勢を保つには効果がある。両腿を右方向に回さなくてはならないが、そのためには左腿は内側に、右腿は外側に回す。腹筋を伸張性収縮で伸ばし、右坐骨を下に引き下ろす。依然としてひっくり返りそうであれば、

すわっている毛布を高くする。

息を吸いながら腕をまっすぐにし、足を持ったまま胸を持ち上げる。

ヴィンヤサ❽

息を吐きながら、体を前に倒す。両殿部は均等に床につけたままであり、両肩は床から同じ高さに保つ。最初は、ポーズの持つ前屈という面にばかり焦点を置きがちだが、これは間違いである。それよりはるかに重要なのが右殿部を床に固定することであり、これが直接腰に働きかけて腹筋を強くする。ジャンプスルーとジャンプバックを除けば、シリーズの中でティリヤンムカイカパーダ・パシュチマターナーサナ、マリーチアーサナA、ナーヴァーサナが腹筋を強くするための3大ポーズである。この腹筋力が、シリーズの後部に出てくるスプタ・クールマーサナで必要になる。このポーズでは、少なくとも労力の半分は腰の働き、つまり坐骨を固定して大腿四頭筋をストレッチすることに使い、あとの半分を前屈に費やす。大腿四頭筋をストレッチして腹筋を強化するポーズとしては、このポーズはプライマリー・シリーズの構成中でも控えめで最も過小評価されているものの1つである。

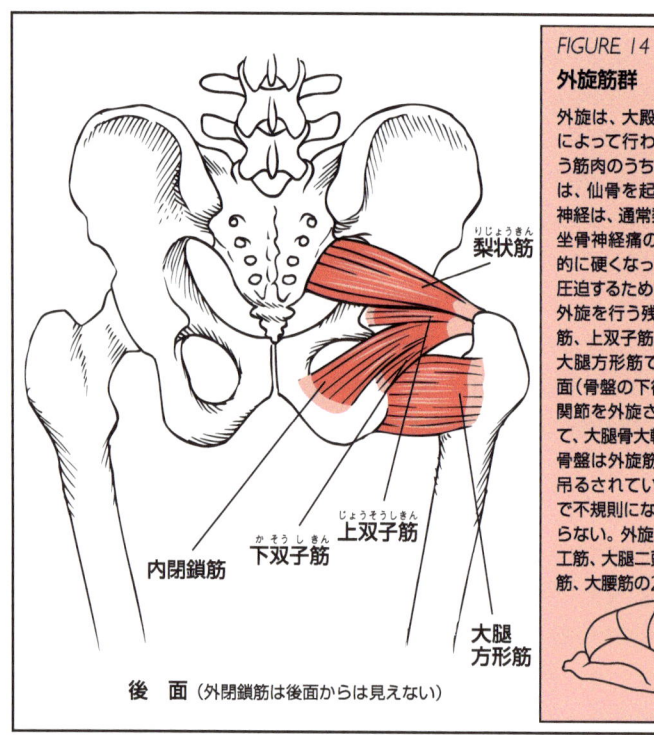

FIGURE 14
外旋筋群

外旋は、大殿筋下にある6つの筋群によって行われる。これら外旋を行う筋肉のうち最も重要である梨状筋は、仙骨を起点とする。大きな坐骨神経は、通常梨状筋の下から現れる。坐骨神経痛の痛みというのは、慢性的に硬くなった梨状筋が坐骨神経を圧迫するために起こる場合が多い。外旋を行う残り5つの筋肉は下双子筋、上双子筋、内閉鎖筋、外閉鎖筋、大腿方形筋であり、これらは坐骨後面（骨盤の下後部）を起点とする。股関節を外旋させる6つの筋肉はすべて、大腿骨大転子に付着している。骨盤は外旋筋にハンモックのように吊るされていて、両端が何らかの形で不規則になれば骨盤は水平にはならない。外旋は、大殿筋、中殿筋、縫工筋、大腿二頭筋、大内転筋、短内転筋、大腰筋の2次的機能でもある。

梨状筋
内閉鎖筋
下双子筋（かそうしきん）
上双子筋（じょうそうしきん）
大腿方形筋

後　面（外閉鎖筋は後面からは見えない）

左足のかかとと指の付け根を伸ばす。体を前に倒し、胸部を足に向かって持ち上げ腰部を平らに保つ。腰部を伸ばして、殿部を広げる。肩を丸めず、頚部の後ろを伸ばす。このような方法で練習すれば、体は硬く見えるかもしれないが、優美な動きになるはずである。ポーズの内的統合性を維持すれば、練習ははるかに効果的になる。このヴィンヤサが、アーサナの状態である。このヴィンヤサのまま、5回呼吸をする。

ヴィンヤサ❾

息を吸いながら、足を持ったまま胸を持ち上げる。息を吐きながら、両手を下に下ろす。ジャンプバックには、次の2つの方法がある。

- カウントの10で、左脚を床から上げて後ろに跳ぶ。この方法には幾分かの柔軟性が必要だが、ジャンプバックの時に右足で床を押しやることができるので、それほど難しくはない。
- 右脚を前に持ってきてダンダーサナのポーズを取り、そこからジャンプバックをする。

これならきれいに体を持ち上げることができ、より大きな力を生み出すことができる。つまり、最初はこちらの方法のほうが望ましい。

ヴィンヤサ❿　　息を吸いながら、体を持ち上げる。
ヴィンヤサ⓫　　息を吐きながら、チャトゥランガ・ダンダーサナのポーズに入る。
ヴィンヤサ⓬　　息を吸いながら、上向きの犬のポーズに入る。
ヴィンヤサ⓭　　息を吐きながら、下向きの犬のポーズに入る。
ヴィンヤサ⓮ からヴィンヤサ⓴　　左側でポーズを繰り返す。

ジャーヌシールシャーサナA｜頭が膝を越えるポーズA

ドリシュティ …足の指

　ジャーヌシールシャーサナAは他のポーズと違い、前屈と股関節回転というプライマリー・シリーズにおける2大テーマを混合させたものである。パシュチマターナーサナとバッダ・コーナーサナが、これら2つの動きの主要ポーズである。実はジャーヌシールシャーサナAは、片側の脚でパシュチマターナーサナを、もう片方の下肢でバッダ・コーナーサナを行うポーズなのである。シークエンスの中にはもっと活気づくポーズもあるかもしれないが、ファースト・シリーズの基礎を成す原則を最大限に経験できるのは、ジャーヌシールシャーサナAなのである。

ヴィンヤサ❼

　息を吸いながら、ジャンプスルーをしてダンダーサナに入る。膝を曲げて右大腿を後ろに引き、両大腿骨が90度の角度を成すようにする。これは外転、股関節屈曲、大腿骨の外旋と呼ばれる動きであり、主に縫工筋（ほうこうきん）の働きによるものだ。続けて、大腿骨を内側に回すために右足つま先を伸ばし足裏を上に向ける。右足かかとを右鼠径部に引き寄せ、膝関節を完全に閉じる。理想的には右足かかとが右鼠径部に触れていればよいのだが、初心者の場合は大腿四頭筋が十分に伸びるまでにある程度の時間が必要かもしれない。このように大腿四頭筋を十分に長く伸ばすには、この前に出てくるポーズ、ティリヤンムカイカパーダ・パシュチマターナーサナを練習する必要がある。こうして曲げた脚全体を1つの単体として動かし、膝関節の摩擦を最小限に抑える。

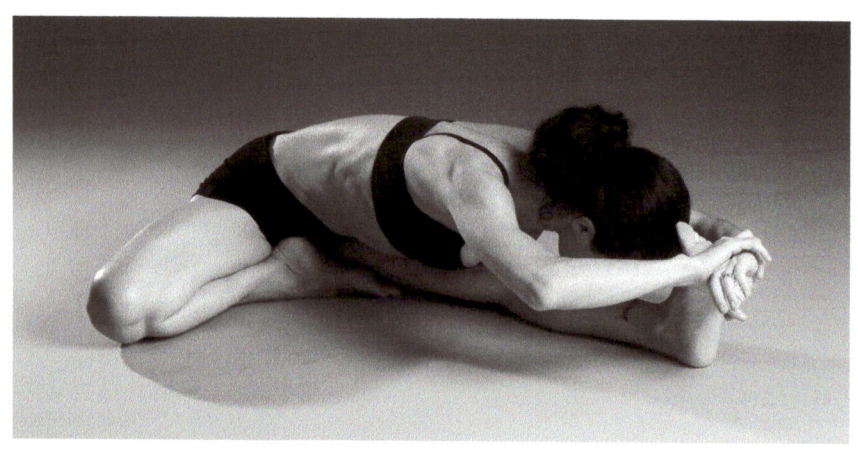

ジャーヌシールシャーサナA

● 解剖学的焦点 …… ブッダの蓮華

　ジャーヌシールシャーサナAを行っている間足のつま先を伸ばしておくと、大腿骨の内旋に伴って脛骨が回転し、脛骨の前端（三角柱の形をした骨である）が床面を向きかかとが上を向く。この基本的な動きは、すべての蓮華のポーズに適用される。これでブッダの絵にあるように、かかとと足の裏を上に向けて蓮華のポーズですわることができるようになる。これは、解剖学上正しい姿勢である。多くの西洋人が取るかかとと足裏を腹部に向ける姿勢は、膝関節に過度の負担がかかる。

　足のつま先を伸ばしつつ足をそらせることで、大腿は一層深く内側に回り、それによって一層深い蓮華のポーズを取ることができる。これらの動きを合わせることにより、鼠径部からのエネルギーの軌道が作り出される。これで、初心者が大腿を腰部に引き込みがちになるのは抑えられる。大腿を腰部に引き込むと、内転筋が縮まり股関節の開きが妨げられるのである。あらゆる股関節回転において、内転筋は緩み伸ばされていなくてはならない。

　ジャーヌシールシャーサナAで大腿の内側を伸ばすことによって、内転筋は緩み膝への圧迫が軽減される。膝をゆるやかに後ろに引き下げれば（大腿骨の外転）、内転筋は一層伸ばされる。

　西洋人は、常習的に内転筋が縮まった状態であることが多い（151ページ、FIGURE17参照）。西洋文化とは、自然の姿を支配し抑制するように仕向けられている。自然より自分自身を高く位置づけているのである。これは、イスにすわるという習慣にも反映されている。地より高く、地から離れた状態なのである。アジアなど西洋以外の多くの文明では、人は地面の上にすわっていた。これは、人類は自然の一部であり自然の所有者ではないという見解に対応したものである。その上、地面にすわることによって股関節は開かれるのである。

　体を前に伸ばして左足を持ち、右腿ではその対抗運動である前への回転（内旋）を始める。可能であれば、左手で右手首を握る。息を吸いながら胸を持ち上げ、両肩を左足に対してまっすぐ向ける。体前面全部を起こし、肩甲骨は背部に引き下げ坐骨をしっかりと床に降ろす。

ヴィンヤサ❽

　息を吐きながら、まっすぐに伸ばした脚の内側の線に対して体をまっすぐにして前に倒す。左脚と体幹に関しては、パシュチマターナーサナの説明に従う。右足つま先は、伸ばして足裏を上に向ける。大腿を前に回し（内旋）、次にバランスの取れた状態になるまで後方にそらせる。すべての動きは、対抗運動を伴ってい

る必要がある。この場合は大腿の内側への回転は、それに対応する外側への回転によってバランスの取れた状態になった時に、終結する。動きが過度になるのを防ぐためには、ニュートラルの状態を受け入れるという姿勢が必要である。ポーズを保って、5回呼吸をする。両肩を、床から同じ高さに保つ。

　ジャーヌシールシャーサナAでは、腰部にある小さな背中の伸筋、腰方形筋がうまく伸びる。腰部を伸ばし、胸全体が伸ばした脚に対して直角になるようにする。頚部の後ろは長く保つ。あごを前に突き出してすねにつけようとすると、血液と神経の脳への供給が損なわれる。頚筋が収縮すれば、頚椎ねんざを引き起こしかねない。この動きは攻撃的な野心家の態度を作り上げ、思いやりの気持ちを減少させるものである。

　指導者が指を生徒の椎骨上に置き、生徒にその椎骨を持ち上げようとさせるとよい。椎骨C7には、こういう手助けが必要である。むち打ち症の傾向のある生徒、あるいはむち打ち症の生徒は、脊柱から頚部、後頭部までをまっすぐ保つ必要が

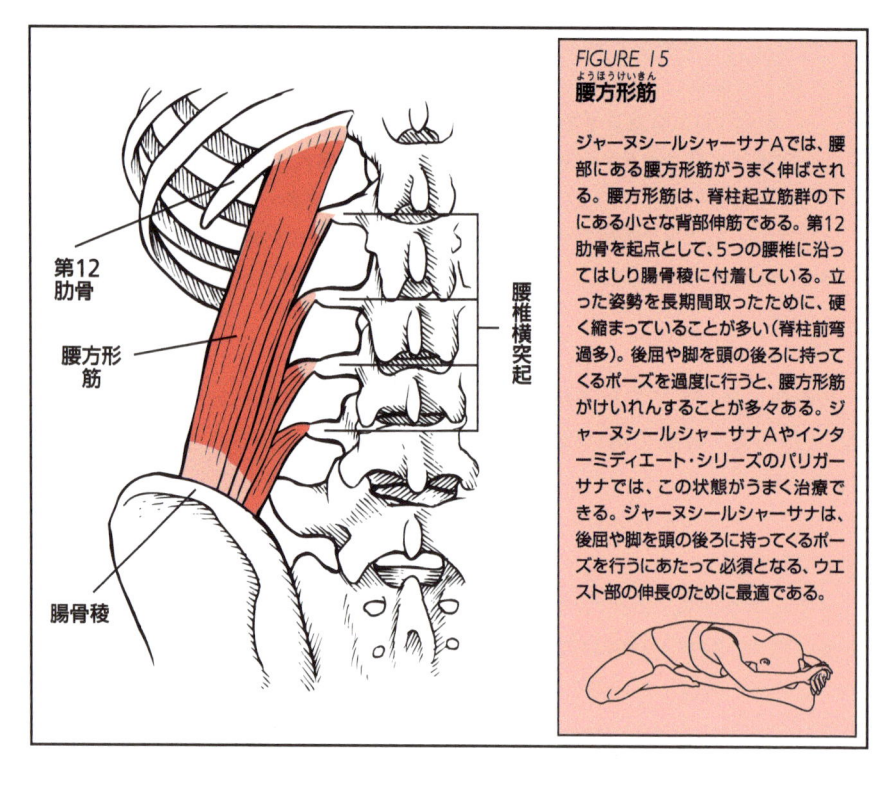

FIGURE 15
腰方形筋（ようほうけいきん）

ジャーヌシールシャーサナAでは、腰部にある腰方形筋がうまく伸ばされる。腰方形筋は、脊柱起立筋群の下にある小さな背部伸筋である。第12肋骨を起点として、5つの腰椎に沿ってはしり腸骨稜に付着している。立った姿勢を長期間取ったために、硬く縮まっていることが多い（脊柱前弯過多）。後屈や脚を頭の後ろに持ってくるポーズを過度に行うと、腰方形筋がけいれんすることが多々ある。ジャーヌシールシャーサナAやインターミディエート・シリーズのパリガーサナでは、この状態がうまく治療できる。ジャーヌシールシャーサナは、後屈や脚を頭の後ろに持ってくるポーズを行うにあたって必須となる、ウエスト部の伸長のために最適である。

第12肋骨　腰方形筋　腸骨稜　腰椎横突起

ある。頚部が完治するまでは、足のほうを見上げてはいけない。ジャーヌシールシャーサナAのまま、5回呼吸をする。

ヴィンヤサ❾
　息を吸いながら足をつかんだままで体幹を持ち上げて、腕をまっすぐにする。息を吐きながら、体を持ち上げられるように両手を下につく。

ヴィンヤサ❿
　息を吸いながら、体を持ち上げる。

ヴィンヤサ⓫
　息を吐きながら、チャトゥランガ・ダンダーサナのポーズに入る。

ヴィンヤサ⓬
　息を吸いながら、上向きの犬のポーズに入る。

ヴィンヤサ⓭
　息を吐きながら、下向きの犬のポーズに入る。

ヴィンヤサ⓮ からヴィンヤサ⓴
　左側でポーズを繰り返す。

ジャーヌシールシャーサナB | 頭が膝を越えるポーズB

ドリシュティ …足の指

ヴィンヤサ❼

　息を吸いながらジャンプスルーをして、右脚を後方に最大85度曲げる。(背屈側に) 曲げた右足の裏を、左内大腿につける。右足の位置は変えずに両手を床につけ、殿部を床から上げる。床上で左足かかとを前に滑らせて体重を前に移し、(右足かかとの上というより) 右足の内側上にすわる。右足指は、前にある左足を指したままである。ジャーヌシールシャーサナBではジャーヌシールシャーサナAとは逆に右足首を曲げ、右大腿を外側に回す。ジャーヌシールシャーサナAでは、足のつま先を伸ばして大腿を内側に回す。これらは、より高度なポーズのために股関節を開くきわめて重要な大腿の動きである。

　大腿骨に比べて脛骨の短い人は、足の上にうまくすわるには85度より前に膝を持ってくる必要がある。両坐骨は、床から上げる。胸を左脚に対して直角にし、体を前に伸ばして左足を握る。

　体が柔軟な人の場合は、足に手を回して左手で右手首を握る。息を吸いながら胸を引き上げ、腕をまっすぐにする。

ヴィンヤサ❽

　脊柱と頚部をまっすぐ一直線に伸ばしたまま、息を吐きながら体を前に倒す。右腎臓付近を左足に向かって伸ばし、背中が平らになるよう試みる。両肩は、床から同じ高さにする。

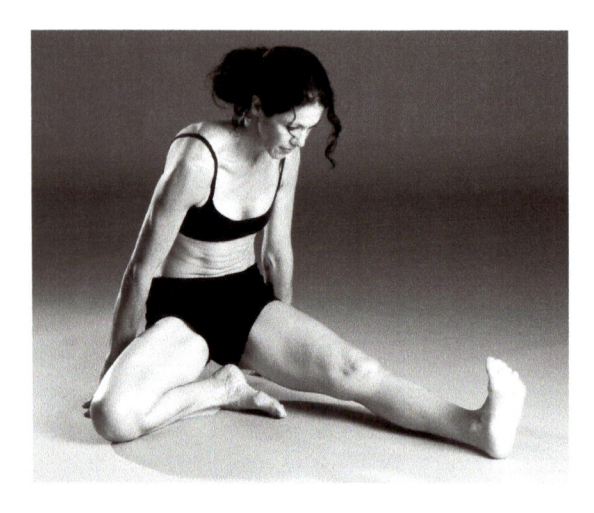

ジャーヌシールシャーサナBに入る。

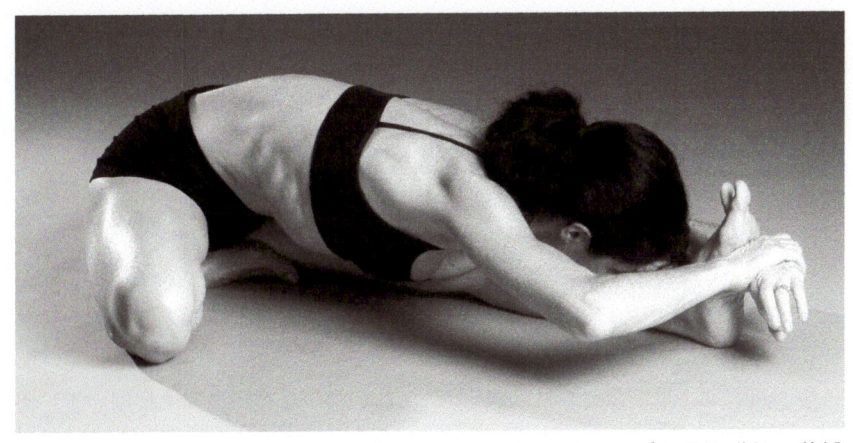

ジャーヌシールシャーサナB

肩甲骨を殿部に向かって引く。下腹部と骨盤底を硬くする。殿部を緩め、坐骨は床に触れないようにしながら後ろに伸ばす。右膝を下にしっかりとつけ、右大腿は中立するまで外旋する。胸部と頭頂部を左足に向かって伸ばす。ジャーヌシールシャーサナBの姿勢のまま、5回呼吸をする。

ヴィンヤサ❾
息を吸いながら足をつかんだままで胸を上げ、両腕をまっすぐ伸ばす。
息を吐きながら、脚の形を解いて両手を下につく。

ヴィンヤサ❿
息を吸いながら、体を持ち上げる。

ヴィンヤサ⓫
息を吐きながら、チャトゥランガ・ダンダーサナのポーズに入る。

ヴィンヤサ⓬
息を吸いながら、上向きの犬のポーズに入る。

ヴィンヤサ⓭
息を吐きながら、下向きの犬のポーズに入る。

ヴィンヤサ⓮ からヴィンヤサ⓴
左側でポーズを繰り返す。

ジャーヌシールシャーサナC | 頭が膝を越えるポーズC

ドリシュティ …足の指

ヴィンヤサ❼

　息を吸いながら、ジャンプスルーをする。半蓮華のポーズのように右脚を曲げるが、足首は背屈する。大腿内側とふくらはぎ下部の間に右腕を通す。足の前部分をつかみ、足の指をすねに向かってそらせて引っ張る。足首と足の指を曲げたまま、かかとをへそに引き寄せる。右腿を内側に回し、足の指の付け根を左腿内側に沿わせて床につける。

　理想的には、足が床と垂直になり、かかとが足の指の真上で上を向いているのがよい。これが無理であれば両手を床に置き、坐骨を持ち上げてゆっくりと前に滑らせ足をもう少し立てる。大腿は、内側に回し続ける。

　腰をまっすぐにして、右膝の位置を確かめる。これは、最終的なかかととの位置によって変わってくる。かかとが立っているほど、膝は前にくる。かかとが足指の真上にある場合は、膝と左脚の角度は45度になる。膝を床に引き寄せる。膝を下ろすために、左殿部を床から持ち上げる必要があるかもしれない。重力によって、持ち上げた殿部はそのうち床につく。筋肉の動きによって膝を床につけるにはハムストリングの収縮が必要であるが、これでは大腿を股関節に引き戻してしまうことになるので、このポーズにおいては決して行ってはならない。

　時間をかけて、ポーズを取る。必要であれば、数週間でも数ヵ月でもかけてここまでの段階を練習する。正しく行えばこのポーズには膝の治癒効果があり、慢性的な膝の炎症を治すこともできる。

　ここまで指示どおりにできたなら、体を前に伸ばして左足をつかむ。体の柔軟な生徒は、左手で右手首を握る。息を吸いながら胸を引き上げ、両腕をまっすぐ伸ばす。

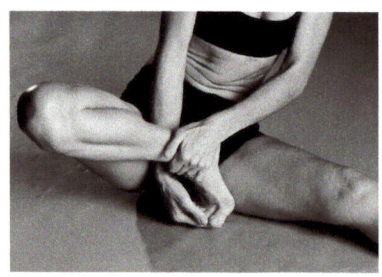

ジャーヌシールシャーサナCに入る。 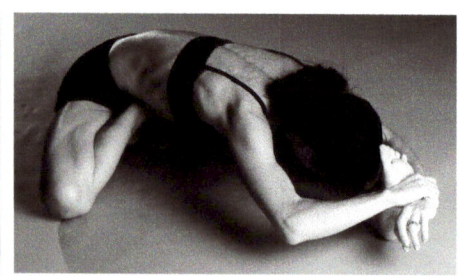　　　ジャーヌシールシャーサナC

ヴィンヤサ❽

　息を吐きながら、左脚内側に体を倒す。引き続き大腿を内側に回す。右膝は床につけたままで、左坐骨を下げ床につける。右足首は曲げたまま、左鼠径部に一層深く引き込む。かかとで下腹部を押す。女性の場合は、かかとで子宮を押す。このポーズは特に女性の生殖器官治癒に効果があり、ジャーヌシールシャーサナBは男性の生殖器官治癒に効果がある。

　左足は足首を曲げた状態とつま先を伸ばした状態の中間の状態であり、脚の下側を活発に働かせる。右大腿骨は股関節から離して伸ばす。右腿の内側を外に向かって伸ばすことで、内転筋が緩められる。

　足の指がドリシュティであるポーズでは、頸部をねじらないことが大変重要である。正しい位置を取れば、あごはやがてすねにつく。幻想的な目標を手に入れるために、脊柱のアライメントを損なうことがあってはならない。常にポーズの内的統合性を保持していれば、ヨーガの本当の目標は達成される。この姿勢のまま、5回呼吸をする。

ヴィンヤサ❾

　足を持ったままで、息を吸いながら胸を引き上げる。息を吐きながら左脚を解き、両手を床に置く。

ヴィンヤサ❿

　息を吸いながら、体を持ち上げる。

ヴィンヤサ⓫

　息を吐きながら、チャトゥランガ・ダンダーサナのポーズに入る。

ヴィンヤサ⓬

　息を吸いながら、上向きの犬のポーズに入る。

ヴィンヤサ⓭

　息を吐きながら、下向きの犬のポーズに入る。

ヴィンヤサ⓮ からヴィンヤサ⓴

　左側でポーズを繰り返す。

マリーチアーサナA ｜ 聖仙マリーチのポーズA

ドリシュティ …足の指

ヴィンヤサ❼

　息を吸いながら、ジャンプスルーをしてダンダーサナに入る。右脚を曲げ、右足を右腰の外側に置きできるだけ後方に引く。右足と左内大腿の幅は両手を並べたほどであり、十分に体幹が入るように開く。右足は左脚と平行にし、外側には回さない。右腕を前に伸ばし、肩を膝より前に出す。右腕をすねの周りに回す。できれば、膝と足首の中間あたりで腕を回すことができれば理想的である。前屈が深まるにつれて、よりすねの低い場所に腕を回せるようになるだろう。右手で左手首をつかむ。息を吸いながら、胸部を高く持ち上げる。右殿部を、意図的に床から離す。

ヴィンヤサ❽

　息を吐きながら、骨盤を前に傾け体幹を長く伸ばす。曲げた脚の足に体重を保ち、それによって力を働かせる。両足両脚、両股関節屈筋を使って、体を前へと動かす。胸部を持ち上げたまま、伸ばした脚に胸をまっすぐ下ろす。ポーズを深く柔らかく取るには、体を前に倒した後に右殿部を床にしっかりとつけ、右膝を床から離して持ち上げる。まっすぐ伸ばした脚のかかとは、床に押し続ける。

● 実用的ヒント …… 特別な授かりもの

　マリーチアーサナAは、前屈を不利な条件つきで行うようなものである。ハムストリングの硬い人にとっては、大変難しい。曲げた脚に体重がかからず、伸ばした脚に向かって前へと動きがちになる。これでは、曲げた脚の股関節を柔らかくするというこのポーズの目的自体が損なわれる。このポーズは、股関節をクールマーサナに備えるためのものである。脚を頭の後ろに持ってくる動きを行うには、この柔軟性が必要なのである。

　前屈の動きは股関節屈筋のみによって行われ、両足、両脚、体幹はそれを支える役目を担う。手を握ることで、マリーチアーサナの前屈で腕を利用したいと思っても使えなくなる。マリーチアーサナAには、これら股関節屈筋を強化するという治癒的効果がある。不利な条件が、このポーズでは特別な授かりものとなっているのである。

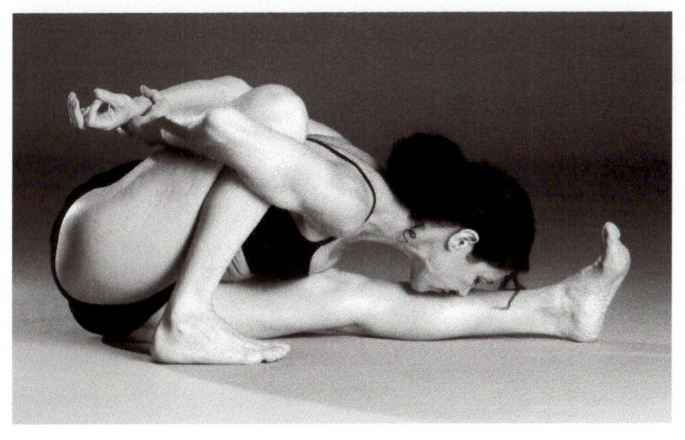

マリーチアーサナA

- ●神話的背景……**聖仙マリーチ**

　このポーズから、マリーチアーサナという新しいポーズ群が始まった。これは、股関節を開くための主要ポーズである。これらのポーズは、マハリシ・マリーチ（一筋の光明の意味）に捧げられたものである。マリーチはブラフマ神の6人の息子のうちの1人であり、神々、悪魔、人間、動物の祖先である聖仙カシャパの父である。マリーチは『マハーバーラタ』の中に、アルジュナの誕生を祝い、ビーシュマの死の床を訪れるなどして何度か出てきている。『バーガヴァタ・プラーナ』では、インドラ神をブラフミン・ヴルトラ殺害の罪から清める儀式をマリーチが執り行ったとある。マリーチは地上での生命を全うした後、おおぐま座の星の1つになったと言われている。

　胸部を膝から持ち上げ、左足のほうに向かって伸ばす。これでこの動きによって背部が丸くなるのが防がれ、なおかつ体幹伸筋が働いて背筋が伸ばされる。この姿勢のまま、5回呼吸をする。

ヴィンヤサ❾
　息を吸いながら、起き上がって両手を離す。できれば膝を肩の後ろに保ったままで、息を吐きながら両手を床につく。

ヴィンヤサ❿　息を吸いながら、体を持ち上げる。
ヴィンヤサ⓫　息を吐きながら、チャトゥランガ・ダンダーサナのポーズに入る。
ヴィンヤサ⓬　息を吸いながら、上向きの犬のポーズに入る。
ヴィンヤサ⓭　息を吐きながら、下向きの犬のポーズに入る。
ヴィンヤサ⓮からヴィンヤサ⓴　左側でポーズを繰り返す。

マリーチアーサナB | 聖仙マリーチのポーズB

ドリシュティ …鼻

　マリーチアーサナAとマリーチャーサナBはほとんど同じであり、唯一の違いはAでまっすぐ伸ばしていた脚をBでは半蓮華の形にすることである。

ヴィンヤサ❼

　息を吸いながら、ジャンプスルーをして両脚をまっすぐ伸ばす。左脚を曲げて立て、アルダ・バッダ・パドマ・パシュチマターナーサナ（109ページ）の説明に従って半蓮華の形にする。右脚を曲げて立て、右坐骨を床から持ち上げ左膝を床に下げる。右足首を大腿骨大転子（股関節の外側の骨のでっぱり）と一直線にして、右足を床に置く。

　両大腿が45度の角度を成すように、左膝を外側に引く。前屈をする時にも、この角度を保つ。このポーズでは、膝が外側遠くにあれば股関節を開くのに大変効果的である。そうしなければ、単なる前屈のポーズになってしまう。

　右腕を伸ばして右ウエストを伸ばし、膝内側から体を前に出して右肩を右膝前まで出す。できるだけ体を下げ、肩が右脚の膝と足首の中間あたりにくるのが理想である。ここで右肋骨外側を右内腿につけ、腕を脚の周りに回し、できれば右手で左手首を握る。手首をしっかりとつかみ、深く息を吸って胸を高く持ち上げる。

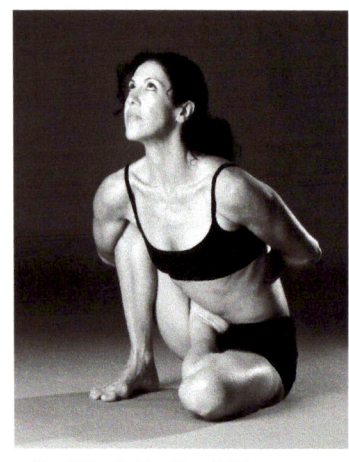

マリーチアーサナB、ヴィンヤサ7　　マリーチアーサナB、ヴィンヤサ8

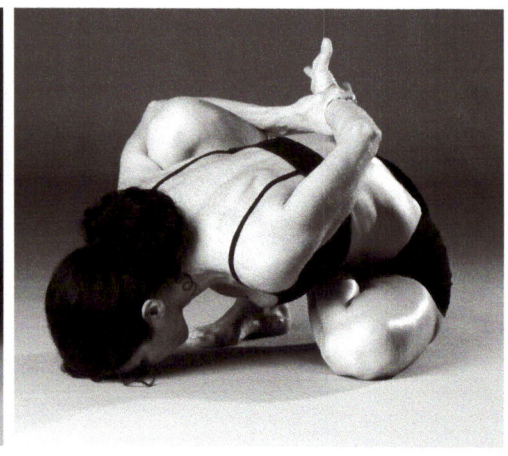

ヴィンヤサ❽

　体幹が右足と左膝の中心にくるようにして、息を吐きながら体を前に倒す。同時に、右股関節を前に引き寄せることで左膝が中央に動かないようにする。左膝に向かって体を倒すというよりも、立てた右脚の内側に沿って前屈をし、常に肋骨外側を内腿につけた状態を保つ。

　同時に左腿を内側に回し、大腿内側を伸ばす。頚部の位置を損なわないように気をつけながら額を床につけ、それが簡単にできるようになればあごを床につける。腹筋を強くして体を支えつつ、胸部を床に向かって前へと伸ばす。

　マリーチアーサナBでは、半蓮華の形を取った脚の足首外側に痛みが出るという問題が生じることがある。この痛みは、足首を過度にそらせるために起こる。足首のそらせすぎは、大腿骨を内側に回していないことが原因である。蓮華のポーズ、半蓮華のポーズはすべて、大腿骨を内側に回して行う。股関節が動かず内旋が行われない場合、膝関節に負担がかかることが多いのだが、この場合は足首に負担がかかっている。解決法としては、まず脚外側の腓骨筋群を使って足首がそらない（背屈しない）ようにする。腓骨筋は足を外側にかえし（外反）、それによって足のつま先が伸ばされ、足はニュートラルの状態へと戻る。続いて起こる緊張が股関節に働きかけ、大腿骨は内側に回る。これができない場合は、これまでのポーズの中でもっと念入りに内旋の研究をする。マリーチアーサナBの状態のまま、呼吸を5回する。

ヴィンヤサ❾

　息を吸いながら体を起こし、両手を握ったままできるだけ上半身をまっすぐ伸ばしてすわる。息を吐きながら手を放し、まず立てた脚をまっすぐにして、次に半蓮華の脚を解いて両手を下につく。

ヴィンヤサ❿

　息を吸いながら、体を持ち上げる。

ヴィンヤサ⓫

　息を吐きながら、チャトゥランガ・ダンダーサナのポーズに入る。

ヴィンヤサ⓬

　息を吸いながら、上向きの犬のポーズに入る。

ヴィンヤサ⓭

　息を吐きながら、下向きの犬のポーズに入る。

ヴィンヤサ⓮ からヴィンヤサ⓴

　左側でポーズを繰り返す。

マリーチアーサナC ｜ 聖仙マリーチのポーズC

ドリシュティ …側面

　マリーチアーサナCは、すわった姿勢のねじれのポーズのうち最初に出てくるポーズである。椎骨T1からT12までの胸椎（上背部）は、ねじれのための構造になっている。面関節の角度によって、脊柱全体の中でも最も広範な回転が可能なのである。ねじれの動きの大半は、この部分で行われる。ねじることによって、肋骨間にある肋間筋がストレッチされる。肋間筋が硬ければ後屈を制限する大きな原因となるが、ねじる動きはこの準備に最適なのである。腰椎は前屈、後屈の方向には大変曲がりやすいが、ねじれの動きは制限される。これで、必要な安定性がもたらされているのである。腰椎をねじりすぎると腰部が不安定になるので、すわった姿勢のねじれのポーズでは腰を開いて、上背部でねじれを行う。

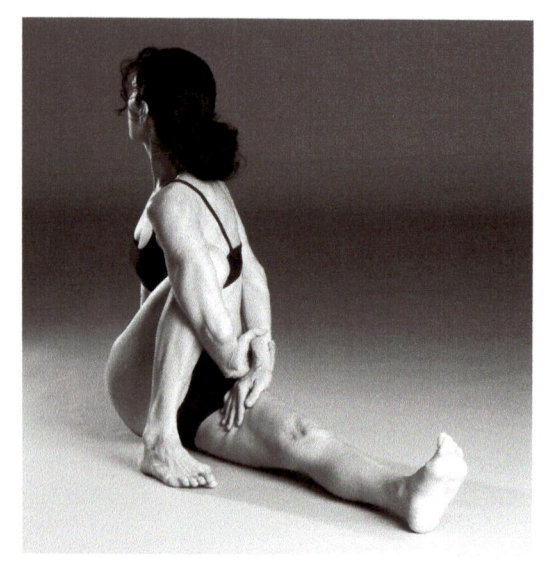

マリーチアーサナC

ヴィンヤサ❼

　息を吸いながらジャンプスルーをして、同じカウントでマリーチアーサナCに入る。右脚を立てて曲げ、左腿に近づけて右足を床に置く。右腰と右足を一緒に後ろに引き、腰を開く。左脚はまっすぐ伸ばしたままである。初心者は、右手を坐骨後ろに置いて支えにするほうがよいかもしれない（指は坐骨の反対側にくる）。ウエストを柔らかくする。左腕を伸ばして体を回し、ウエストをストレッチして、

息を吐きながら左肋骨外側を右腿にぴったりくっつける。左腕は、膝の周りから回す。左手で右手首を握る。頭を回して、右肩越しを見つめる。

すわって上半身を伸ばし、両坐骨を均等に床につける。同時に、頭頂部を天井に向かって引き上げる。肩甲骨を背部下方に滑らせれば、胸部は前面で浮いているように感じられるはずである。左足を床と垂直に保つ。左腿が外側に回りそうになるが、大腿骨を内側に回すことでこれを避ける。

呼吸とともに、体幹全体をねじる。左腕を右膝に押しつけて、レバーのように使う。右膝が体の中央より内側に入りそうになれば、右外転筋群を働かせて膝を外側に引き、これを避ける。マリーチアーサナCの状態のまま、5回呼吸をする。

息を吐きながらポーズを解いて体を回し、両手を床につく。立てた脚はそのままに保って、マリーチアーサナAのように右肩を膝の前に引っかけてもよい。このようにして体を持ち上げれば、一層耐久力がつく。これが難しければ、他のポーズと同様にして体を持ち上げる。

このポーズは、他のポーズよりヴィンヤサのカウントが短い。

ヴィンヤサ❽
息を吸いながら、体を持ち上げる。

ヴィンヤサ❾
息を吐きながら、チャトゥランガ・ダンダーサナのポーズに入る。

ヴィンヤサ❿
息を吸いながら、上向きの犬のポーズに入る。

ヴィンヤサ⓫
息を吐きながら、下向きの犬のポーズに入る。

ヴィンヤサ⓬ からヴィンヤサ⓰
左側でポーズを繰り返す。

マリーチアーサナD │ 聖仙マリーチのポーズD

ドリシュティ …側面

　このポーズは、マリーチアーサナCの伸ばした脚を半蓮華の形にしたものである。
　必須条件：このポーズは、マリーチアーサナBに熟練した後に始める。

ヴィンヤサ ❼

　息を吸いながら、ジャンプスルーをしてダンダーサナに入る。左脚を曲げて立て、アルダ・バッダ・パドマ・パシュチマターナーサナの説明（109ページ）に従って正確に注意深く半蓮華の形にする。次にマリーチアーサナAの時のように右脚を曲げて立て、右足を右股関節外側と一直線上に置く。右腰と右足とを一緒に後ろに引き、両腰が水平でなくなるようにする。必要なら右殿部を床から持ち上げ、左膝を床に引き下げる。これで、左膝、左殿部、右足で堅固な三脚が作られ、その上にすわることになる。これは、マリーチアーサナBの姿勢と同じである。ここでは前屈をするのではなく、この座った姿勢とマリーチアーサナCのねじれとを合体させる。

　右手を、指を体の反対側に向けて仙骨の後ろで床につく。胸郭を回転させ、両肩と曲げた脚の膝とを一直線にする。左肘を右膝外側に置く。息を吸いながら、脊柱全体を伸ばして胸を持ち上げる。息を吐きながら、外腹斜筋と内腹斜筋を使って腕を膝に沿って滑らせ、左肩を右膝外側に持ってくる。肩が正しい位置にくるまでには、何度か呼吸をする必要があるかもしれない。

　内転筋を使って、立てた右脚を中心に向けて引き寄せる（151ページ、FIGURE 17参照）。内転筋がひきつるようであれば、右手を膝外側に置いて膝を中心に引き寄せる。左腕を内側に回し、膝の周りに回して背部まで伸ばす（伸展は屈曲から戻ること、上腕骨の屈曲は腕を前に出して上げることと定義されている）。ここで右腕を背部後方に伸ばし、右手で左手の指、あるいは手首を握る。

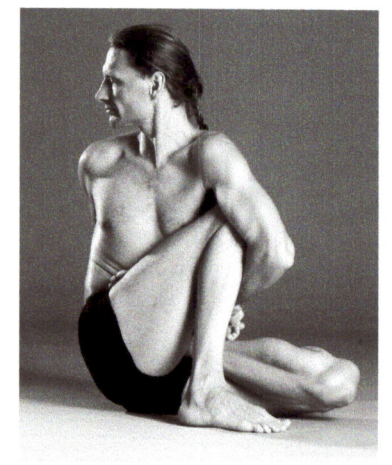

マリーチアーサナD

左大腿骨は内側に回り、中間の位置にくる。左膝は床につけたままであり、右坐骨は重く下に下ろす。息を吸いながら胸前面を持ち上げ、背筋を伸ばす。両肩を後ろに引き、肩甲骨を引き下げる。息を吸うごとに胸部を持ち上げて、姿勢が圧縮されがちになるのを防ぐ。脊柱は両側に均等に伸び、坐骨は地面に向かって下がって、胸部は天に向かって持ち上がる。脊柱がらせん状に回り始め、対になった脊椎それぞれの間にできたスペースによってより深くらせん状に回る。このヴィンヤサのまま、5回呼吸をする。

　息を吐きながら腕を緩め、前を向く。立てた脚を伸ばし、その後半蓮華の下肢を解く（膝のためによくないので、決して順序を逆にしない）。手を床につく。

ヴィンヤサ❽　息を吸いながら、体を持ち上げる。
ヴィンヤサ❾　息を吐きながら、チャトゥランガ・ダンダーサナのポーズに入る。
ヴィンヤサ❿　息を吸いながら、上向きの犬のポーズに入る。
ヴィンヤサ⓫　息を吐きながら、下向きの犬のポーズに入る。
ヴィンヤサ⓬　からヴィンヤサ⓰
　左側でポーズを繰り返す。

注記：
- 大腿や腹部に脂肪組織が蓄積されている場合にはこのポーズは大変難しく、関節に負担がかかる。
- バッダ・コーナーサナによる調整によって股関節は必要なだけ十分開き、膝に負担をかけずにポーズを取ることができるようになる。
- スプタ・クールマーサナを試みる前には、このポーズに熟達していることが必須である。マリーチアーサナDによって体幹屈筋、体幹伸筋、腹筋群が発達し、スプタ・クールマーサナを安全に行うことができるようになる。
- マリーチアーサナDは、プライマリー・シリーズ中の耐久力をつけるための3大ポーズのうちの1つである。

● 解剖学的焦点 …… **腹筋力**

　次のポーズ、ナーヴァーサナにおける主要な動きは、股関節屈曲である。このポーズでは両脚の重みによって骨盤が前に引かれがちになるが、これは腹筋を使うことで避けられる。腹筋で恥骨を持ち上げ、骨盤を後ろに傾けるのである。このためナーヴァーサナは、プライマリー・シリーズの中で腹筋力をつける主要ポーズなのである。つまり、クールマーサナの重要な準備ポーズでもある。

ナーヴァーサナ ｜船のポーズ

ドリシュティ …足の指

ヴィンヤサ❼

　息を吸いながら、ジャンプスルーをしてダンダーサナに入る。体を後ろに傾け、坐骨の後ろと仙骨の先端の間でバランスを取る。両脚を床から持ち上げて、体幹と脚の角度を90度にする。脚をまっすぐ伸ばすように、試みる。足の指が目の高さにくるようにし、つま先を伸ばす。体幹と脚の角度を小さくするほど、必要な力は少なくて済む。

　腕を肩の高さにして、脚に向かってまっすぐ伸ばす。腕と床とを平行にし、両手のひらを向かい合わせにする。腕を肩関節に引き、腰部を崩さないようにする。背中をまっすぐに保ち、胸部を持ち上げておく。体は船体、腕がオールである。

　腹筋が十分に発達していない場合、このポーズでは腰部に負担がかかることがある。初心者は、次のようにすればよい。

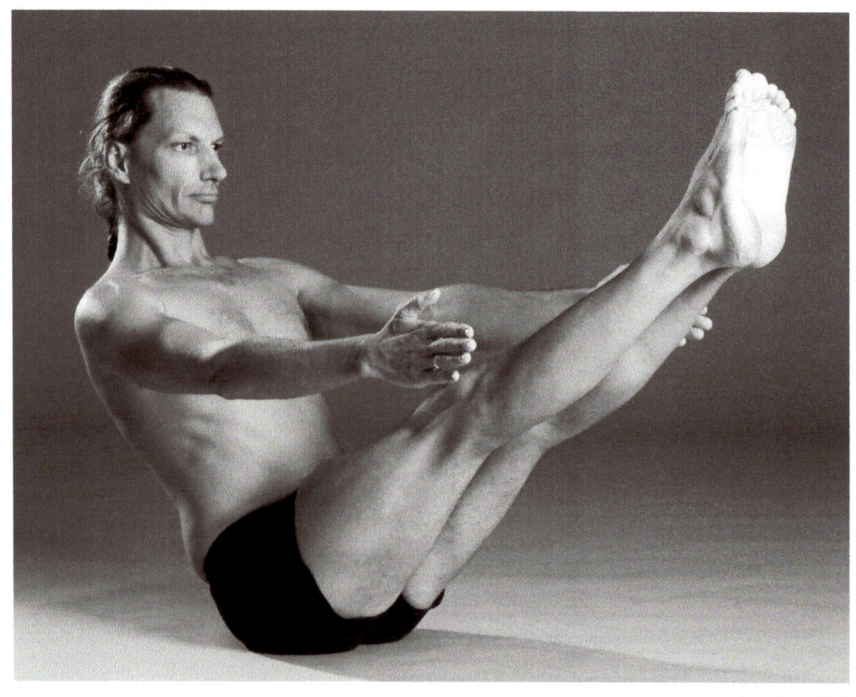

ナーヴァーサナ

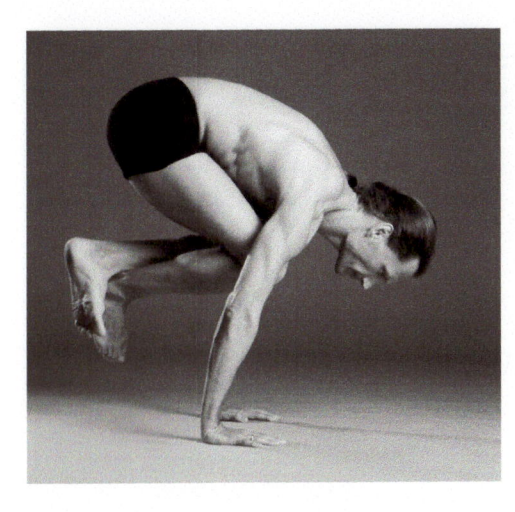

ナーヴァーサナ、ヴィンヤサ8

第1段階
　シッティングポーズから、両膝を曲げて胸に寄せ抱え込む。胸部を持ち上げ、背中をまっすぐに保ったままで足を床から少し上げる。腕をあるべき位置に持ってくる。

第2段階
　膝と胸の角度を広げながら、膝から下が最終的に床と平行になるまで徐々に足を床から持ち上げる。

第3段階
　腹筋がしっかり働いていると感じられるまで、脚を伸ばす。背中はまっすぐに保つ。

ヴィンヤサ❽
　脚を組み、息を吸いながらバンダで呼吸を引っかけ、腕を押しつけて体を床から持ち上げる。これには、懸命な努力が必要とされる。体を持ち上げられない場合、その段階で満足してしまってはいけない。この練習によって、ジャンプバックは飛躍的に上達することが多い。体をほんの少ししか持ち上げられないのであれば、最終的にローラーサナの形に体を持ち上げられるようになるまで練習を続ける。この動きによって、体幹をボールのように丸めることができるようになり、バンダのコントロールを覚える。これは、ジャンプバックの鍵となる動きでもある（105ページ、ローラーサナの写真参照。137ページ、「ローラーサナに向けて」参照）。

　息を吐きながら、すわる。
　最後の2つのヴィンヤサは加えて4回、つまり合計5セット繰り返す。

FIGURE 16
腹部の筋肉

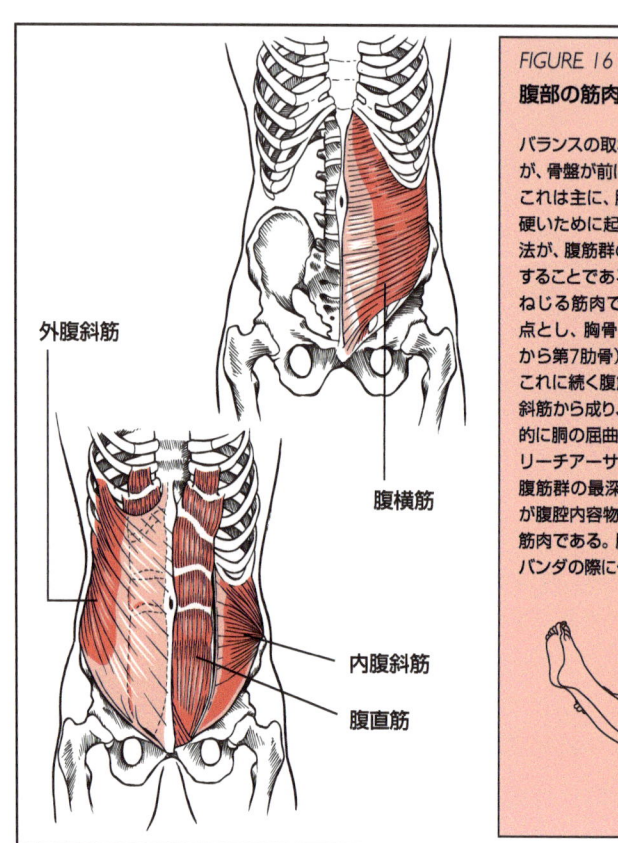

バランスの取れていない姿勢で最も多いのが、骨盤が前に傾きすぎている姿勢である。これは主に、股関節屈筋、中でも大腰筋が硬いために起こる。これを避ける唯一の方法が、腹筋群の最外層である腹直筋を強くすることである。腹筋群は、体幹を屈曲しねじる筋肉である。腹直筋は恥骨稜(ちこつりょう)を起点とし、胸骨(剣状突起)と胸郭(第5肋骨から第7肋骨)に付着している。
これに続く腹筋群の深層は外腹斜筋、内腹斜筋から成り、第1に体幹のねじれを、二次的に胴の屈曲を行う。これらの筋肉は、マリーチアーサナCとDを通して発達する。腹筋群の最深層部は腹横筋から成り、これが腹腔内容物を脊柱に向かって引き寄せる筋肉である。腹横筋下部は、ウディヤーナ・バンダの際に使われる。

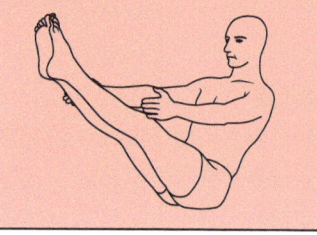

ヴィンヤサ❾
息を吐きながら、チャトゥランガ・ダンダーサナのポーズに入る。

ヴィンヤサ❿
息を吸いながら、上向きの犬のポーズに入る。

ヴィンヤサ⓫
息を吐きながら、下向きの犬のポーズに入る。

ブジャピーダーサナ｜膝を肩に乗せるポーズ

ドリシュティ …鼻

ヴィンヤサ❼

息を吸い、ジャンプスルーの代わりに足で腕を巻くようにジャンプする。この動きの間、殿部は持ち上げたままである。これには、バンダのコントロールが必要である。空中にいる間中息を吸い続けることが鍵となる。つまり、内腿が腕につくまで息を吸い続けるのである。次に脚を腕の周りに巻きつけ、足首を組む。できれば足を床につけず、動きすべてを行う。それが難しければ、次のようにする。

第1段階

息を吸いながら前に跳び、足を手の外側につく。両手をマット幅に開いている場合は、足はマットのすぐ脇に置く。手を床から離さず、ハムストリングの状態を見ながら可能な限り脚を伸ばす。

第2段階

右足かかとを右手で持ち、右肩を右膝後ろに動かす。左側も同様にする。肩が膝の下にいくほど、ポーズを取るのは容易になる。ここで、できるだけ足に近い位置で手を床につける。

● 実用的ヒント …… ローラーサナに向けて

ジャンプバック、ジャンプスルーの一部であるローラーサナを行うのが困難な場合は、次のように練習する。膝をついて、片方の足首をもう片方の足首上に乗せる。両手をそれぞれ膝の外側につき、息を吸いながら膝を床から離して胸まで持ち上げる。このポーズを保っていられる呼吸数を数える。毎日練習を続け、日に日に1回ずつ呼吸数を増やすように試みる。

呼吸を15回までできるようになれば、足を持ち上げる。こちらのほうが難しく、呼吸数が減るはずである。呼吸を10回までできるように、練習をする。進歩のない場合は、練習を1日に数回行う。

呼吸を10回できるようになれば、足を床につけないようにしつつ、ゆっくりと前後に体を揺らす。体を揺らした状態で呼吸が10回できるようになれば、揺れる動きの振れ幅を大きくしていく。床に触れることなくローラーサナから下向きの犬のポーズに入れるようになるまで、振れ幅を大きくしていく。

次に、シッティングポーズから同じ動きを取ってみる。この動きを正確に行うには、数日、あるいは数年かかることもあるかもしれないが、忍耐強く練習する。

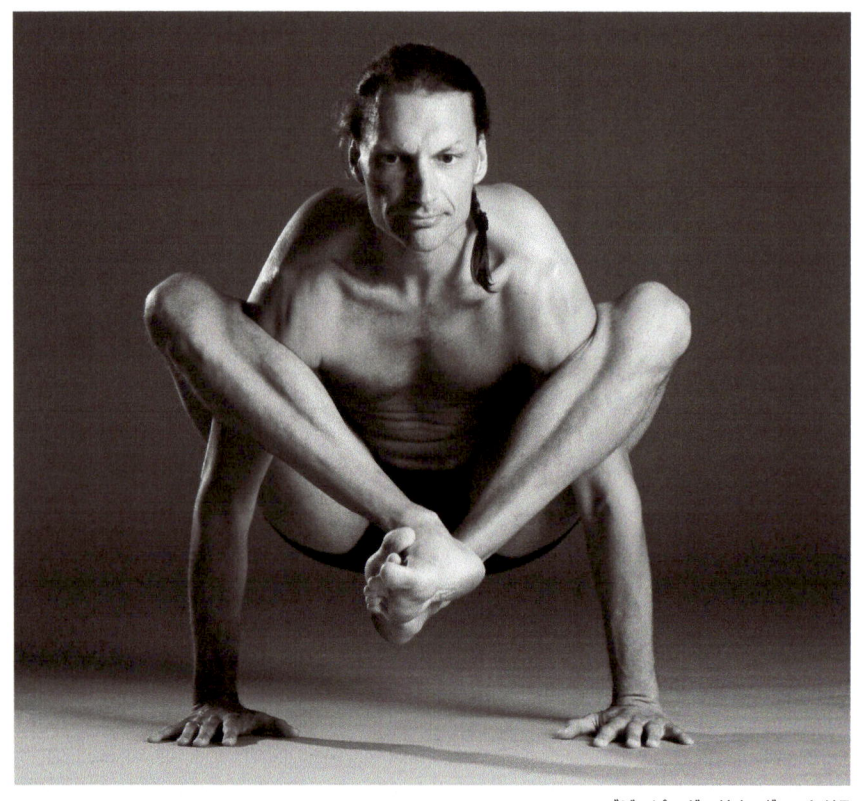

ブジャピーダーサナ、ヴィンヤサ7

第3段階

　ゆっくりと体重を手にかけ、足を床から離す。苦痛でなければ、足を持ち上げ足首を組む。膝が肩近くにあるほうが、ポーズを取るのは簡単である。膝が肘のあたりまで下がっていると、足を床から上げるためには腹筋を高く持ち上げる必要があり、非常に努力を要する。この姿勢のまま5回呼吸をし、息を吸いながら足首を解いて脚をまっすぐ伸ばす。膝を曲げ、ジャンプバックをする。

ヴィンヤサ❽

　息を吐きながら、足を後ろに回して足の指を伸ばす。これは、できれば床に触れないようにして行う。肘を曲げ、胸を床に向かって下げる。徐々に額を床につけ、それが簡単にできるようになればあごを軽く床につける。このような方法でブジャピーダーサナを行えば、クールマーサナの理想的な準備ポーズになる。体幹の筋肉、中でも腹筋群、体幹伸筋、そして大腰筋を目覚めさせる。

　初心者は、先に述べた第3段階に熟達してから全行程を試みるほうがよい。あ

ごを下につけることができるようになれば、体を起こしたバージョンで5回呼吸していた部分は省く。まっすぐジャンプをしてポーズから出る練習が、最終的な段階である。

ヴィンヤサ⓽

息を吸いながら体を起こし、腕を伸ばして足を床につかないようにしつつ前に持ってくる。足首を解き、下肢を強く働かせてまっすぐに伸ばす。つま先を伸ばして、上を見上げる。このブジャピーダーサナから出る時の移行ポーズが、ティッティバーサナ(ホタルのポーズ)である。

息を吐きながら膝を曲げ、膝をわきの下に持ってきてかかとを殿部に向かって上げる。

ヴィンヤサ⓾

息を吸っている間、この姿勢を保つ。この2つ目の移行ポーズが、バカーサナ(ツルのポーズ)である。

ヴィンヤサ⓫

息を吐きながら、チャトゥランガ・ダンダーサナのポーズに入る。

ヴィンヤサ⓬

息を吸いながら、上向きの犬のポーズに入る。

ヴィンヤサ⓭

息を吐きながら、下向きの犬のポーズに入る。

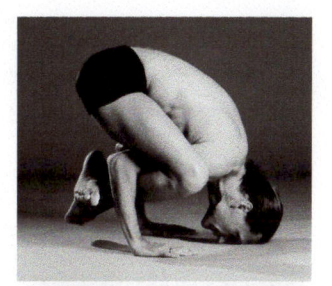

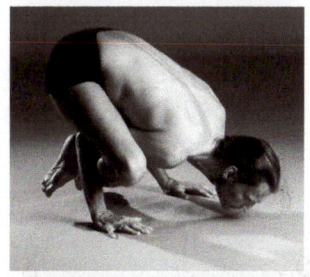

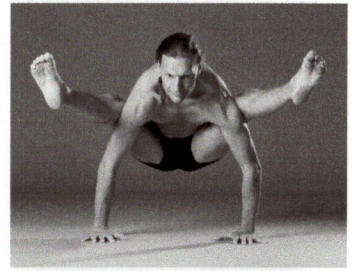

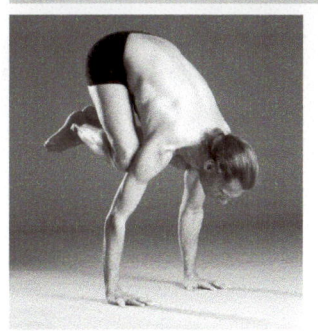

上から:
ブジャピーダーサナ、額
ブジャピーダーサナ、最終的なポーズ
ティッティバーサナ
バカーサナ

クールマーサナとスプタ・クールマーサナ
カメのポーズと眠ったカメのポーズ

ドリシュティ …額の中心（第3の目）

　必須条件：マリーチアーサナD、ブジャピーダーサナに熟達すること。
　スプタ・クールマーサナは脚を頭の後ろに持ってくるポーズの導入として重要なばかりか、力強い後屈ポーズにおいて脊柱を安全に保つために必要な支持のための耐久力を生み出すポーズでもある。このため、スプタ・クールマーサナに熟達することは、ドロップバック（サマスティティからの強度の強い後屈ポーズ）のための必須条件と考えなくてはならない。

> **● ヨーガの状況 …… 脚を頭の後ろに持ってくるポーズの重要性**
> 　スプタ・クールマーサナは、プライマリー・シリーズの中で鍵となるポーズのうちの1つである。プライマリー・シークエンスの他のポーズがすべて前屈、股関節回転かこの2つの組み合わせであるのに対し、スプタ・クールマーサナは脚を頭の後ろに持ってくるポーズ全体への扉となるものなのである。インターミディエート・シリーズには3つ、アドヴァンストA・シリーズには6つ、アドヴァンストB・シリーズには7つ、脚を頭の後ろに持ってくるポーズがある。これらのポーズは、後屈ポーズを中和するポーズである。脊柱を刺激して腹筋と体幹伸筋を強化し、胸部を発達させて心臓と肺への血液供給量を増加させる。また、謙遜の気持ちが増し高慢な気持ちが減少する。これは、ポーズの中でも最も重要なものである。後屈や腕のバランスのシークエンスと組み合わせれば、神経系を浄化して瞑想状態を引き起こす。

ヴィンヤサ❼

　このポーズを試みる前には、ブジャピーダーサナに熟達することが必要である。必要となるハムストリングの長さを得るためには、パシュチマターナーサナに上達することも重要である。息を吸いながら、ブジャピーダーサナに入る時と同様、腕を巻くようにジャンプをする。膝を肩近くまで持ち上げ、脚をまっすぐにして脚が床と平行になるまで殿部を持ち上げる。
　息を吐きながら、ヘリコプターのようにゆっくりと体を下げ、肘を体の後ろで曲げる。床の上で、もう一度膝が肩真上にくるよう試みる。内腿と胸郭外側の間に隙間ができないようにし、両脚をほぼ平行にする。腕をまっすぐ伸ばし、手を前に持ってきて肩と一直線にする。手のひらを床に押しつける。頭を床につけ、ブ

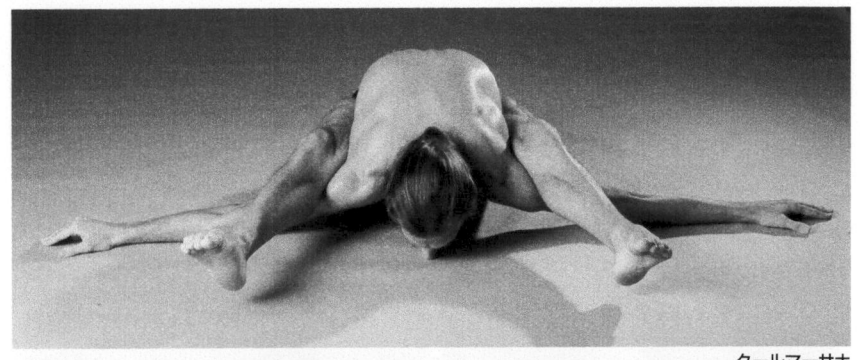

クールマーサナ

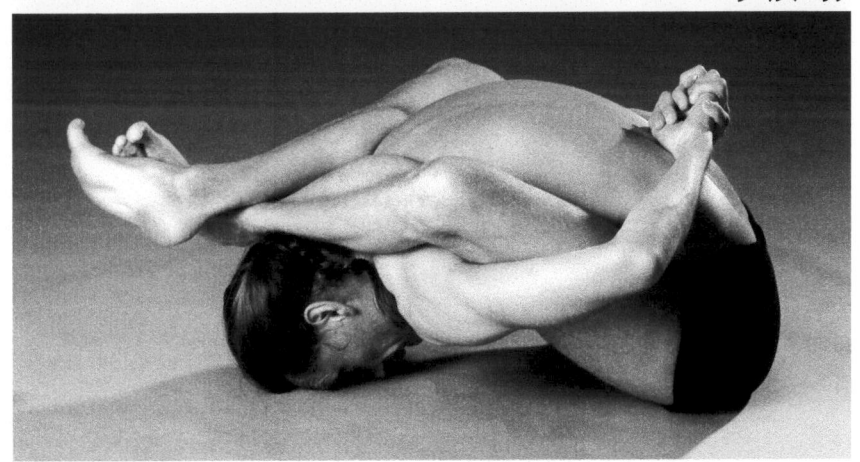

スプタ・クールマーサナ

　ジャピーダーサナ同様最初は額を、そのうちにあごを下につける。他の強度の強い前屈のポーズ同様、このポーズでも足の指先を伸ばしてハムストリングと十字靭帯を保護する。脚をまっすぐに伸ばし、かかとを床から持ち上げる。クールマーサナのまま、5回呼吸をする。
　脚がまっすぐ伸びているのにかかとが床から上がらない場合は、腕が肩と一直線になって伸びているかどうかを確認する。
　もし手がはるか後方にあれば、坐骨が上がりがちになる。腕を外側に伸ばすだけの十分なスペースがない場合には、手のひらを上に向けて腕を後方に伸ばす。しかし、肩が丸くなって前に崩れがちになるため、こちらのバージョンはあまり勧められない。
　かかとを床から持ち上げるにはかなりの力が必要だが、これはこのポーズにお

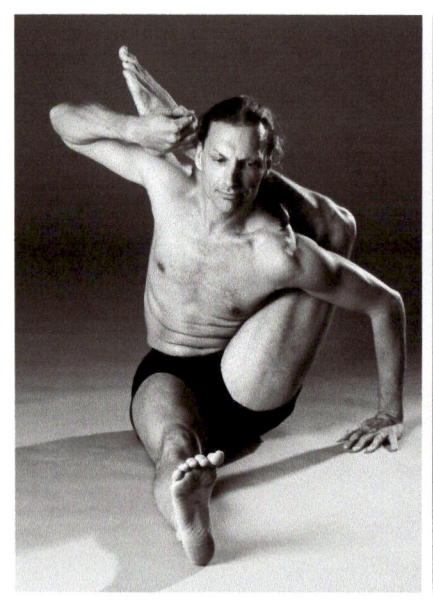

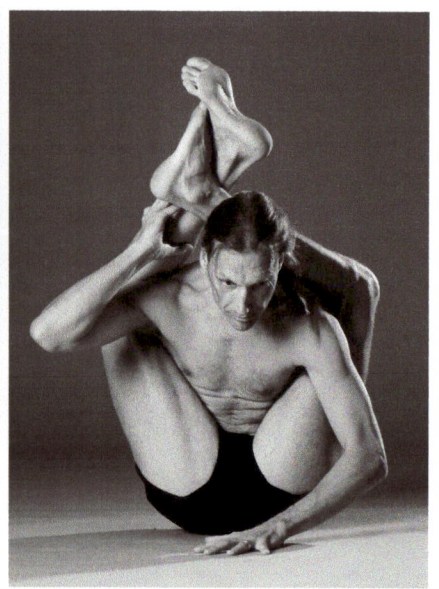

スプタ・クールマーサナに入る。1（上）、2（右上）

ける重要な点である。その理由は、次のとおりである。
- 大腿四頭筋とハムストリングが強化されて、すべての前屈ポーズの完成度が高くなる。
- スタンディングポーズで膝蓋骨を上に引き上げておくのが難しい場合に、大腿四頭筋の使い方が上達する。
- ドロップバックに備えて、脊柱が強化される。
- 何より重要な理由として、スプタ・クールマーサナに必要な腹筋力が養われる。

クールマーサナに熟達するまでは、スプタ・クールマーサナを試みてはいけない。クールマーサナで背中がかなり丸くなっている場合は、椎間板が傷つきやすい位置にある。体の準備ができていなければ、足の重みが首の後ろに加わることによって負担がかかる。足を床につけずに持ち上げておくだけの耐久力があれば、これは保護できる。

ヴィンヤサ❽ プライマリーのバージョン

息を吐きながら脚を上に曲げ、肩を膝の裏に深くかけ、腕を背中に回して伸ばし、手を握る。できれば、手首をつかむ。

ヴィンヤサ❽ インターミディエートのバージョン

インターミディエート・シリーズを練習している生徒は、シッティングポーズを取

ってドゥヴィ・パーダ・シールシャーサナに入りスプタ・クールマーサナに移ればよい。(これを試みるには、まずエーカパーダ・シールシャーサナに熟達していなくてはならない。頭の後ろに両脚の重みがかかるため、体幹の力がかなり必要である)。

　まず、左脚を頭の後ろに持ってくる。膝を肩の後ろまでしっかりと動かし、すねをC7椎骨の下に引っかける。これで、首に脚の重みがかかることは避けられる。脚の重みは、肩と胸椎上部の上にかかる。息を吐きながら、右脚を左脚の上に置く。左足の位置が頭の上から動いていないか、確認する。

　このようにして練習すれば、中サイズのリュックサックを背中に担ぐほどしかポーズによって不快感が起こることはない。ポーズの取り方が悪いと、首にある脊髄神経にかなりの刺激が起こり、その他にも様々な症状が出る。

ヴィンヤサ❾ プライマリーのバージョン

　息を吸いながら足首を交差し、額を床につける。これが、スプタ・クールマーサナの状態である。腹筋と背部伸筋で脊柱を支え、このままの姿勢で5回呼吸をする。

ヴィンヤサ❾ インターミディエートのバージョン

　両手を床につき、床に向かって額を下げる。両脚は頭の後ろに保つ。背中に手を伸ばして指を組むか、あるいは手首をつかむ。

ヴィンヤサ❿

　手をほどき、前に持ってきて肩の下に置く。息を吸いながら、体全体を床から持ち上げる。できれば、足は頭の後ろに保つ。次に、ブジャピーダーサナと同様、脚を伸ばしてティッティバーサナに入る(139ページの写真参照)。

　息を吐きながら、脚を後ろに曲げて膝を腕の後ろに休ませる。息を吸いながら体を持ち上げてバカーサナに入り、腕をまっすぐに伸ばす。足のつま先を伸ばし、かかとを坐骨下に引き上げる。息を吸い切り体が浮き切ったら、ヴィンヤサ11に移る。

ヴィンヤサ⓫

　息を吐きながら、チャトゥランガ・ダンダーサナのポーズに入る。

ヴィンヤサ⓬

　息を吸いながら、上向きの犬のポーズに入る。

ヴィンヤサ⓭

　息を吐きながら、下向きの犬のポーズに入る。

ガルバ・ピンダーサナ ｜ 子宮の中の胎児のポーズ
ドリシュティ …鼻

必須条件：これまでのすべてのポーズ。特にマリーチアーサナD。

ヴィンヤサ❼

息を吸いながらジャンプスルーで脚をまっすぐ伸ばし、ダンダーサナに入る。

ヴィンヤサ❽

息を吐きながら、ガルバ・ピンダーサナに入る。熟練した人であれば1回息を吐く間にポーズに入ることができるかもしれないが、そうでなければ何段階かに分けて行ったほうがよいであろう。西洋では、パドマーサナとそのバリエーションは膝に問題を起こすと言われている。生まれてからずっとイスにすわって過ごしてきたために股関節が硬くなっていれば、1週間でこのポーズに習熟することは不可能である。インドでは古来より母なる大地にすわっており、そのためパドマーサナのために十分股関節が開かれていることは、すでに述べたとおりである。股関節が硬いにもかかわらず無理にパドマーサナの姿勢を取ろうとすると、膝を痛めることもある。

解決法としては、まず股関節を開き（必要なら何年もかけて）その後このポーズを試みることである。マリーチアーサナDに熟達していなければ、ガルバ・ピンダーサナを試みてはならない。

第1段階

ダンダーサナから、アルダ・バッダ・パドマ・パシュチマターナーサナ（109ページ）にある指示に正確に従って右脚を半蓮華の形にする。簡単には、次のとおりである。

- 右足のつま先を伸ばし足の裏を上に向ける[16]。
- 右膝を右外側に引く。
- 右足かかとを右鼠径部に引き入れて、膝関節を完全に閉じる。
- かかとをへそに向かって引き上げる。

かかとをへそに保ったまま、右足を左鼠径部に置く。

注記： 右足が鼠径部ではなく左腿にあり、右足かかとがへそについていない場合は、ここから先の段階に進んではいけない。この場合は、ポーズを取るために必要な柔軟性を十分持ちあわせていないのである。

---

16. 何故必ず右脚を先に半蓮華の形にしてすわるのかについては、シークエンスの最後のパドマーサナを参照する。

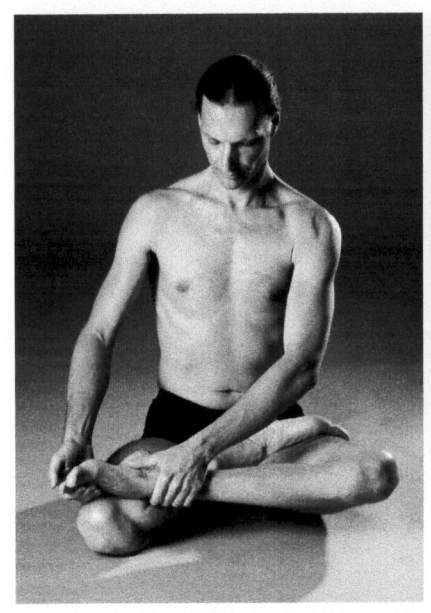

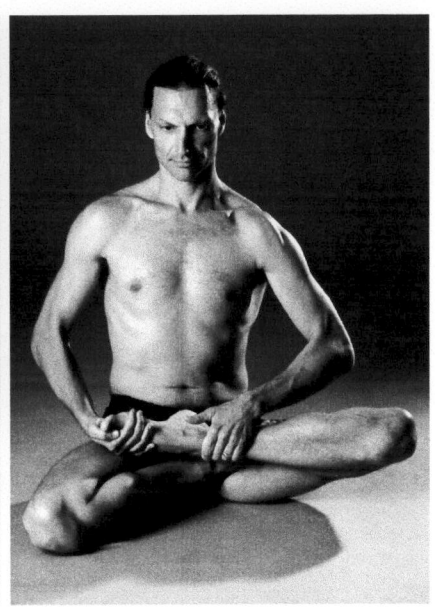

ガルバ・ピンダーサナ：蓮華のポーズに入る誤った方法（左）と正しい方法

第2段階

　右脚が左鼠径部にぴったりと収まっている場合に限り、次の段階に進む。蓮華のポーズで事故が起きるのは、2番目の脚、この場合であれば左脚を無理やり動かすことが原因であることがほとんどである。2番目の足を所定の位置に持ってくるにあたり最も危険な方法が、脚を90度曲げただけの状態で足を右膝上に持ってこようとすることである。体の柔軟な生徒であっても、この方法では膝を痛めてしまう。

　蓮華のポーズ、半蓮華のポーズで膝を保護するには、脛骨と大腿骨をくっつけ、まず膝関節を完全に閉じることが必要である。そして、脛骨と大腿骨を1つの単体として動かす。この方法であれば、半月板損傷の原因である膝の外側への動きが避けられる。

　2番目に曲げる脚の膝を保護するには、パドマーサナを2つの半蓮華が1つに合わさったものとして考える。つまり、2番目の脚についても同様の半蓮華の段階を踏み、右脚がすでに半蓮華の形にあることを完全に忘れてしまうのである。そのためには、以下の手順に従う。

●左足のつま先を伸ばし、足の裏を上に向ける。

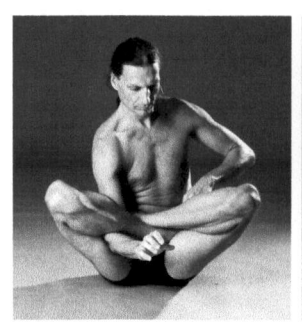

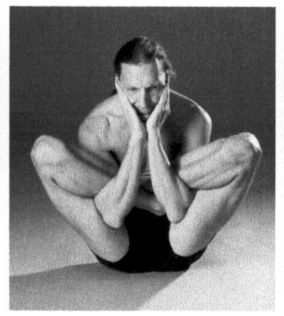

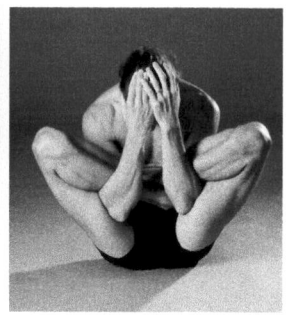

ガルバ・ピンダーサナに入る　　ガルバ・ピンダーサナ、　　　　ガルバ・ピンダーサナ、
　　　　　　　　　　　　　　ヴィンヤサ8、手をあごに置く　　ヴィンヤサ8、手を頭頂部に置く

- 膝関節を完全に閉じ、左足かかとを左鼠径部に引き寄せる。
- 治癒目的の場合は、まず左足を右足首下に入れる。この姿勢で快適でいることができ、次の段階に進む。膝の関節を閉じたまま、坐骨を動かさずに左膝をできるだけ横に張り出す。ゆるやかに左足を右足首上に持ち上げ、へそに向かって引き上げる。
- 左足を右鼠径部に引き込む。

このように動きを行えば、膝関節は常に閉じられた状態のままであり、左側でもまた、脛骨と大腿骨が1つの単体として動くのである。どこの時点であろうとも膝に痛みを感じれば、痛みのないところまで動きをさかのぼり、ゆっくり細部にまで注意を払いながら進める。

必要な柔軟性が得られるまでは、他のポーズを練習する。

第3段階

ガルバ・ピンダーサナに備えて、脛骨の前面が床のほうを向き、足の裏とかかとが体幹ではなく上を向くまで大腿骨を内側に回す（119ページのジャーヌシールシャーサナAにある「ブッダの蓮華」を参照）。

両腿がほぼ平行になるまで、徐々に両膝を引き寄せる。これで、大腿とふくらはぎの間に腕を差し込むに十分なスペースができるはずである。脚が最も細いところで、ふくらはぎの筋肉下に手のひらを自分のほうに向けた状態で手を入れる。大腿とふくらはぎの間に右手が入れば、手を返して手のひらを自分と反対方向に向ける。これで、肘が滑りやすくなる。無理に力を入れてはいけない。左手も手のひらを自分のほうに向けて差し込み、その後手を返して肘を滑らせる。両肘が入れば腕を曲げ、手をあごに添えて手の指で耳たぶに触れる。これができな

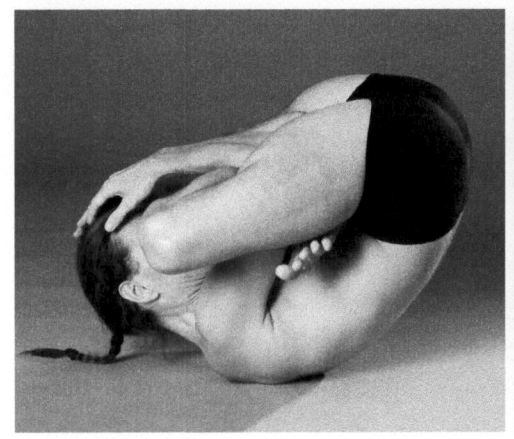

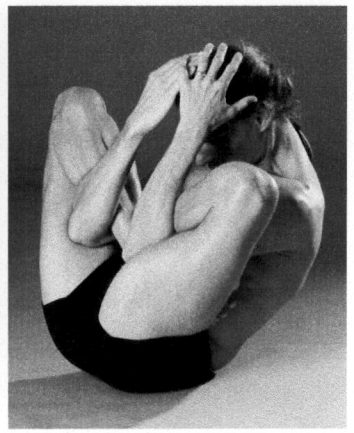

ガルバ・ピンダーサナ、転がり1と2

いのは、腹筋が弱いためであることが多い。この動きには、体幹をかなり屈曲させる必要がある。頭を上げ、坐骨でバランスを取りながらできるだけ背筋を伸ばす。

これが、ガルバ・ピンダーサナの状態である。これは、子宮の中の胎児が体を丸めている姿勢によく似ている。このまま、5回呼吸をする。

ポーズの次の段階に進むには頭を前に倒し、できれば両手を頭頂部に乗せる。これによって、背中で転がる準備として背部が丸くなる。

息を吐きながら背中で転がり、ロッキングチェアーのような動きを行う。殿部が浮いている間に、体をわずかに右に回転させる。この動きによって、その場で右回りに体が動く。揺れる動きを9回行う。これは、妊娠期間の9ヵ月を表している。息を吸う時には体を起こし、息を吐いて体を下げる。できれば、手で頭を抱えたままにする。呼吸とバンダに関連づけて動きが起こるようにする。

最後に息を吸う時に、弾みを利用してクックターサナの姿勢で起き上がる。

クックターサナ ｜ 雄鶏のポーズ
ドリシュティ …鼻

　息を吸いながら体を揺らして持ち上げ、手でバランスを取る。手を床についたらすぐ、頭を持ち上げてそれまでの動きをなくしていき、バランスを取る。これが、クックターサナ、雄鶏のポーズである。このポーズでは、両手が雄鶏の足になぞらえられている。ガルバ・ピンダーサナとクックターサナは股関節を一層開くために大変効果的であり、正確に行われれば膝の治療にもなる。これらのポーズによって、パドマーサナの質も格段に向上する。支えとなる耐久力をつけ、腹筋群を使い、脊柱を刺激する。クールマーサナ同様、シリーズの最後に出てくる後屈ポーズの主要準備ポーズであり、カウンターポーズでもある。クックターサナのポーズのまま、5回呼吸をする。

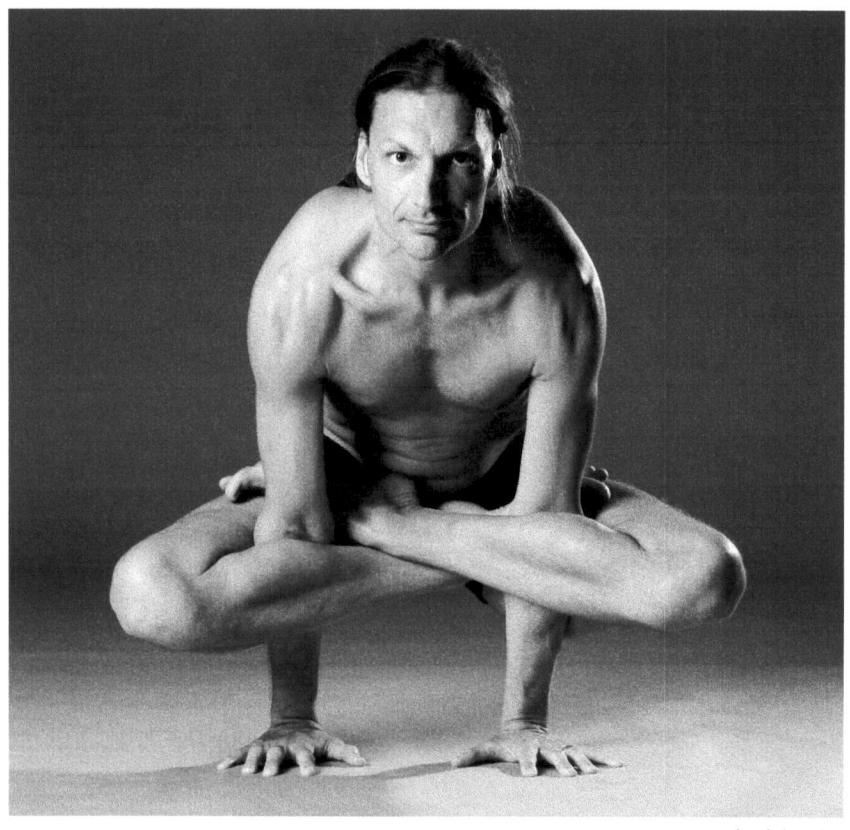

クックターサナ

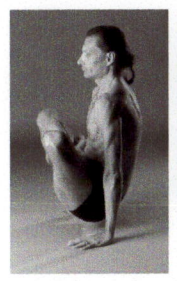

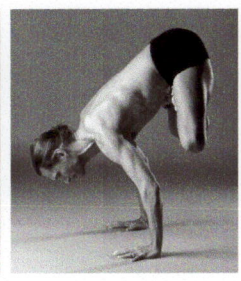

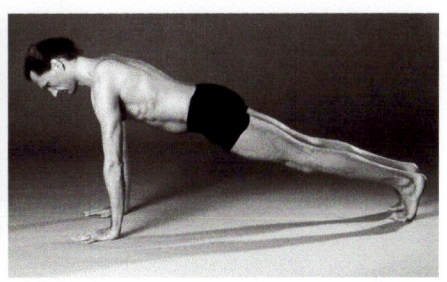

蓮華のポーズからのジャンプバック、第1段階、第2段階、第3段階

息を吐きながらすわり、腕を引き出して手を床に置く。

ヴィンヤサ❾

腕の間をうまくすり抜けられるように、できるだけ両膝を近づける。息を吸いながら脚を前に揺らして、膝を高く上げる。大腿を胸に引き寄せ、腕の間を通し坐骨を揺らし弾みをつける。

ヴィンヤサ❿

息を吐きながら、後ろに揺れて坐骨を後方高くに持ち上げる。坐骨が一番高く上がる地点まで、脚を胸に引き寄せたままで保つ。脊柱は床に平行か、あるいは、より高く坐骨を上げる。ここまできて初めて、蓮華の形の脚を後ろに振る。大腿が床と平行になったら、脚を伸ばしてチャトゥランガ・ダンダーサナで床につく。

注記：
- 体を揺らす時には坐骨を非常に高く持ち上げ、膝が床にぶつからないようにする。
- 耐久力をつけたければ、弾みを利用せずにゆっくりと動きを行う。
- バンダのコントロールが十分に身についていない場合や膝に不快感を覚える場合は、一度に片方の脚だけをパドマーサナから解く。その後両脚を伸ばしてダンダーサナのポーズを取り、そこからジャンプバックをする。

ヴィンヤサ⓫

息を吸いながら、上向きの犬のポーズに入る。

ヴィンヤサ⓬

息を吐きながら、下向きの犬のポーズに入る。

バッダ・コーナーサナ | 合蹠（がっせき）のポーズ

ドリシュティ …鼻

ヴィンヤサ❼

　息を吸いながら、ダンダーサナに入る。両膝と両足首が一直線上にくるまで、膝を外に張り出しながら足を体に引き寄せる。恥骨からかかとまでの距離に決まりはなく、大腿骨と脛骨の長さの比によって個人個人で異なる。この時点ですでに骨盤が後ろに傾いている場合は、折りたたんだ毛布やタオルの上にすわって坐骨の位置を上げる。これで、うまく重力を利用することができる。

　手の親指を両足裏の間に入れて足をつかみ、本のページを開くように足を開く。同時に、外転筋（中殿筋、小殿筋、大腿筋膜張筋）を使って膝を床に押しつける。深く息を吸い、坐骨を床に押しつけ腰部をくぼませて胸部を持ち上げ、できるだけ背筋を伸ばす。

ヴィンヤサ❽

　息を吐きながら背中を完全にまっすぐにし、胸を前に持ち上げたままで体を前に倒す。このポーズの習得は大変難しい可能性があり、何年間も調整しても習得できないこともあるが、探究（ヴィチャーラ）と知性（ブッディ）を通せば習得できるはずである。バッダ・コーナーサナは、ジャーヌシールシャーサナAを2つ組み合わせたポーズであることを理解しておく必要がある。ジャーヌシールシャーサナAを理解し適切に練習をしたなら、バッダ・コーナーサナは理解できる。

　ジャーヌシールシャーサナを思い出してみよう。右脚を後ろに曲げた時には、以下のようにする。

● 右足のつま先を伸ばして足裏を上に向ける。

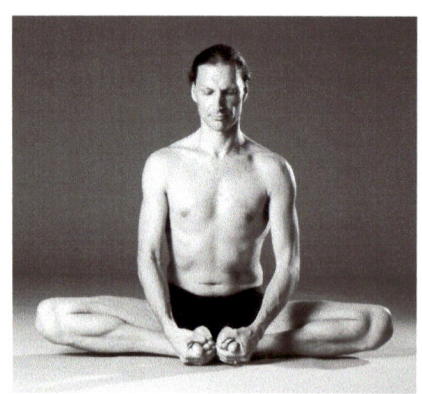

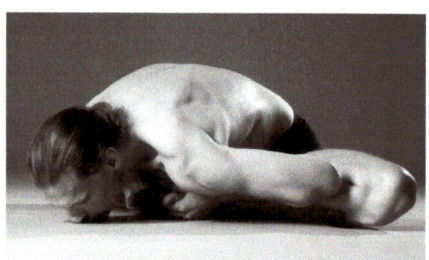

バッダ・コーナーサナ

バッダ・コーナーサナ、ヴィンヤサ7

FIGURE 17
内転筋

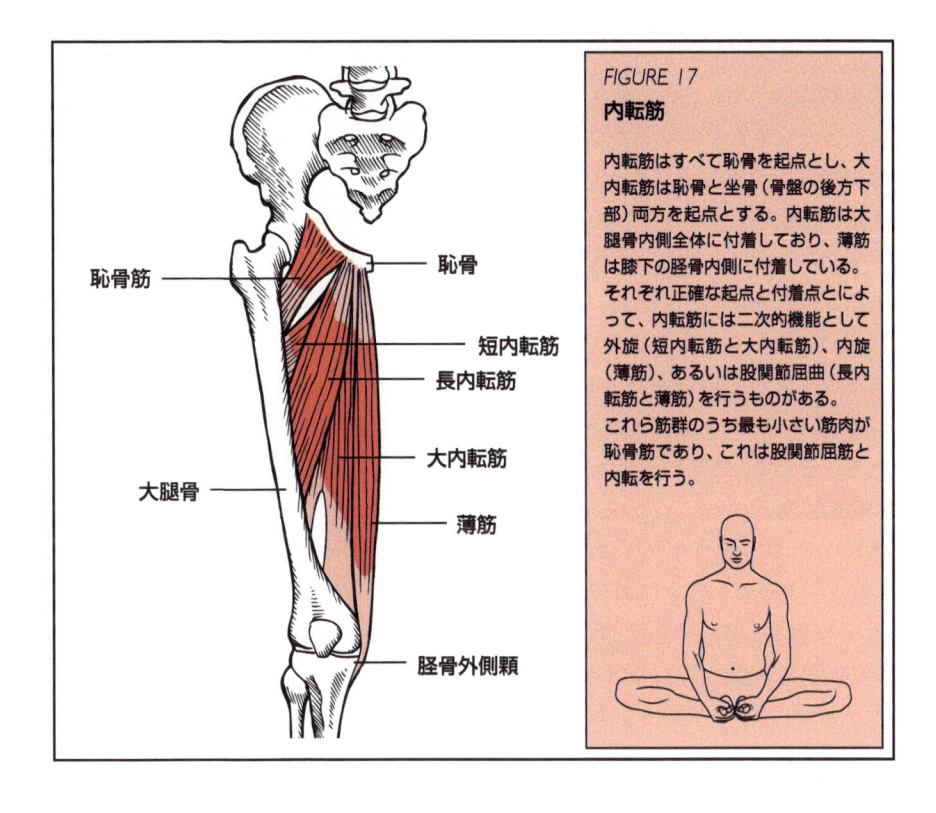

内転筋はすべて恥骨を起点とし、大内転筋は恥骨と坐骨（骨盤の後方下部）両方を起点とする。内転筋は大腿骨内側全体に付着しており、薄筋は膝下の脛骨内側に付着している。それぞれ正確な起点と付着点とによって、内転筋には二次的機能として外旋（短内転筋と大内転筋）、内旋（薄筋）、あるいは股関節屈曲（長内転筋と薄筋）を行うものがある。これら筋群のうち最も小さい筋肉が恥骨筋であり、これは股関節屈筋と内転を行う。

（図ラベル：恥骨筋、恥骨、短内転筋、長内転筋、大内転筋、大腿骨、薄筋、脛骨外側顆）

- 右足かかとを右鼠径部に引き寄せる。
- 右大腿骨を内側に回す。
- 膝を床後方に引く。
- 大腿骨の内側に沿って伸ばす。

バッダ・コーナーサナではこれらの動きすべてを、両側で同時に行わなくてはならない。ヴィンヤサ7ですでに足をそらせ、足の裏を上に向けておく。その後つま先を伸ばすと、両足のかかとが離れる。これで、大腿内側が伸びる。次にかかとをそれぞれ鼠径部に伸ばせば、前屈の際に坐骨が後ろに逃げるのは避けられる。しかし、最も重要な動きは大腿を内側に回すことである。大腿骨を、カートの車輪のように前に回す（床が基準点となる）。バッダ・コーナーサナでは、大腿骨は脛骨と同じ動きをして内側に回らなくてはならない。これで、膝関節が閉じられ保護される。脛骨の前端がまっすぐ下にくるまで、脛骨を前に回す。ヴィンヤサ7では大腿骨を外側に回しているので、ヴィンヤサ8でより深くポーズに入るために、この動きを逆転させなくてはならないのである。

ジャーヌシールシャーサナAと同様に、膝を後方に引き下げる。最後に、大腿骨を横に張り出し、その動きによって内転筋を緩める。この等尺性の動きはすでに、足のつま先を伸ばしかかとを離した時点で始まっている。この時、大腿骨が股関節に引き寄せられるという反射が起こることが多々あるが、これは内転筋によるものであり、ポーズに入っていくのを妨げることになる。

　多くの生徒にとってこのポーズに深く入る妨げとなるのが、内転筋が慢性的に緊張状態にあることである。これは、恐怖、痛み、羞恥心などの感情がこれらの筋肉に付着しているためであることが多い。これらの感情を認め、息を吐くとともに解き放つ必要がある。そのためには、ポーズにおける感覚の強度が耐えられる範囲になくてはならない。筋肉を伸ばしすぎると、組織にトラウマが蓄積される。そして、防衛のメカニズムとして、その時点に至ることを筋肉が避けようとするのである。

　バッダ・コーナーサナにおける体幹の動きは、ジャーヌシールシャーサナAやパシュチマターナーサナにおける動きと同じである。下腹部を引き入れ、胸部を前に持ち上げて肩甲骨を背部に引き下げ、頭頂部と坐骨を反対方向に伸ばすのである。肘を内腿に押しつけて、膝を床にしっかりとつけたままにする。足のつま先を伸ばし、そらせたまま体に引き寄せる。

　前屈の際に坐骨が上がって後方に逃げるようであれば、呼吸と腹筋を使ってかかとを腹部に引き寄せることでこれを防ぐ。腹腔内容物を、脊柱に対して極力引き入れる。それによって胸部が前に持ち上げられ、かかとが入るだけのスペースができる。最終的には、足の指をネックレスのようにして胸に置く。バッダ・コーナーサナのポーズのまま、5回呼吸をする。

> ● **実用的ヒント** …… **さまざまな肌タイプのために**
>
> 　紙のように薄く絹のような肌質で布の上を滑りやすい肌の人は、肌のタイプがヴァータであり長いタイツをはいても何の問題もない。通常それほど汗をかかないが、汗をかくとタイツの滑りが悪くなる。布に触れる肌が濡れていれば、摩擦は大きくなる。ピッタとカパの性質の肌（肌が厚くオイリーで、べとべとと湿った肌質）の生徒は汗をかきやすいので、短いズボンをはいて水を腕や肘にかけるとよい。寒い季節であまり汗をかかない場合には、長いタイツと長袖のものを着てもよい。重ね着すれば、滑りがよくなる。

ヴィンヤサ❾
　息を吸いながら、動きを逆行させてヴィンヤサ7と同様の姿勢で背筋を伸ばしてすわる。膝を下に下ろして胸部を持ち上げ、腰部をくぼませて肩甲骨を引き下げる。息を吐きながら、手をついて脚をまっすぐ伸ばす。

ヴィンヤサ❿
　息を吸いながら、体を上げる。腹筋が働いたことが感じられ、まるで蝶のように飛べるような気がするだろう。

ヴィンヤサ⓫
　息を吐きながら、チャトゥランガ・ダンダーサナのポーズに入る。

ヴィンヤサ⓬
　息を吸いながら、上向きの犬のポーズに入る。

ヴィンヤサ⓭
　息を吐きながら、下向きの犬のポーズに入る。

ウパヴィシュタ・コーナーサナ｜足を持つ開脚のポーズ

ドリシュティ …鼻（ヴィンヤサ8）　上方向（ヴィンヤサ9）

ヴィンヤサ❼

　息を吸いながら、ジャンプスルーでダンダーサナのポーズに入る。足の外側をつかめる範囲で脚を広げる。おそらく、90度から120度の間になるだろう。

　角度にかかわらず足の外側をつかむことができない場合は、代わりに足の親指をつかむ。初心者は、決して腰部を丸めないよう、最初は脚を曲げ、体を前に伸ばす時に重力を利用できるように折りたたんだ毛布やタオルの上にすわる。

　足をつかみ、体幹前面全体を持ち上げる。下腹部を引き入れ、腰部をくぼませる。肩甲骨を背部で引き下げながら、胸部を引き上げる。

ヴィンヤサ❽

　息を吐きながら、体を前に倒す。十字靱帯とハムストリングの起点を保護するために、脚を力強く働かせて膝蓋骨を持ち上げ、かかとを床に向かって引き下ろす。大腿をニュートラルな位置に保ち、膝と足はまっすぐ上を向ける。背中をまっすぐ伸ばしたまま、できるだけ体を前に倒す。

　このポーズの目的は、体幹の主要ヴァーユ（きわめて重要な気の流れ）の流れのバランスを整えることである。

　これらの生命力の様々な流れは、ウパヴィシュタ・コーナーサナを練習することでバランスよく保たれる。この目的のためにはあごを床に突き出さず、胸部から均等な動きで前へ下へと動かす必要がある。立っている時と同様、脊柱の内的統合性が保たれていなくてはならない。このヴィンヤサのまま、5回呼吸をする。

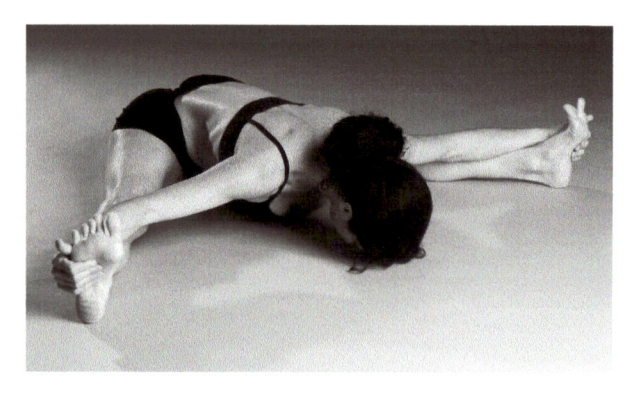

ウパヴィシュタ・コーナーサナ、ヴィンヤサ8

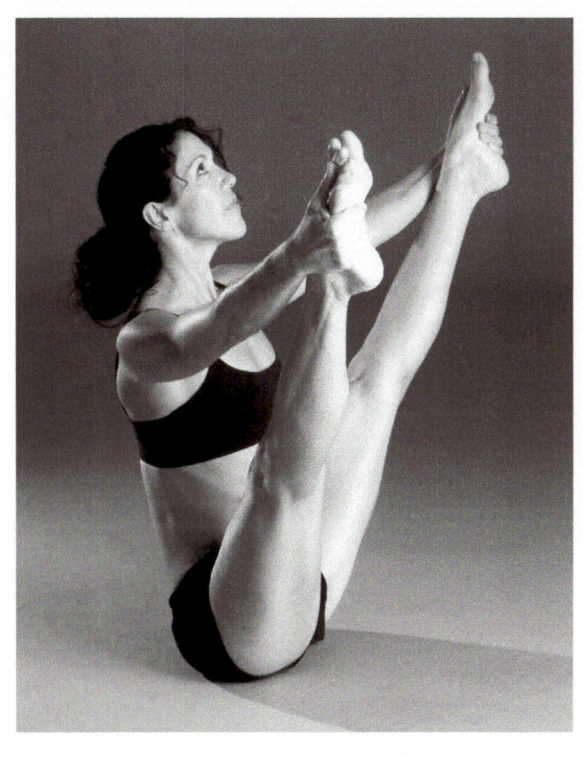

ウパヴィシュタ・コーナーサナ、
ヴィンヤサ9

ヴィンヤサ❾

　息を吸いながら、足をつかんだまま腕をまっすぐに伸ばして体幹を起こす。息を吐きながら、はずみをつけるために前に体を傾ける。息を吸いながら上体を揺り起こし、坐骨上でバランスを取る。

　経験豊かな生徒であれば、体を上げる間も足をつかんでいることができるはずである。前屈の際の柔軟性および強靭な腰部が必要である。腰を伸ばして体幹を迅速に後ろに動かす。腕がほぼまっすぐに伸びれば、大殿筋とハムストリングを使って脚を地面に押しつける。脚が床から持ち上がれば、股関節屈筋を使って動きを続け、脚をますます高く上げる。腕で、足を正中線に引き寄せる。頭を後ろに下げて弾みを徐々に消していき、バランスを取る。

　この方法がうまくいかなければ、足の親指をつかむ。より簡単な方法であれば、足の指を持たずに、まっすぐ伸ばした脚を手の高さまで持ち上げる。初心者の場合は脊柱を完全に伸ばした状態ですわり、ナーヴァーサナの準備ポーズ（134ページ）のように膝を胸に引き寄せる。足の指、あるいは足の外側を持ち、背中をまっすぐに保ちつつできるだけ脚を伸ばす。このポーズの焦点は脊柱の統合性に

● **ヨーガの状況……ヴァーユ**

　ヴァーユとは体内のきわめて重要な流れであり、全部で10ある。プラーナ、アパーナ、サマーナ、ウダーナ、ヴィヤーナ、ナーガ、クールマ、クリカラ、デーヴァダッタ、ダナンジャヤの10種類である。『ゲーランダ・サンヒター』には、これらのうち最初の5つが主要なヴァーユであると書いてある[18]。ヴァーユとは気の流れであり、プラーナ、すなわち生命力の一部分であると考えられている。このヴァーユのうち最初のものもプラーナと呼ばれているため、混乱をきたしがちである。プラーナという言葉がアパーナとともに用いられていれば、その場合はヴァーユのうちのプラーナを言及している。しかし、プラーナーヤーマという言葉の中では、プラーナは生命力そのもの、つまり10種類のヴァーユ全体を表している。

　10のヴァーユは10のヴァータとも呼ばれるが、この他に体内には10のカパと10のピッタがある。これらについてあまり言及がないのは、ヴァーユは行動を通して変化させることができ、それによって生命体全体を変えることができるからである。ピッタとカパには、直接的に影響を与えることはできない。

　ヴィヤーサは注釈書の中で、5つの主要ヴァーユについて次のように述べている。「プラーナの動きは口と鼻に限定されており、その動きは心臓にまで伸びる。サマーナはすべての場所に（食物からの栄養を）均等に分配し、その動きの範囲はへそまでである。アパーナは老廃物を取り除き、足の裏まで働く。ウダーナは上向きの活発な力であり、頭まで登る。活発に働く力、ヴィヤーナは、体中に広がる。これらの力のうち中心となるものが、プラーナである」[19]。

あり、脚がまっすぐ伸びているかどうかにあるのではない。腰部が丸くなって胸部が崩れたのでは、脚をまっすぐに伸ばしたところで何の意味もない。このヴィンヤサのまま、5回呼吸をする。その後、息を吐きながら両足を近づけて、手を床につく。

ヴィンヤサ⑩　息を吸いながら、体を持ち上げる。
ヴィンヤサ⑪　息を吐きながら、チャトゥランガ・ダンダーサナのポーズに入る。
ヴィンヤサ⑫　息を吸いながら、上向きの犬のポーズに入る。
ヴィンヤサ⑬　息を吐きながら、下向きの犬のポーズに入る。

18.『ゲーランダ・サンヒター』、チャンドラ・ヴァス訳、Sri Satguru Publications、Delhi、1986、46ページ
19. H.アーランヤ、『Yoga Philosophy of Patanjali with Bhasvati（パタンジャリのヨーガ哲学とバスワティ）』、第4版、University of Calcutta、Kolkata、2000、315ページ

スプタ・コーナーサナ｜仰向けで行う開脚のポーズ

ドリシュティ …鼻

ヴィンヤサ❼

息を吸いながら、ジャンプスルーをしてダンダーサナに入る。息を吐きながら、腕を体の両側に保ったままゆっくりと横になる。

ヴィンヤサ❽

息を吸いながら、脚を持ち上げ腰を肩の上に持っていき、頭上で足を床につける。腕をあげて足の親指をつかみ、脚を広げて腕をまっすぐ伸ばす。坐骨を天井に向かって持ち上げ、脊柱を長くする。脚を強く働かせて、まっすぐにする。足首を曲げ、大腿を内側にも外側にも回さずニュートラルな位置に保つ。ゆったりと肩と頭の後ろを床に押しつけ、T1からC7まで椎骨を床から持ち上げる。

息を吐きながら、殿部をわずかに頭の方向に揺らして弾みをつけ、足の指を床に押しつける。

ヴィンヤサ❾

息を吸いながら、呼吸を利用して起き上がる。ウパヴィシュタ・コーナーサナのように、坐骨後ろにある回転の中心点で止まる。胸部と顔を、天井にむかって持ち上げる。足首を完全に曲げ、大腿四頭筋を十分引き締める。

息を吐きながら、重力に抵抗して足のかかとではなくふくらはぎを床に下ろし、胸とあごを床に向かって伸ばす。

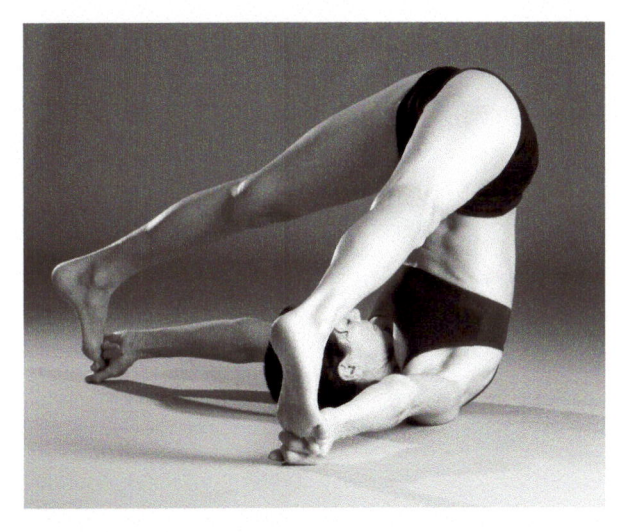

スプタ・コーナーサナ、第1段階

このポーズでコントロールしながらバランスを取るには、動きと呼吸の調和が必要である。バランスを取りたいと思う場所に来る時点まで、息を吸う。胸部と顔を持ち上げることで、息を吐き前屈をする前に一瞬、弾みによる前への動きが止まる沈黙の瞬間ができる。胸部と顔を持ち上げたまま脚を力強くまっすぐにすれば、動きはなめらかになりふわりと浮くように体が下につく。

　ウパヴィシュタ・コーナーサナで脚をまっすぐ保つだけの柔軟性がハムストリングに十分備わっていない場合は、床に下る時に足の指を放すことが大切である。そうでなければ、かかとでどしりと着地することになり、ハムストリングが激しくストレッチされる危険性がある。

　正確に行えば、この動きは背部の筋肉と腹筋を強化し、バンダの上達につながる。また、椎骨の亜脱臼を正すこともできる。

ヴィンヤサ⑩
　息を吸いながら、足の指をつかんだままで胸部を持ち上げる。息を吐きながら、手を床につく。

ヴィンヤサ⑪
　息を吸いながら、体を持ち上げる。

ヴィンヤサ⑫
　息を吐きながら、チャトゥランガ・ダンダーサナのポーズに入る。

ヴィンヤサ⑬
　息を吸いながら、上向きの犬のポーズに入る。

ヴィンヤサ⑭
　息を吐きながら、下向きの犬のポーズに入る。

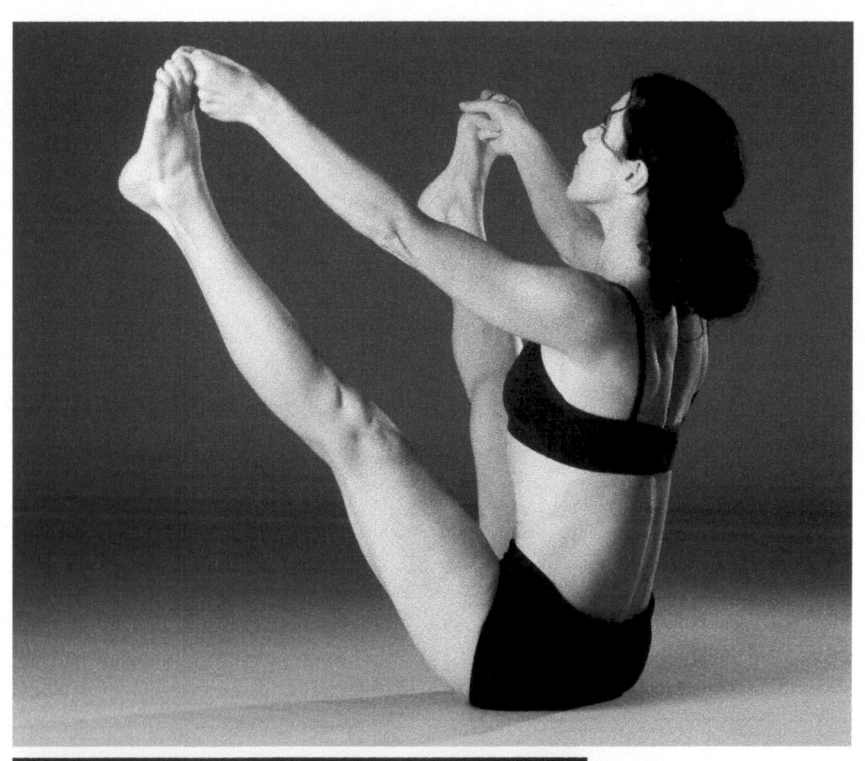

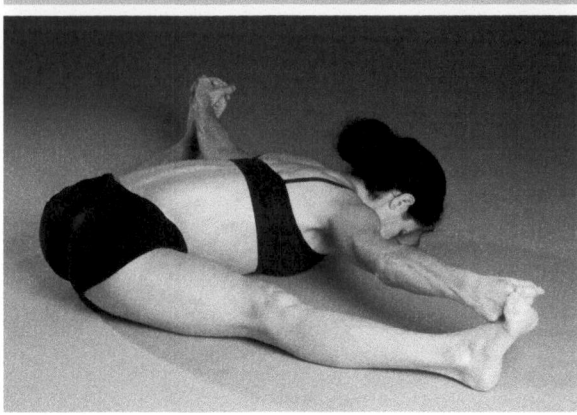

スプタ・コーナーサナ、
第2段階(上)と第3段階(左)

159

スプタ・パーダーングシュターサナ | 仰向けで足の親指を持つポーズ

ドリシュティ …足の指、側面

ヴィンヤサ❼

　息を吸いながら、ジャンプスルーをする。息を吐きながら、ゆっくりとコントロールした動きで体を寝かせる。この動きでは伸張性収縮で股関節屈筋を使い、重力の働きに反してゆっくりと筋肉を伸ばす必要がある。そうしなければ、背中からどしりと床に落ちてしまう。両手を大腿に置く。

ヴィンヤサ❽

　息を吸いながら右膝を曲げないようにして右足親指を持ち、右脚を持ち上げる。

ヴィンヤサ❾

　息を吐きながら、体幹を持ち上げて脚に近づける。脚を体のほうに引き寄せ

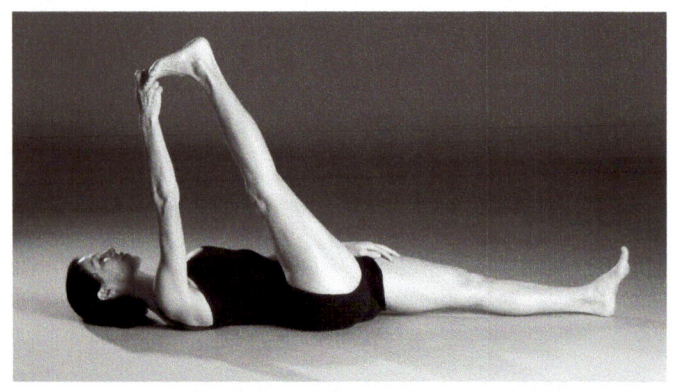

スプタ・パーダーングシュターサナ、ヴィンヤサ8

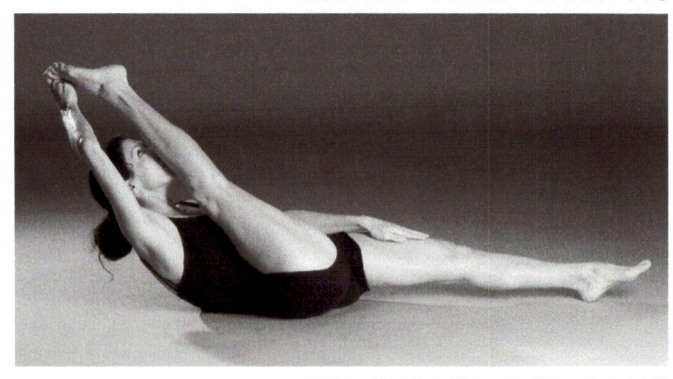

スプタ・パーダーングシュターサナ、ヴィンヤサ9

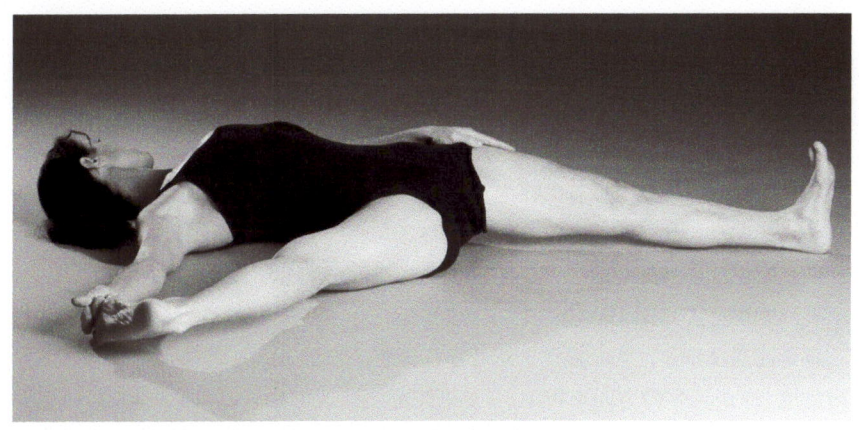

スプタ・パールシュヴァサヒタ（スプタ・パーダーングシュターサナのヴィンヤサ11）

るのではない。理想的には、脊柱全体を床から離す。こうすれば、スプタ・パーダーングシュターサナは柔軟性よりも耐久力をつける練習になる。左脚はまっすぐ、床につけたままである。胸部を膝まで持ち上げ、あごをすねにつけて視線を足の指に上げる。スプタ・パーダーングシュターサナのまま、5回呼吸をする。
ヴィンヤサ⓾
　息を吸いながら股関節屈筋と腹筋を伸張性収縮で伸ばし、それによって体幹と頭を床に下げる。
ヴィンヤサ⓫
　息を吐きながら、足の親指を握ったまま右脚を右横に張り出す。脊柱全体と左脚の下側は床につけたままである。左殿部を床につけていられる範囲で、右脚を横に出す動きを続ける。腰に置いた左手で、この動きを助ける。右足かかとを動かして、床へと下げる。これで、右大腿骨は内側に回る。この動きは、これと反対の動き、つまり右脚の内転筋のストレッチと伸張を妨げる大腿の外転を避けるために必要な動きである。下に下げる時には内転筋を伸張性収縮で伸ばす必要があり、この動きによってバッダ・コーナーサナに関する様々な点も理解できる。

　動きが完成すれば、頭を少し床から離した状態で左側を向き遠くを見る。左脚を強く働かせて下につけたままに保ち、左足の指の根元を伸ばす。最後に、肩、殿部、足すべてを床につける。昔から、このポーズには体幹に関連させて四肢の長さを正す力があると考えられてきた。このヴィンヤサのまま、5回呼吸をする。

ヴィンヤサ⑫

息を吸いながら、脚を持ち上げ中心に戻す。これは、大腿骨の内転と外旋を組みわせた動きである。再び、足の指に視線を移す。

ヴィンヤサ⑬

息を吐きながら体を持ち上げ、ヴィンヤサ9の動きを繰り返す。

ヴィンヤサ⑭

息を吸いながら体幹を床に下げ、ヴィンヤサ10の動きを繰り返す。

ヴィンヤサ⑮

息を吐きながら、足の親指を離して右脚を床に降ろす。股関節屈曲は、90度の角度（脚が天井の方向を指す）までは殿部の伸展の動きであり、重力に抵抗して大殿筋が働く。その時点以降は、股関節屈筋を伸張性収縮で伸ばし、脚がコントロールされずに床に落ちるのを防ぐ。動きの最後には、両手を大腿の上に置く。

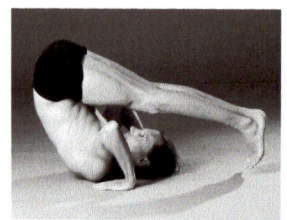

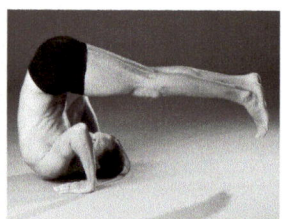

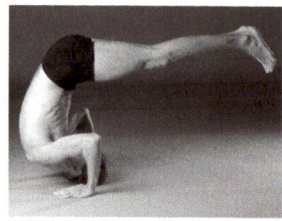

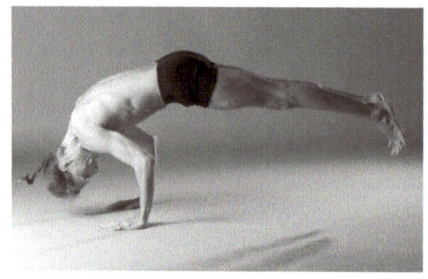

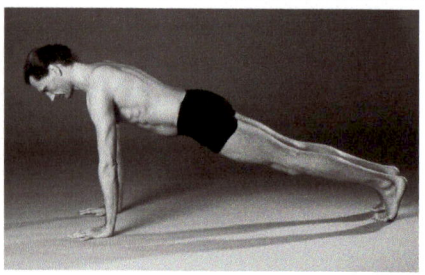

上：左から、チャクラーサナ、第1段階から第5段階

ヴィンヤサ⑯ からヴィンヤサ㉓

　同じ動きを左側で繰り返す。カウントの23で床に横たわる。終わる時点で床に横になるポーズはすべて、チャクラーサナ（車輪のポーズ）と呼ばれる動きを通して終了する。むち打ち症、あるいは頸部の弯曲が逆になっている場合は、チャクラーサナを試みてはならない。

ヴィンヤサ㉔

経験を積んだ生徒用

　息を吸いながら股関節を曲げて脚を床から持ち上げ、手を耳のあたりに持ってきて手の指を肩の下に入れる。腹部の筋肉を使って体幹を曲げ、動きを続ける。弾みをつけ、上半身の動きと組み合わせて動きを続ける。肩だけが床に残った状態の時に、腕をまっすぐに伸ばすようなつもりで、手を床に押しつける。脚は力強く保ち腰は床から離したままで、くるりと回ってチャトゥランガ・ダンダーサナのポーズに入る。視線は、ずっと鼻に向けたままである。

ヴィンヤサ㉔

中程度の経験の生徒用

　肩の下に毛布やタオルを置き、T1、C7、C6を上げる。息を吐き切る時に、脚を床からはなす。30度を超えたら息を吸って体幹を曲げ、脚を頭上に運ぶ。息を吐きながらハラーサナ（鋤のポーズ）の姿勢で頭上で足を床に置き、手を肩の下に置く。息を吐き切ると同時に胸部が完全に収縮すれば、くるりと回って息を吸いながら手を床に押しつけ、チャトゥランガ・ダンダーサナのポーズに入る。

　首の筋肉組織に過度の負担をかけないようにするには、上半身にかなりの力が必要である。この移行ポーズを取る準備ができているかどうかは、指導者による判断が必要である。初心者では、この移行段階をすべて避けたほうがよい場合もある。代わりに膝を胸に引き寄せ、反動をつけて上体をおこしシッティングポーズに入り、通常のヴィンヤサで移行すればよい。

ヴィンヤサ㉕

　息を吸いながら、上向きの犬のポーズに入る。

ヴィンヤサ㉖

　息を吐きながら、下向きの犬のポーズに入る。

ウバヤ・パーダーングシュターサナ | 両足の親指を持つポーズ

ドリシュティ …上方向

ヴィンヤサ❼
息を吸いながらダンダーサナに入り、息を吐きながら横になる。

ヴィンヤサ❽
両足をつけたまま、腕を頭上に伸ばしてそこで足の親指を持つ。脊柱を伸ばし坐骨を天井に向かって伸ばす。腕と脚をまっすぐ伸ばし、足首を曲げる。息を吐きながら、体幹を曲げて弾みをつけ殿部を頭上に引き寄せる。

ヴィンヤサ❾
息を吸いながら体を丸めて起き上がり、足のつま先を伸ばす。背中でなめらかに揺れるには、下腹部を引き入れて腰部を十分に弯曲させなくてはならない。呼吸とバンダを関連させて、上へ起き上がる動きを続ける。頭と顔を天井の方向へ持ち上げて体の前への動きを止め、坐骨の後ろでバランスを取る。バランスの取れた状態になったと同時に息を吸い終わり、バランスの取れた最後の姿勢を保つ。後頸部を伸ばし、肩甲骨を引き下げる。上を見上げ、ウバヤ・パーダーングシュターサナのまま5回呼吸をする。

ヴィンヤサ❿
息を吸いながら、手で床を押して体を持ち上げ、ボールのように体をまるめる。

ヴィンヤサ⓫
息を吐きながら、チャトゥランガ・ダンダーサナのポーズに入る。

ヴィンヤサ⓬
息を吸いながら、上向きの犬のポーズに入る。

ヴィンヤサ⓭
息を吐きながら、下向きの犬のポーズに入る。

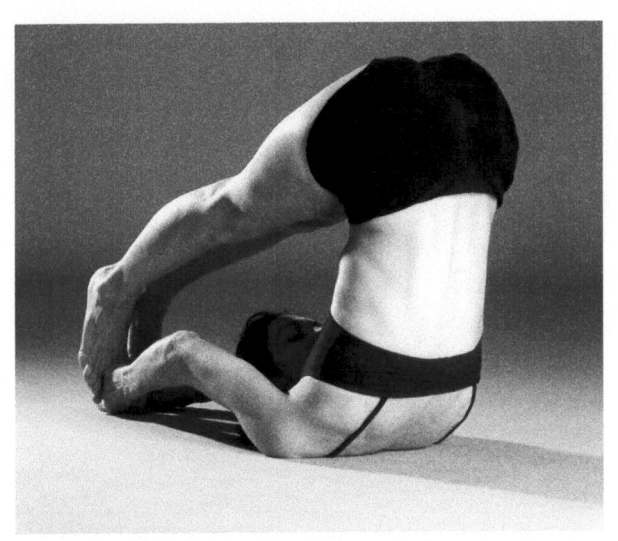

ウバヤ・パーダングシュターサナ、ヴィンヤサ8

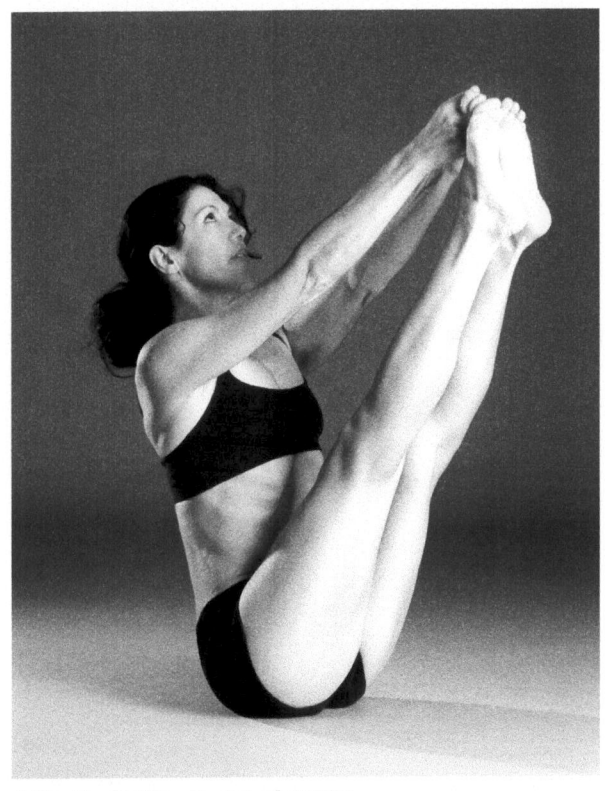

ウバヤ・パーダングシュターサナ、ヴィンヤサ9

ウールドヴァ・ムカ・パシュチマターナーサナ｜上向きの前屈のポーズ

ドリシュティ …上方向

ヴィンヤサ❼
息を吸いながらダンダーサナに入り、息を吐きながら横になる。

ヴィンヤサ❽
息を吸いながら両脚を上げ、足を頭上で床につける。

このポーズは足の外側をつかみ、足のつま先を伸ばす。坐骨を天井に向かって上げることで、脊柱を長くまっすぐに伸ばす。下腹部を引き入れ、胸に深く呼吸をする。

息を吐きながら、脊柱を曲げて脚の指に向かって転がり、足首を曲げる。

ヴィンヤサ❾
息を吸いながら足を床から離し、体を丸めて起き上がり坐骨の後ろでバランスを取る。この動きには、前のポーズに比べてハムストリングの柔軟性、もしくは弾みを利用する必要がある。ここでも胸部を持ち上げ、頭を後ろに下げて吸っていた息を止めてバランスの取れた状態を保つ。

息を吐きながら脚を体に引き寄せ、脚と体に隙間ができないようにする。鼠径部を深くしてつま先を伸ばし、視線を上げて足の指を見上げる。このヴィンヤサを保って、5回呼吸をする。

息を吐きながら足から手を離し、脚の位置はそのままにして手を床に置く。

ヴィンヤサ❿
息を吸いながら体を持ち上げ、床から浮いた状態で、腕の間を後ろにすり抜ける。

ヴィンヤサ⓫
息を吐きながら、チャトゥランガ・ダンダーサナで体を床に下ろす。

ヴィンヤサ⓬
息を吸いながら、上向きの犬のポーズに入る。

ヴィンヤサ⓭
息を吐きながら、下向きの犬のポーズに入る。

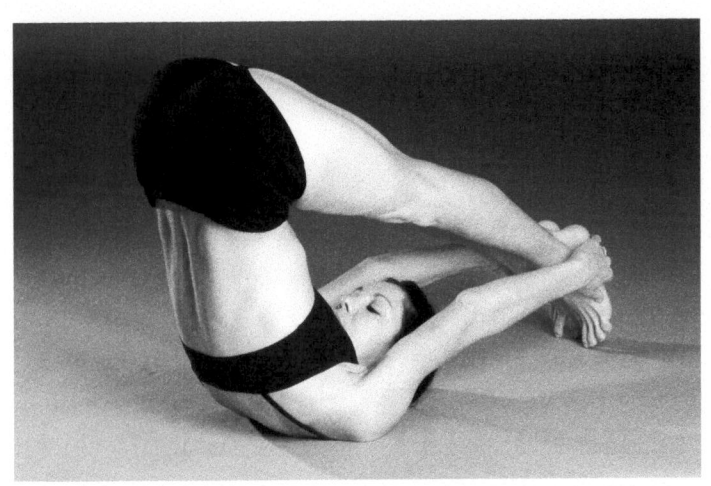

ウールドヴァ・ムカ・パシュチマターナーサナ　ヴィンヤサ8

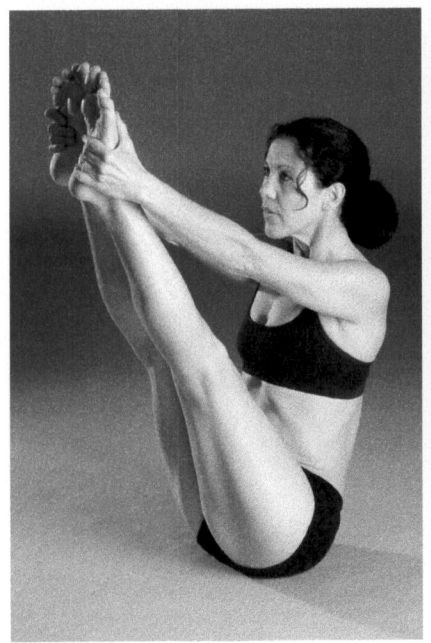

ヴィンヤサ9

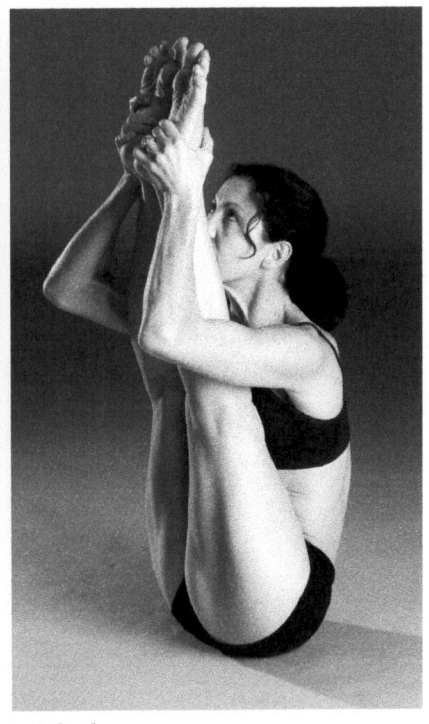

最終ポーズ

セートゥ・バンダーサナ｜橋のポーズ
ドリシュティ …鼻

ヴィンヤサ❼
息を吸いながらダンダーサナに入り、息を吐きながら横になる。

ヴィンヤサ❽
　殿部を下につけたまま胸を天井に向かってアーチ形に曲げ、頭頂部を床につける。両かかとをつけたままで大腿骨を外側に回し、足の土踏まずの外側を床につける。膝を曲げ、かかとを殿部からおよそ50cm離れたあたりに持ってくる。両かかとはつけたままである。かかとから殿部までの距離は、柔軟性や脚の長さによって個人個人でかなり幅がある。最後に腕を胸の上で組み、手をそれぞれ反対側のわきの下に置く。

ヴィンヤサ❾
　息を吸いながら脚を伸ばし、殿部を床から持ち上げる。頭を後ろに回して額を下につき、視線を鼻に向ける。後頸部の筋肉（頸部の伸筋——僧帽筋、肩甲挙筋、頭板状筋）を収縮させることなく、頸部の屈筋（斜角筋、胸鎖乳突筋）を働かせて伸展の具合をコントロールし、頸部を保護する（110ページ、「力を発揮しつつ緩めるという矛盾」参照）。のど前面を開ける。胸に腕の重みをかけるのではなく、胸を腕の中へと持ち上げ、肘を天井に向けて上げる。ハムストリングでなく

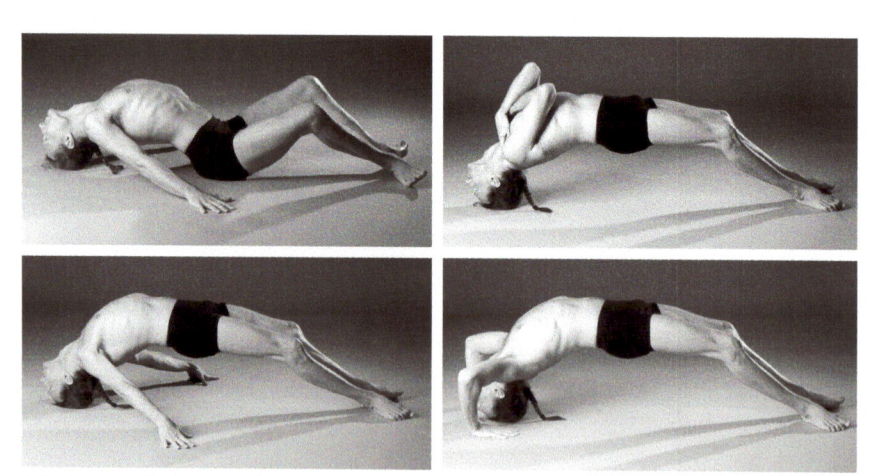

左上：セートゥ・バンダーサナ、ヴィンヤサ8、初心者のためのバリエーション　　右上：ヴィンヤサ9、最終的ポーズ
セートゥ・バンダーサナ、ヴィンヤサ9、初心者のためのバリエーション　　左下：腕を横に　　右下：腕を頭のそばに

殿部（大殿筋）を使って股関節を伸ばす。このポーズでは、ハムストリングにすぐにけいれんが起こる。脚から頭までがアーチ形になって、体が橋の形になる。

初心者のためのバリエーション

　むち打ち症や、その他頚部の障害の経験がある場合、あるいは首が十分に強くない場合には、状態が改善されるまでヴィンヤサ8まででとどまることを勧める。

　先に進みたい場合は、ヴィンヤサ8から手のひらを下に向けて腕を横に出す。腕をこの位置に保ち、脚をまっすぐ伸ばす。腕をこの位置に置くことで体幹の重みが支えられ、安定性が増す。首がしっかりと強化されるまでは、しばらくこの方法を採る。

　ポーズをより深く進展させるためには、ヴィンヤサ8から手の指を足のほうに向けて頭のそばで床につく。これなら、腕で体重の一部を支えながら、額に向かって頭を回すことができる。最終的な腕の位置を試みる前に、この方法で十分に自信が持てるまでゆっくり時間をかける必要がある。

　正しく行えば、セートゥ・バンダーサナによって首の調整が行われる。

ヴィンヤサ⑩

　息を吐きながら、ポーズに入った動きをそのまま逆にして行う。頚椎に過度の負担がかかるので、頭を床から離して転がさないように気をつける。背中のアーチを保ちつつ頭の近くに殿部を下ろす。胸と頭を持ち上げて横になり、脚をまっすぐ伸ばし、大腿を内側に回して脚を元のニュートラルの位置に戻す。

ヴィンヤサ⑪

　これは、最終的に仰向けで寝て終わるポーズの2つ目である。スプタ・パーダーングシュターサナ同様、このポーズからはチャクラーサナを通して出る。これが難しければ、反動をつけて上体をおこして座った状態になり、後ろに跳んでチャトゥランガ・ダンダーサナに入る。

ヴィンヤサ⑫

　息を吸いながら、上向きの犬のポーズに入る。

ヴィンヤサ⑬

　息を吐きながら、下向きの犬のポーズに入る。

ウールドヴァ・ダヌラーサナ｜上向きの弓形のポーズ
ドリシュティ …鼻

必須条件：K. パタビ・ジョイスは、この強度の強い後屈のポーズを始めるには、ここまでのポーズすべてに熟達している必要があると主張している。準備を整えることなく後屈を行えば、頭蓋骨基部の微細な神経（ナーディー）を傷つけることもあると説明している。

前屈の動きと股関節を開く動きによって、より複雑な動きを行うための基盤が作られる。マリーチアーサナD、スプタ・クールマーサナ、ガルバ・ピンダーサナによって、立った姿勢からのドロップバックのように、より強度の強い後屈の練習を試みるために必要な体幹の力が作り上げられるのである。

ウールドヴァ・ダヌラーサナは、『ヨガ・マーラ』だけでなく他の古いプライマリー・シリーズのリストにも載っていない。ウールドヴァ・ダヌラーサナは、比較的後にプライマリー・シリーズに組み入れられたようである。

ヴィンヤサ❼
息を吸いながらダンダーサナに入り、横になる。

ヴィンヤサ❽
息を吐きながら脚を曲げ、かかとを殿部に向かって引き寄せる。足を腰幅に開き、お互い平行にして床につく。手を頭の両側で床につけ、両中指を平行にして足のほうを向ける。手の指を広げる。息を吐き終わる時に、体幹を1cmほどだけ床から持ち上げる。

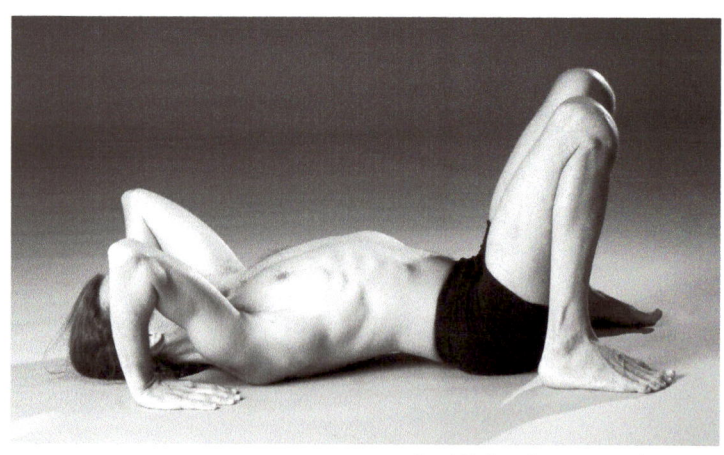

ウールドヴァ・ダヌラーサナ、ヴィンヤサ8

ヴィンヤサ❾

息を吸うとともに流れるような動きで腕と脚をまっすぐ伸ばし、体幹を空中に持ち上げる。空気を吸い込むのでなく、滑らかに呼吸をする。肩関節、仙骨、脊柱の筋膜に負担がかかるので、体を突き出さないように気をつける。

ここでは、大腿が外側に回転し、足が外側を向いて膝が横に開く傾向のある生徒が多い。これは、大腿四頭筋や大腰筋が硬いためである。脚の内側線を開けば、股関節屈筋をストレッチしなくともスペースはできる。これで短期的目的は果たせるのかもしれないが、長い目で見れば仙骨を圧迫することにもなりかねず、そのため腰部に痛みが起こる。大腿を外側に回すには股関節の外旋筋の働きが必要であるが、外旋筋の1つである梨状筋は靱帯を通って仙骨を起点とする。梨状筋が酷使されてけいれんを起こすと、梨状筋は仙腸関節に浮かんでいることができなくなり、固定される。

仙骨の微妙な動きはポンプのような役割を果たし、脊髄の保護層の間にある脳脊髄液の流れを刺激している。人の脳は脳脊髄液の中に浮いていて、脳や脊髄

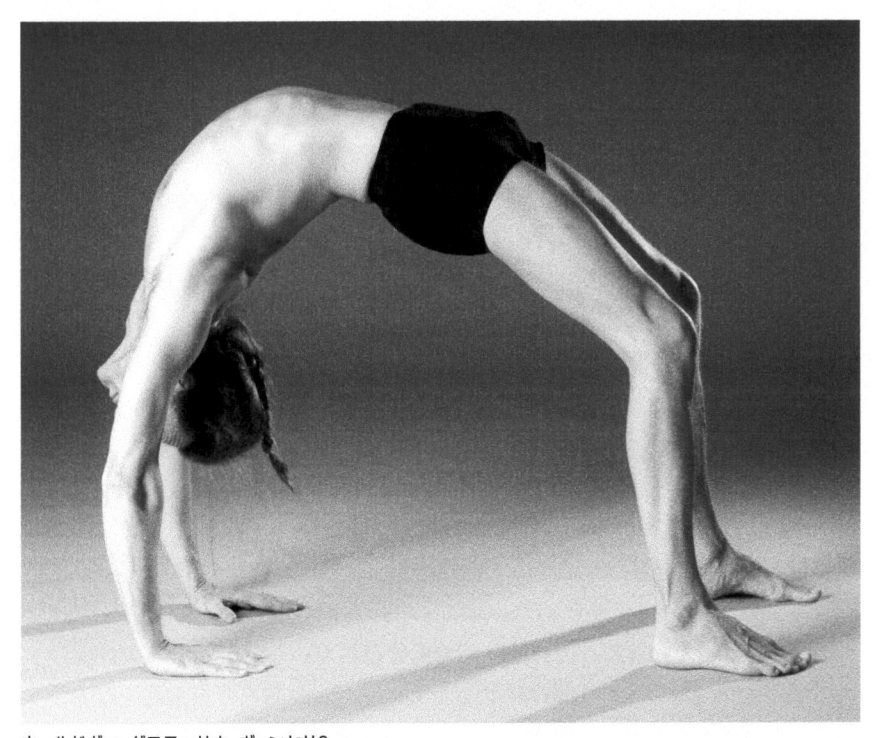

ウールドヴァ・ダヌラーサナ、ヴィンヤサ9

に栄養を与え、緩衝装置のように働いて脳を保護しているのが脳脊髄液なのである。仙骨が圧迫されれば脊椎の動きが損なわれるばかりか(ドミノ効果)、活発な脳脊髄液の流れが妨げられる。こうして、日々の雑事から繊細な瞑想に至るまで、あらゆることに困難をきたす。

　足と大腿を外に向ける傾向は、脚がニュートラルな位置にくるまで大腿骨を内側に回せば避けられる。大腿骨の内旋は、大腿筋膜張筋、薄筋、半腱様筋と半膜様筋(2種類のハムストリング)、小殿筋の働きで起こる。脚がこの位置にあれば、股関節屈筋(大腿直筋と大腰筋)がストレッチされる。これが、後屈の上達のためには必要なのである。足の四隅すべてを、均等に床につける。

　胸を開くためには、わきの下が横に回らないようにしなくてはならない。このためには、棘下筋を使って上腕骨を外側に回す。

　二足歩行するようになる前の動物は、脊柱はテーブルのように地面に平行であり、四肢によって四隅すべてが均等に支えられていた。直立の姿勢では、脊柱ほぼ全体が、攻撃者からだけでなく熱心すぎるヨーガ実践者からまでも、骨盤、胸郭、肩甲帯で守られている。しかし、著しく保護に欠けている部分が腰椎なのである。腰部は最も柔らかい部分であり、初心者も自由に腰部を「押し込み」、後屈を「征服」しようとする。

　そうではなく硬い部分、通常なら胸や大腿の前側に息を吹き込み、その部分を柔らかく緩める。同時に、弱く柔らかい部分を保護する。この弱い部分が腰部であり、この部分は腹筋群(外腹斜筋、内腹斜筋、腹直筋、腹横筋)というしっかりとしたコルセットで守る必要がある。加えて、腰部と頚部はすでに自然な前弯を帯びており(35ページ、FIGURE 1参照)、後屈でこれらを縮めすぎれば筋肉にけいれんを起こすこともある。

　上向きの犬のポーズの場合同様、4つの支柱、つまり腕と脚の耐久力をつける。体幹が後屈のアーチ形になれば、腕と脚とで脊柱を空中高くに持ち上げ、体幹を伸ばして椎骨の圧縮を軽減する。体幹とは、強くしっかりと地面に下ろされた4つの支えの上で高く上がる天蓋であるとイメージする。頚部を縮めるのではなく伸ばすことによって首を保護し、頭頂部を床のほうに向かって緩める。

後屈をより深く進めるために

　ウールドヴァ・ダヌラーサナのポーズで体を持ち上げ、限界まで体が上がったと感じれば、ポーズに入るために使った筋肉の緊張をいくらか緩め、その代わりに拮抗筋を働かせる。肩甲帯の周りに関して言えば、僧帽筋と三角筋を緩めて大胸筋と広背筋を働かせる。体幹付近では、脊柱起立筋と腰方形筋を緩めて腹筋

棘突起

伸展（後屈）

FIGURE 18
棘突起

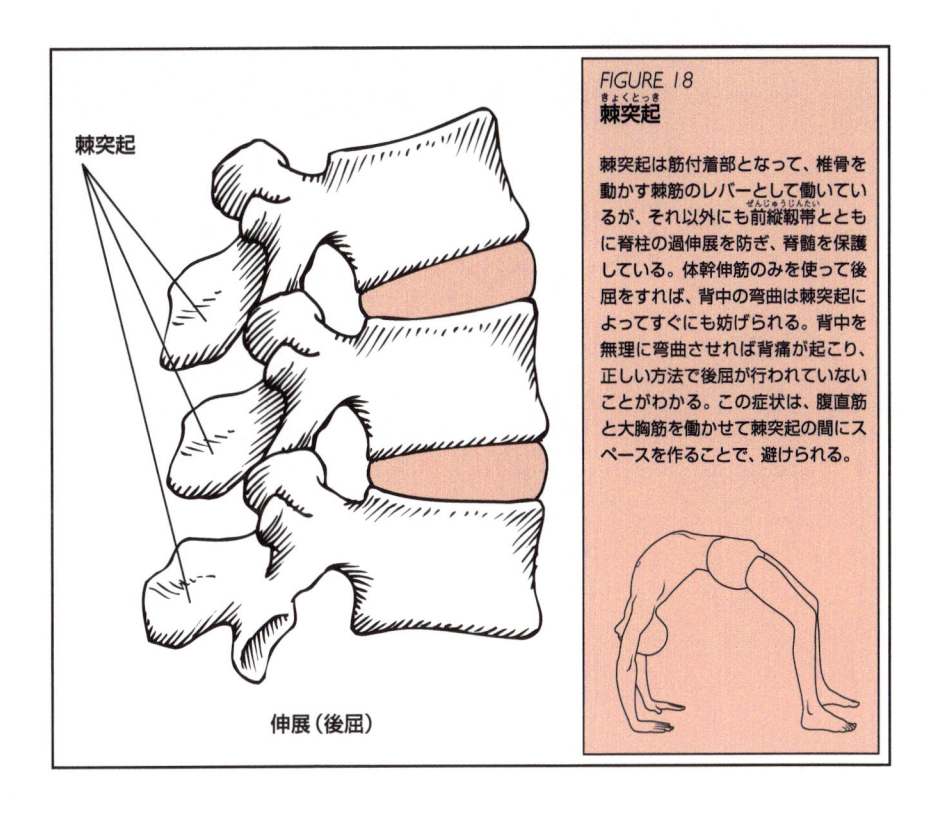

棘突起は筋付着部となって、椎骨を動かす棘筋のレバーとして働いているが、それ以外にも前縦靭帯とともに脊柱の過伸展を防ぎ、脊髄を保護している。体幹伸筋のみを使って後屈をすれば、背中の弯曲は棘突起によってすぐにも妨げられる。背中を無理に弯曲させれば背痛が起こり、正しい方法で後屈が行われていないことがわかる。この症状は、腹直筋と大胸筋を働かせて棘突起の間にスペースを作ることで、避けられる。

群、中でも腹直筋を働かせる。腰部では大殿筋を緩めて大腰筋を働かせ、脚ではハムストリングを緩めて大腿四頭筋を働かせる。

　こうして反対側（拮抗する側）を緩める方法が重要なのは、次のような理由からである。

- 背部伸筋によって、背部は収縮し短くなる。これは、ウールドヴァ・ダヌラーサナに移る際の有益な動きではあるが、限界もある。背中をアーチ形に曲げるという目的以上にこの動きを続けると、脊椎の棘突起が狭められてそれ以上後屈することができなくなる。
- より深く後屈するには、脊柱と背部を伸ばす必要がある。この動きは腹直筋、大腰筋、大胸筋によって体幹の前側で行われる。
- 後屈の形に押し上げる際に、脊柱の中でも最も柔らかい部分である腰部の筋肉を主に縮めすぎてしまう。大腰筋と腹直筋を働かせることによって、腰方形筋を緩め伸ばす。
- ヨーガの練習を始めて間もない頃は、胸郭は木のように眠っている状態である

FIGURE 19
大胸筋

大胸筋は鎖骨、胸骨、胸骨近くの肋骨一部を起点とし、平らな腱を通って上腕骨前面に付着している。大胸筋の動きは複雑であり、休んだ位置では上腕骨を曲げて体の正中線に向かって引き寄せる。上腕骨は、肩の線より上まで上がれば大胸筋によって伸ばされる。腕が横に持ち上げられていれば、大胸筋によって前に引き寄せられる（水平な内転）。大胸筋は、腕の位置によって内転、外転、内旋も行うのである。

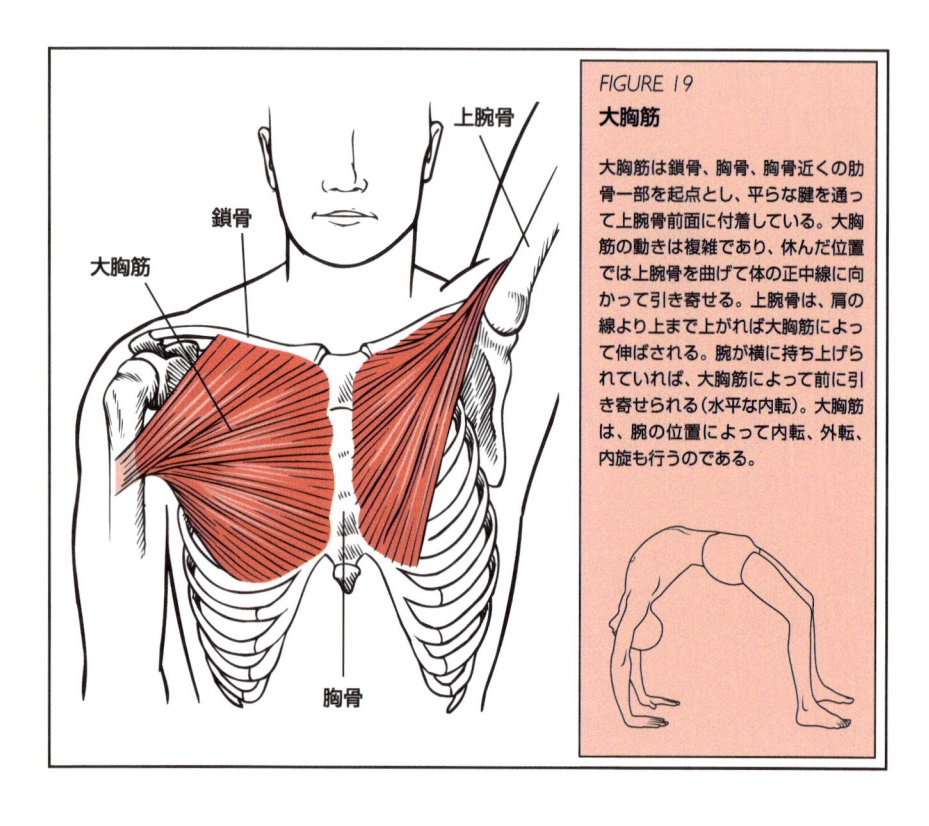

ことが多い。ヨーガの呼吸と後屈によって胸郭は柔らかく鼓動するようになり、胸腔の重要な臓器が健康的に機能して、1回の換気量、つまり通常の1呼吸による空気の入れ替わる量が増加する。大胸筋の働きによって、胸が目覚めて開くのである。

これらの動きを行う方法

ポーズを取るためこれらの筋肉（背部伸筋、肩関節屈筋、股関節伸筋、膝関節伸筋）を支えにしながら、ポーズにより深く入るために拮抗筋を働かせる。胸とわきの下を開くために大胸筋を働かせるには、手をマットの端に向け、ぐっと押しつける。この動きによって胸骨が手首、あるいは手首より遠くまでいき、わきの下と胸が開く。

ここで、他の部分を損なうことのないようにしながら手を足に向かって動かす。股関節を曲げるようなつもりで、大腿四頭筋を働かせる。しかし、この姿勢で股関節が曲がることはない。股関節伸筋によって、屈曲が妨げられるからである。こうして、大腿四頭筋が深くまで緩められ、それによって脚が伸びる。手と足が近

づいたことによってできたスペースを利用する。足のつま先で立ち、胸を肩の上高くに持ち上げる。こうして新たに体を高く持ち上げた状態を保ちつつ、かかとを伸ばして再度床につける。

　腹筋群を働かせ、その収縮を利用して体全体を天井にむかって持ち上げる。腹筋群を働かせることによって、椎骨の棘突起がそれぞれ引き離される。体の裏側の空間を広げて、後屈を深める。

　この動きの間中、わきの下、大腿、膝、足が回らないように気をつける。大腿四頭筋と体の前面全体をストレッチする。

　胸の前側と鎖骨下に吸い込まれた息によって胸郭が柔らかくなり、開くのを感じる。後屈の間中、視線は鼻にある。このドリシュティによって、頚部が収縮しすぎることが避けられる。手を見ようとして頭を後ろに向けるのではなく、頭頂部を下げて首の後ろを伸ばす。

　広背筋を大胸筋と一緒に働かせて、腕を伸ばす。広背筋は、肩甲帯全体を押し下げ（肩甲骨を背部下方に引く）もする。広背筋はこのような機能を持つ、僧帽筋と肩甲挙筋の拮抗筋なのである。肩甲骨を引き下げることによって僧帽筋は緩められ、頚部と背部上方が伸びる。広背筋と大胸筋の動きによって、胸椎の棘突起がそれぞれ引き離される。これによって胸はアーチ形になり、胸部後ろを開くことができる。

　時にヨーガの生徒が、軍隊行進にでも参加しているかのように誇らしげに胸を膨らませてサマスティティで立っているのが見受けられる。軍隊の気をつけの姿勢は、鎧か要塞のような感覚で胸郭を前に持ち上げストレッチをするものである。この姿勢は胸部後ろを硬くすることで起こり、戦闘に備えるためのものである。解剖学的には、僧帽筋と菱形筋が収縮されている。菱形筋は、肩甲骨を内転させる（肩甲骨を脊柱に向かって引き入れる）筋肉である。

　ヨーガでは、胸の後ろは空のように開いていなくてはならない。胸の後ろを閉じると、自分の前にある征服すべきものに集中してしまう。これは、太陽の心（スーリヤ・ナーディー、つまり太陽のエネルギー経路に関連している）の機能である。一方胸の後ろを開けば、自分はすべての中間にいるのだと思えるようになる。すべてはそこにあり、何も征服する必要などないと思えるのである。この姿勢は、呼吸が中心の経路、つまり心臓（ハート）に入って心を飲み込む時に生じる止滅の心に関連するものである。

　特にこのポーズにおいて胸の後ろを開いたままにしておくには、菱形筋の拮抗筋である前鋸筋を収縮させて、菱形筋を緩める必要がある。前鋸筋は、広く不

評を買って誤用されてきた。手に重みがかかった時に肩甲骨を広く保つのが、この筋肉である。つまり、下向きの犬のポーズと腕のバランスとにおいて、鍵となる筋肉である。これらのポーズでは、肩甲骨の位置は下に押し下げられて（広背筋）外転（前鋸筋）していなくてはならない。

　広背筋の力強い動きには副作用もあり、上腕骨を内側に回してしまう。肩甲下筋や大円筋とともに、広背筋にもこういう作用がある。こうして上腕骨が内側に回るとわきの下が横に広がり、肩が耳近くにきて最終的に後屈の強度を弱める。この動きは、棘下筋によって妨げられなくてはならない。

注意：わきの下の正しい位置は、資格ある指導者に判断してもらう必要がある。過度に外側に回せば肩関節の慢性炎症を引き起こすこともあり、特に上腕骨が外側に回りきってしまったことのある人は気をつけなくてはならない。

ヴィンヤサ⑩

　ゆっくりと息を吐きながら、体を下ろす。天井を見上げ、頭の後ろを床につける。ヴィンヤサ8から10をもう2回繰り返し、それぞれより深く後屈できるようにする。

　終了したのち、後屈の熱をつくり、活気づかせる作用を中和させるために、冷却しなだめる作用のある前屈を行う。

パシュチマターナーサナ｜強く西を伸ばすポーズ

ドリシュティ …足の指

ヴィンヤサ⑦
　息を吸いながら、反動をつけて上体をおこしダンダーサナに入る。

ヴィンヤサ⑧
　息を吐きながら、体を前に倒して足を持つ。息を吸いながら胸を上げて、上を見上げる。

ヴィンヤサ⑨
　息を吐きながら、パシュチマターナーサナに入る。シークエンスの最初の時よりもはるかに長く、ポーズを保つ。特に時間をかけた練習、精力的な練習の後には、回復のアーサナとして20から30回の呼吸の間ポーズを保つ。

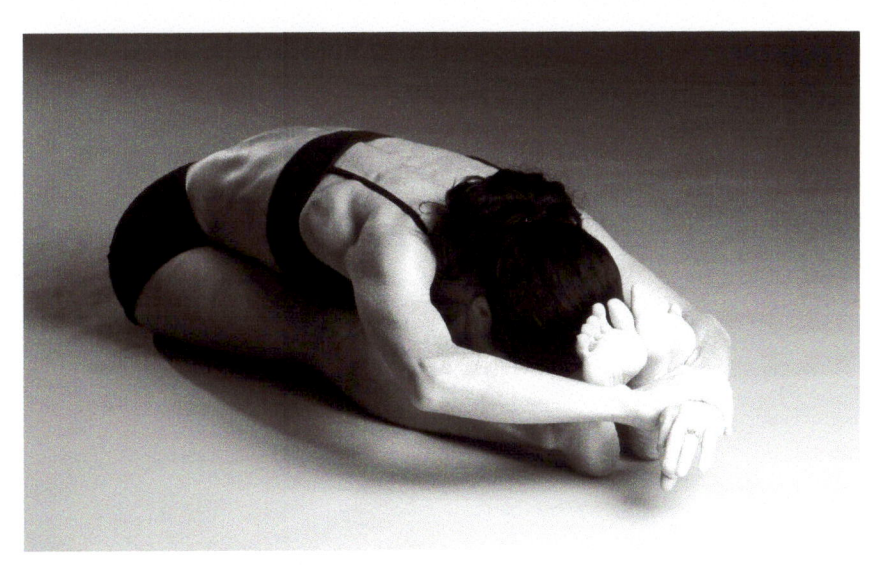

パシュチマターナーサナ

ヴィンヤサ⑩

　息を吸いながら頭を上げ、腕を伸ばす。息を吐きながら、タダガ・ムドラーで横になる。タダガとは貯水池、池の意味であり、相対する後屈の動きの後の池の静けさを表している。ムドラーは、サマスティティの状態で仰向けに寝たような姿勢である。すべての主要筋群を働かせ、目は開けたままである。タダガ・ムドラーを保って10回、あるいは通常の休息している時の呼吸に戻るまで、呼吸を繰り返す。最後のいくつかのアーサナの間は、呼吸が穏やかでなくてはならない。サルヴァーンガーサナ、ハラーサナ、カルナピーダーサナ、ウールドヴァ・パドマーサナ、ピンダーサナ、マッツィヤーサナ、ウッターナ・パーダーサナでは、すでに仰向けになって寝ているのでヴィンヤサ7はカウントしない。

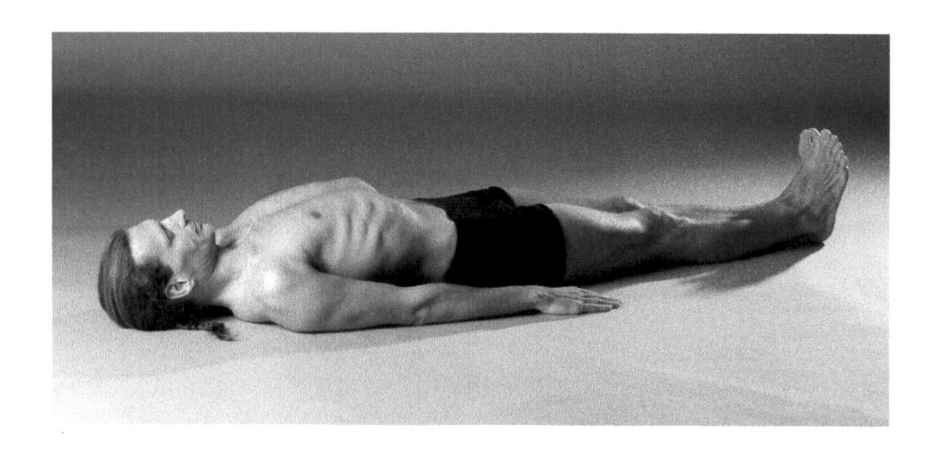

サルヴァーンガーサナ │ 四肢のポーズ

ドリシュティ …鼻

ヴィンヤサ ❽

　タダガ・ムドラーから、脚を床から持ち上げる（股関節屈曲）。この動きで足をまっすぐにするためには、腹筋群が強くなくてはならない。脚の重みのために恥骨が前に引き下げられ、骨盤が前に傾いて、腰部がくぼみがちになる。腹直筋を収縮させることによって、これを避けなくてはならない。腹筋群が十分に強くなく、恥骨の引き寄せを保つことができない場合は、膝を曲げて脚を上げる。

　体を持ち上げて腰を床から上げ、脚を天井に向かってまっすぐに伸ばし、足のつま先を伸ばす。脚の力を働かせ続け、姿勢に使う筋肉すべてを働かせて、血液が頭に下がりうっ血するのを防ぐ。

　手を腰部に置き、前腕を平行にする。ポーズを進めるにつれ、ゆっくりと手を肩甲骨に向かって移動させ、胸を開く。この動きは頚部の屈曲を強めるので、慎重に行う。

　頚椎がまったく床にふれていない状態にする。頚部に過度の負担がかかっていると、頭痛、手首の痛み、自然な頚椎前弯がなくなる（35ページ、FIGURE1参照）、頭部前傾などの症状が生じる（34ページ、サマスティティの項参照）。すでに頭部が前傾になって

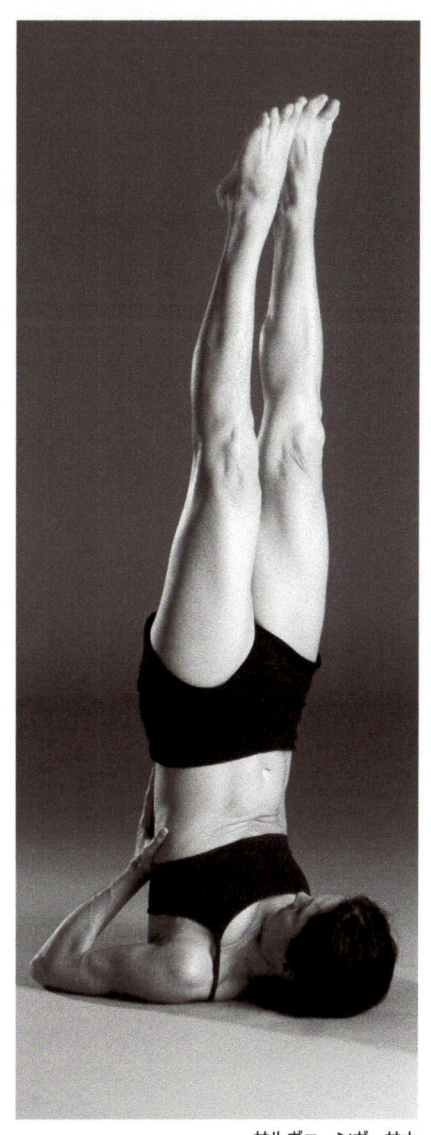

サルヴァーンガーサナ

179

いる場合は、後屈をして状態が正されるまではサルヴァーンガーサナを控える。首に体重がかかることのないように、肘、肩、前腕、後頭部をゆるやかに床に押しつける。後頭部を床から離しておくことができない場合は、肩と肘の下に折りたたんだ毛布やタオルを使用する。

体が軽く感じられるように、体幹全体と脚を天井に向かって伸ばす。足が頭の位置を超えて進むようであれば、体幹と一直線になるように動かす。これで体重が、頭ではなく肘にかかる。

サルヴァーンガーサナでは、ウディヤーナ・バンダとウジャーイー・プラーナーヤーマを行うことによって、下腹部はまったく動かないのに対し胃のあたりが自由に動くのをよく見ることができる。

サルヴァーンガーサナによって血液の循環がよくなり、血管、心臓、肺が若々しく保たれる。全体的な調整を行う効果があり、若返り効果もある。精力的な練習の後には、このポーズを長く保つ。月経期間中は、逆位のポーズは練習しない。通常の月経出血が妨げられるからである。高血圧、あるいは手首に痛みのある場合は、サルヴァーンガーサナの練習を行ってはいけない。

ハラーサナ｜鋤のポーズ

ドリシュティ …鼻

ヴィンヤサ❽

　サルヴァーンガーサナの姿勢から、息を吐きながら伸ばした脚をゆっくりと床に向かって下ろす。曲げるのは股関節だけであり、背中を曲げてはいけない。ハムストリングが硬く足が床につかない場合は、足を床上にぶらぶらさせておく。体が硬く、特に腹筋群が発達していない生徒は、脚の重みがかかった状態で背中をアーチ形に曲げると脊柱の椎間板に過度の負担がかかる。無理に足を下に下ろそうとすれば、椎間板ヘルニアになることもある。

　坐骨を天井に向かって持ち上げる。脚の重みをなるべく背中にかけて、脚を軽く床に下ろす。膝蓋骨は、引き上げたままである。最初は床につけるために足首を曲げてもよいが、ポーズを取った後はつま先を伸ばす。指を組み、腕をまっすぐ伸ばし、手を床に向かって引き下げる。頚椎全体を床から離す。ウディヤーナ・バンダを使って、胸に呼吸を入れる。

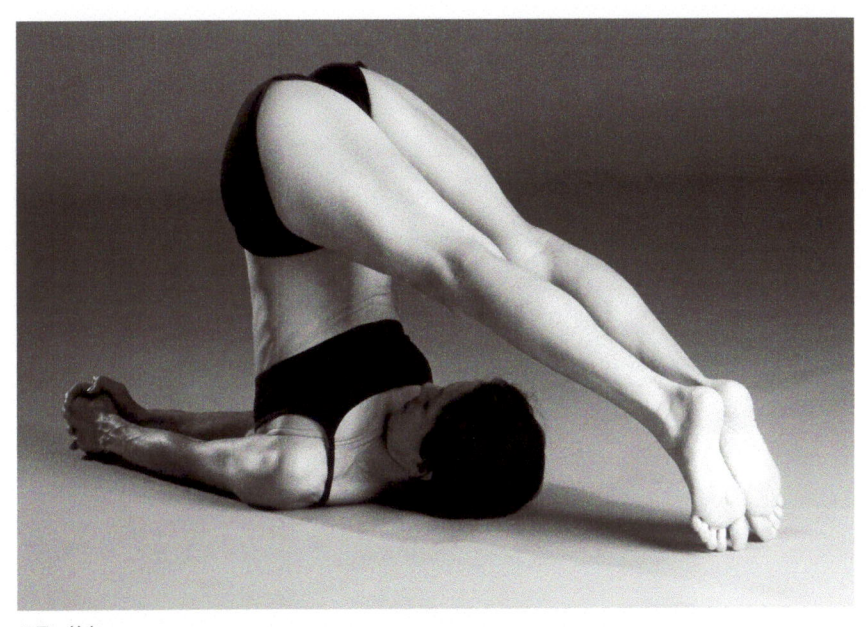

ハラーサナ

カルナピーダーサナ｜膝を耳に持ってくるポーズ
ドリシュティ …鼻

ヴィンヤサ❽

　息を吐きながら、ハラーサナのポーズから脚を曲げて背中を丸め、耳のそばに膝をつく。床に向かって膝を降ろす。ハラーサナのポーズのように指を組んだまま、両足はつま先を伸ばしてつける。これは、シークエンスの中でも最も強度の強い体幹屈曲である。胸は圧迫されているが、自由に呼吸をする。

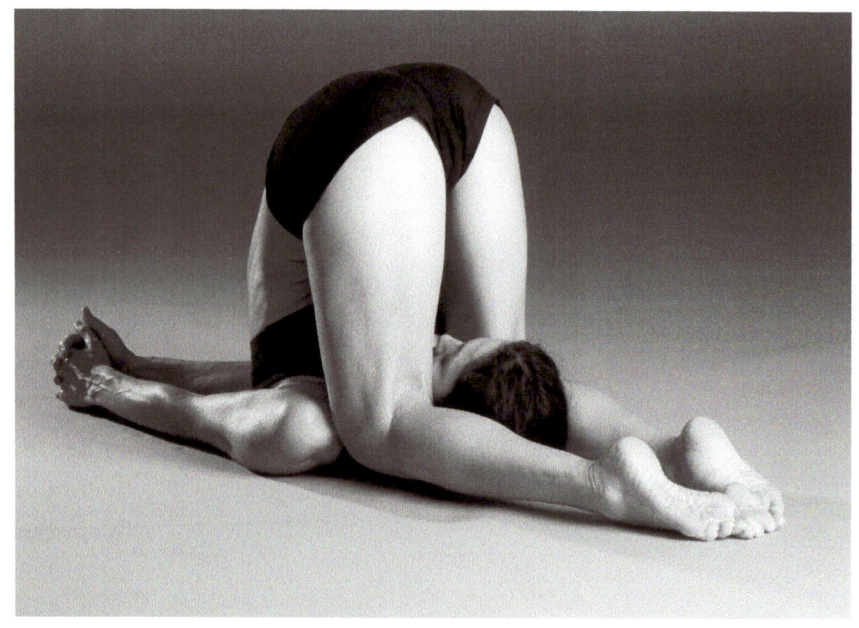

カルナピーダーサナ

ウールドヴァ・パドマーサナ ｜ 上向きの蓮華のポーズ

ドリシュティ …鼻

　いくつかの他のポーズ同様、ウールドヴァ・パドマーサナでもヴィンヤサのカウントに関して混乱が起こりがちである。『ヨガ・マーラ』では、このアーサナの状態ではカウント8になると書いてあるが、アシュタンガ・ヨーガ・リストではこの姿勢をヴィンヤサ9として考えている。ここでは、より古い出典を表している『ヨガ・マーラ』に従っている。

ヴィンヤサ❽
　息を吸いながら、カルナピーダーサナのポーズから脚を伸ばしてサルヴァーンガーサナに戻る。まず脊柱を伸ばし、次に股関節を伸ばすようにする。

ヴィンヤサ❾
　息を吐きながらまず右脚を、次に左脚をパドマーサナの形にする。この姿勢は、パドマーサナに熟達してからでなければ試みてはいけない。最初は片手で支えながら、もう片方の手でポーズを安定させる。

　パドマーサナの姿勢を取ったら、大腿を床と平行にして手を膝下につける。両肩と後頭部から成る三脚上でバランスを取る。この三脚の底辺の各頂点をしっかりと床に固定し、坐骨を天井に向かって伸ばして、頚椎を床から離したまま保つ。

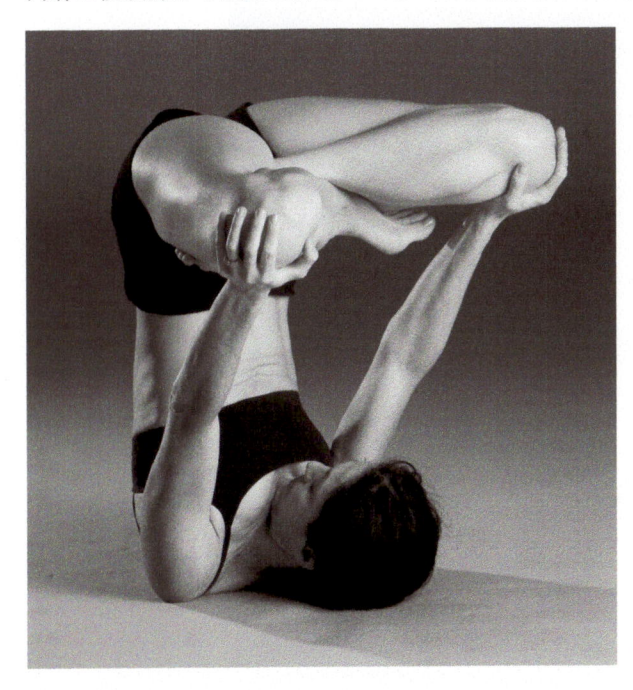

ウールドヴァ・パドマーサナ

ピンダーサナ｜胎児のポーズ

ドリシュティ …鼻

ヴィンヤサ❾

　息を吐きながら、蓮華の形を胸まで下ろす。両膝を近づけて、大腿を平行にする。これによって、足は鼠径部深く引き込まれる。大腿の周りから腕を伸ばして、両手を握るか、あるいは可能であれば手首を握る。このポーズでは、頚椎下部を床から持ち上げるのがより難しく感じられるはずである。背部上方に少し体を転がすことで、問題は軽減される。

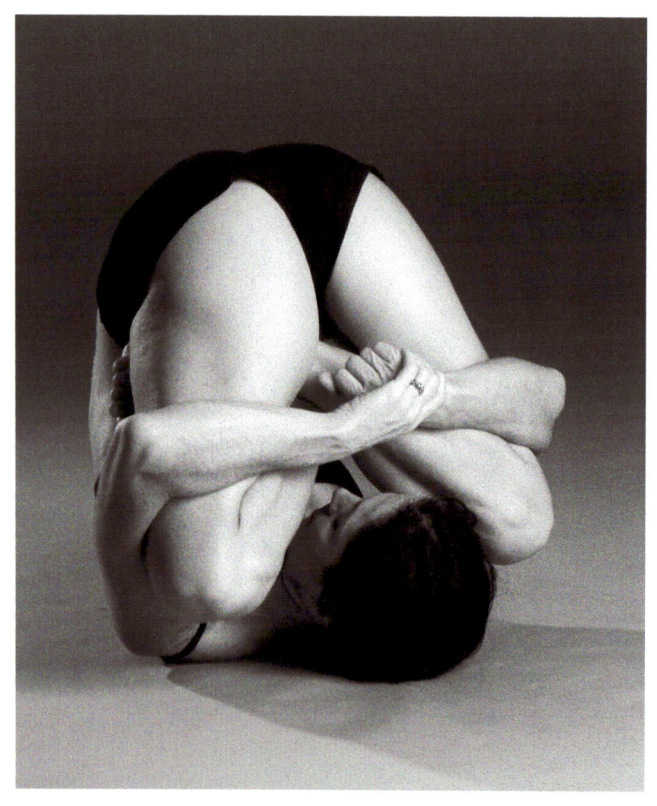

ピンダーサナ

マッツィヤーサナ ｜魚のポーズ

ドリシュティ …鼻

ヴィンヤサ ⑨

　息を吸いながら、腕を放して背中を床に下ろす。股関節を伸ばし、膝を床につける。足を持ち胸を天井に向かって持ち上げ、背中をアーチ形に曲げて頭頂部を床につける。足を持ったまま腕を伸ばし、引き続き胸部を天井に向かって持ち上げる。マッツィヤーサナではのどが開かれ、頚部の前弯が強められる。これは、肩立ちのポーズのシークエンスとは逆の動きである。このポーズは上から見ると、頭と肩が魚の頭を、曲げた脚が尾を、腕が背びれと尾びれを表す魚の形に見える。

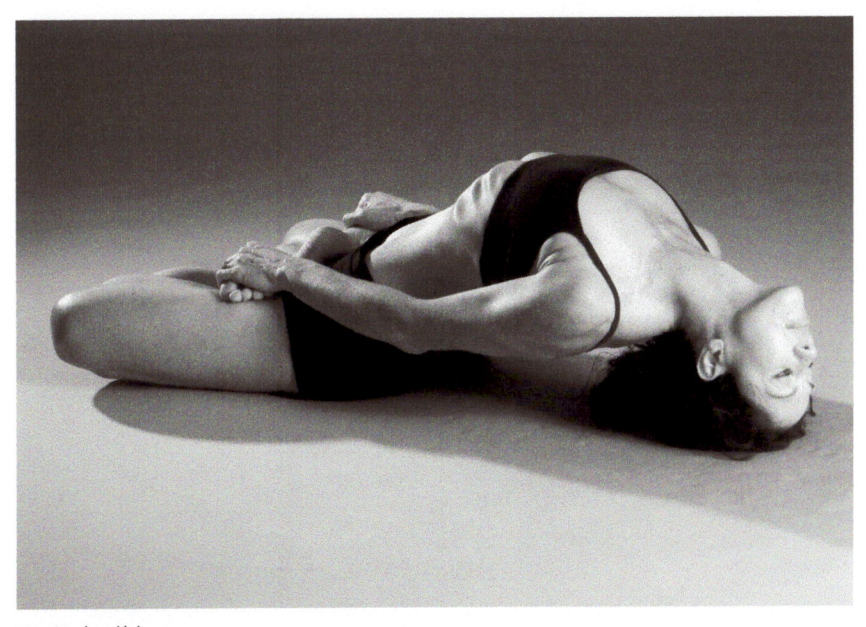

マッツィヤーサナ

ウッターナ・パーダーサナ | 強い脚のポーズ

ドリシュティ …鼻

ヴィンヤサ❽

　体幹と頭をマッツィヤーサナの姿勢のままで保って息を吸い、蓮華の形に組んでいた脚を解き、床に対して30度になるようにして伸ばす。両手のひらを合わせ、脚と同じ角度で腕を伸ばす。腹筋群を強く働かせ、骨盤を前に倒そうとする脚の重みを腹筋群で支える。腹部に息を吸い込むと腰部が不安定になるので、胸に息を吸い込む。これは、初心者向けのポーズではない。プライマリー・シリーズのここまでのポーズを徐々に付け加えていくことによって、腹筋群に準備ができている必要がある。

ヴィンヤサ❾

　息を吸いながら、頭を持ち上げ首をまっすぐにする。息を吐きながら、脚を頭の上に下ろしてハラーサナに入る。頭の両側に手を置き、チャクラーサナからチャトゥランガ・ダンダーサナに入る。

ヴィンヤサ❿　息を吸いながら、上向きの犬のポーズに入る。

ヴィンヤサ⓫　息を吐きながら、下向きの犬のポーズに入る。

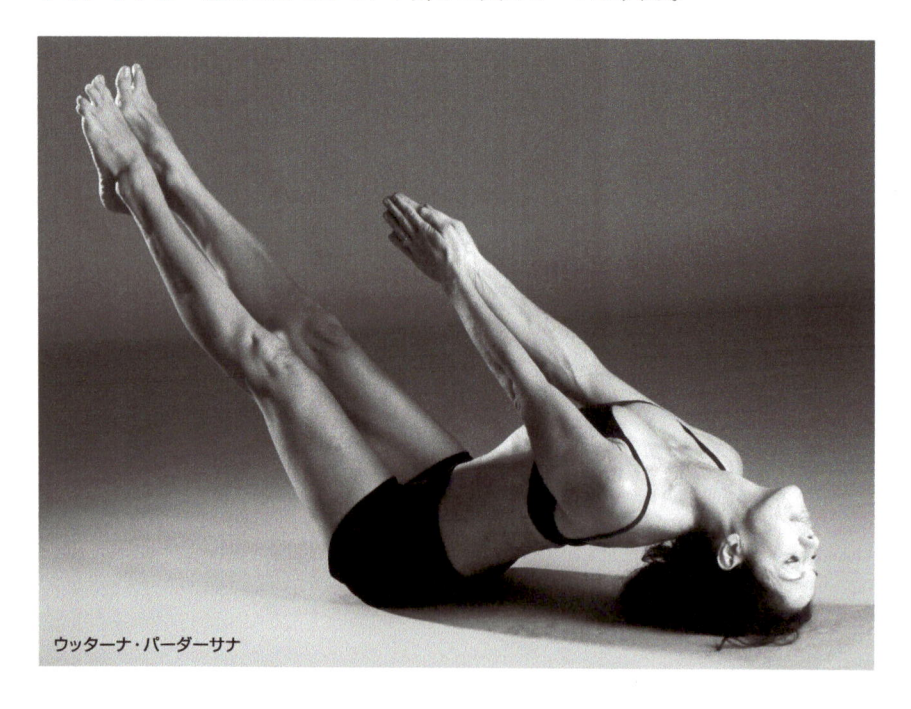

ウッターナ・パーダーサナ

シールシャーサナ｜頭立ちのポーズ

ドリシュティ …鼻

ヴィンヤサ❼

　息を吸いながら膝を曲げ、息を吐きながら肘を床に下ろす。手を肘の周りで組み、肘が正しい幅になっていることを確認する。正しい幅であれば、指関節が肘の外側にくるはずである。肘の位置を変えずに握っている手を緩め、指を組む。両小指が重ならないようにして床につけ、手首は離す。手の甲は下につけず、手と手首を床に対して直立にする。これで力強く体が支えられ、バランスを取るための三脚の役目を果たすことになる。肩を広く、首を長く保って、前腕で床を押しつける。シールシャーサナには、こうしてしっかりと床に固定する動きが必要である。バランスを取る位置は、手首の下側である。

　頭立ちが安定するかどうかは、指と両肘の中間点との距離によって決まる。肘が両側に広がっているほどこの距離は短くなり、それに従って頭立ちは不安定になる。頭の最も高いところをマットにつけ、後頭部を手のひらに乗せる。もし額でバランスを取っているようであれば、頸部が過度に弯曲して椎骨が圧縮される。頭頂部はサマスティティの姿勢で最も高くなるところであるが、この部分が床についていなくてはならない。実際に、サマスティティとシールシャーサナに関する指導は、ほとんど同じである。

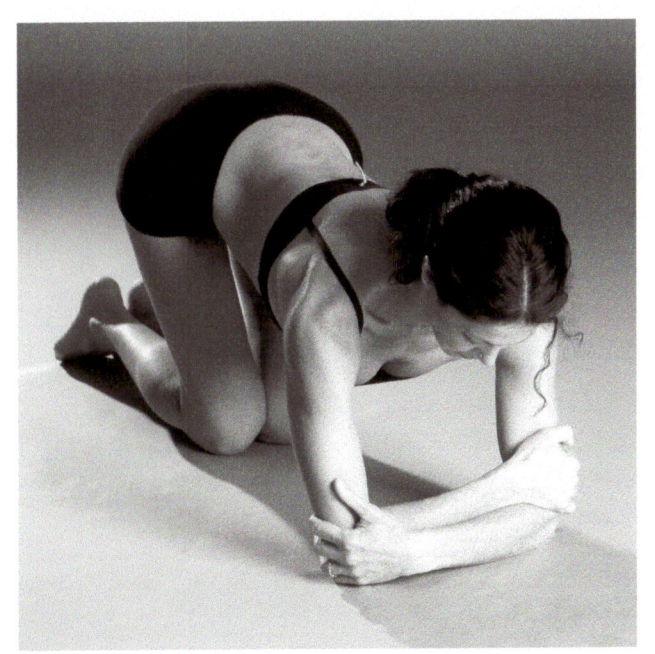

シールシャーサナ、ヴィンヤサ7

187

上下逆の位置を取るには、脚を伸ばして足を頭のほうに動かす。足をできるだけ頭の近くに動かし、体で作った三脚をしっかりと地につけ、坐骨を天井高く伸ばす。坐骨が頭より後ろに動き、背中がわずかに伸びる。ここで体の全体重を腕にかける。頭は軽く床に触れているだけにする。K.パタビ・ジョイスは生徒に頭に体重をかけないように指導し、『ヨガ・マーラ』の中で頭に体重をかけてシールシャーサナを行えば知的発達に影響を与えると言っている。さらに、脳の微細なナーディーを痛める可能性もある[20]。

ヴィンヤサ❽

　息を吸いながら伸ばした脚をゆっくりと天井に向かって上げ、大殿筋を働かせて股関節を伸展する。ゆっくりと呼吸をし、下腹部を硬く保つ。速い呼吸、特に腹部に呼吸をすると、すべての倒置ポーズは不安定になる。指を動かせるくらいに手をリラックスさせる。ポーズを保とうとして指が押し合っていれば、過度の体重が肘にかかって、肘が開きすぎになることが多い。バランスを取るためには、手首を床に押しつけて肘と手に均等に体重をかける。

　肩甲骨は広げる（前鋸筋による肩甲骨の外転──170ページのウールドヴァ・ダヌラーサナ参照）。次に広背筋を収縮させて肩甲骨を腰に向かって引く。この動きのためには広背筋が発達していなくてはならず、最初は頭に体重をかけなければこの動きは難しいかもしれない。

　胸を開くためには、わきの下を目の前にある壁に向かって伸ばす。これで、背部上部のT6あたりにあるこぶがなくなる。体幹全体と下肢を働かせて天井に向かって伸ばし、足のつま先を伸ばす（底屈）。

　このようにして行えば、シールシャーサナは瞑想のための素晴らしい姿勢となる。実はこれは、足で立っているよりもずっと簡単なのである。歩けるようになる

> ● **実用的ヒント** …… **上腕骨が短い場合の腕の位置**
>
> 　上腕骨が頚部の付け根から頭頂部までの距離より短い場合は、ここに説明のある腕の位置では首を圧縮してしまう。こういう場合は、両手の付け根を押しつけ合い、肘を離す。これで頭の位置が三角形の中心に近くなり、上腕骨が床に垂直になる。このほうが上腕の長さにうまく合うのだが、幅が短くなることで腕の位置は不安定になって、ポーズを取るのが難しくなる。

---

20. K.パタビ・ジョイス、『ヨガ・マーラ』、英語版第1版、エディ・スターン、パタンジャラ・ヨーガ・シャーラ、New York、1999、126ページ

までどれほどの努力をしたかを、私たちは忘れてしまっている。シールシャーサナでは、足で立っている時よりも重心がずっと低くなる。つまり、バランスを取るのが簡単になる。腕、肘、頭、手によって足よりはるかに広い範囲を床につけられるので、直立で立つよりもポーズが安定する可能性が高い。

中世のハタ・ヨーガの経典では、頭立ちと肩立ちには死を「征服」して不死を得る能力があると書かれている。これは、次のような原理であると考えられている。微細な月は体内の頭の中にあり、正確には、軟口蓋後方上部に位置する。ここはスシュムナーの終結点でもあり、ブラフマンの扉、すなわちブラフマランドラと呼ばれている。解剖学上は、これは頭蓋が脊柱につながる場所に近い。この「月」から冷えた不死の甘露、アムリタ(ムリタは死、アムリタは不死の意味)が流れ落ちると考えられている。この甘露はナボー・ムドラー、ケチャリ・ムドラーなど他の技法においても利用されている。

体内の微細な「太陽」は胃に位置し、そこには胃の火(アグニ)がある。月の出した不死の甘露は太陽に流れ落ち、太陽で胃の火によって消滅する。やがて甘露が使い果たされれば、死がやってくる。ところが体が空間中で逆になれば、太陽が月の上にくる。重力でアムリタの流れは阻止され、再び吸収される。その結果、不死、あるいは寿

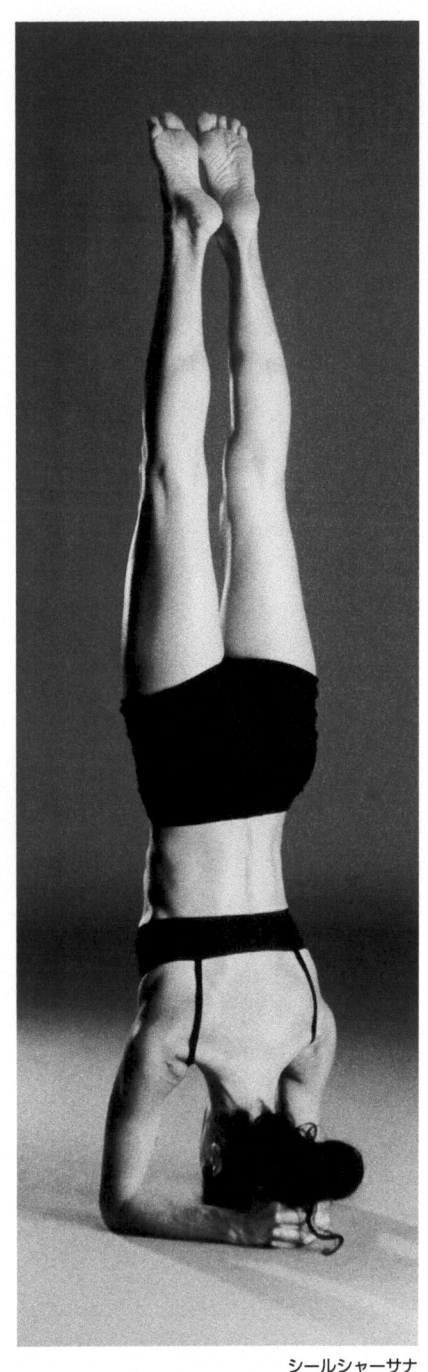

シールシャーサナ

命の延長が起こると考えられたのである。しかし、身体的不死に夢中になるのは、ヨーガの歴史において比較的最近のことである。ミルチャ・エリアーデが表しているように[21]、紀元1000年後に勢いづいたものなのである。元来のヨーガの慣習では、不死はそれ自体に死のないもの、つまりプルシャ（意識）を理解することによって得られると考えられていた。

体との同一化は、利己主義と呼ばれる。体は、苦痛、野望、限界を含む過去の経験の現れである。自由になることができるというのに、なぜ監獄の独房の鉄格子に永遠にしがみつこうとするのだろうか。羽を広げて飛ぶことができるというのに、なぜ巨大な鉄床を肩に背負うのだろうか。シャンカラが十分に示しているとおり、体とは「私は、深遠な現実（ブラフマン）とは別のものである」と主張するものだ。『サーンキヤ・カーリカー』によると、「陶工の回すろくろは陶工が回すのをやめた後も回り続けるように、体も自然の経過そのままに動くのである。真の知識を得れば、それ以上身体が現れることはない」。無限の知識という大洋が入ってくれば、体は身を任せる。これが、ヨーガの不死である。古代のヨーガはこのように、『ウパニシャッド』を通して、カピラ、パタンジャリ、ヴィヤーサ、シャンカラなどの偉大な師によ

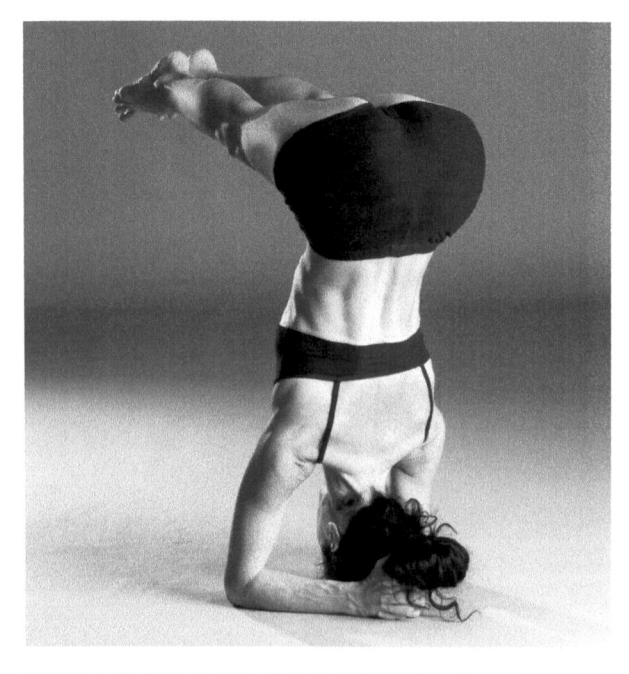

ウールドヴァ・ダンダーサナ

---

21. ミルチャ・エリアーデ、『Yoga-Immortality and Freedom（ヨーガ―不死と自由）』、第2版、Princeton University Press、Princeton、New Jersey、1969

って教えられてきたのである。まさに私たちを縛っているもの(肉体)によって自由を求めようという中世の試みは、カリ・ユガ期の現れなのである。

シールシャーサナは、血液、心臓、肺を浄化するのに大変有効なポーズである。また、このポーズによって体の中心を意識するようになる。これは、すべてのポーズにとって有益なことである。シールシャーサナに費やす時間を、徐々に長くしていく。最初は25回の呼吸で十分である。長く精力的な練習の後では、もっと長い時間シールシャーサナに費やすほうがよい。

ヴィンヤサ❾

息を吐きながら、脚をまっすぐに保ったまま下ろしていき、脚を床と平行にする。この姿勢はウールドヴァ・ダンダーサナ(逆転した棒のポーズ)といい、股関節伸筋(主に大殿筋)と背部伸筋(脊柱起立筋と腰方形筋)を発達させる。バランスを保つためには、坐骨が後頭部より後ろにこなくてはならない。脊柱をわずかに伸ばし、胸を開く。このポーズでは、足のつま先を伸ばす(底屈)。鼻に視線を向け、姿勢を保ったまま10回呼吸をする。

ヴィンヤサ❿

息を吸いながら、伸ばした脚を持ち上げてシールシャーサナに戻る。ここで頭を完全に床から持ち上げる。このためにはまず、肘を床に押しつける(肩関節の屈曲)。頭頂部を真下に向

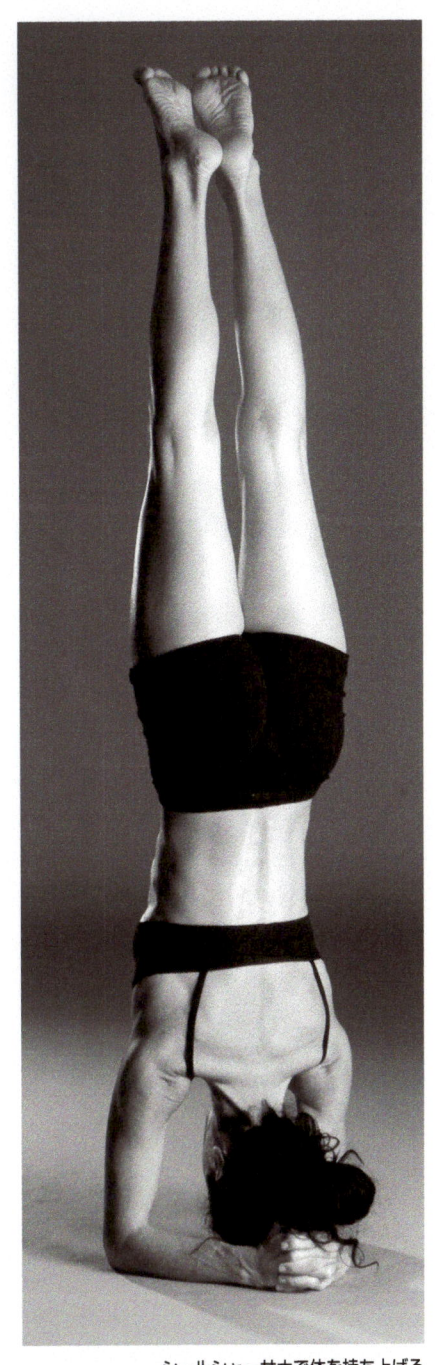

シールシャーサナで体を持ち上げる

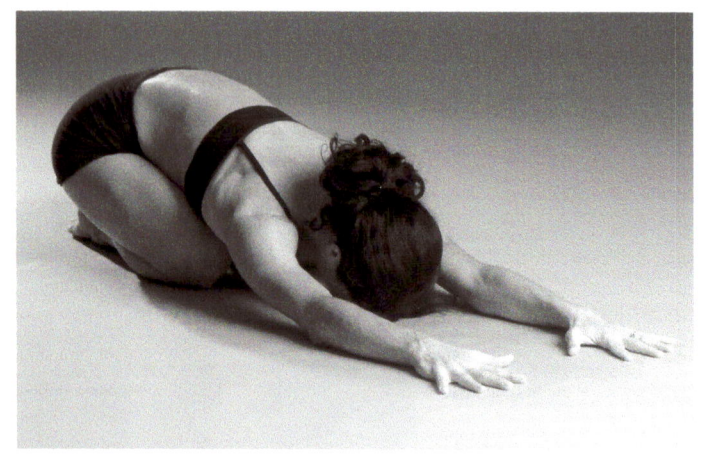

バラーサナ

け手の指を組んで、前腕でバランスを取る。まず鼻を見て、次にあごを胸骨に引き寄せへそを見上げる。胸を開き、肩甲骨を横に張り出し天井に向かって上げる。ウディヤーナ・バンダを力強く行い、ポーズを保って10回呼吸する。

　このポーズは、インターミディエート・シリーズにあるピンチャ・マユラーサナのための理想的な準備ポーズである。のちにハンドスタンドを練習したい人達にとっては、シールシャーサナで頭を床から離した状態で保てることが必要である。

ヴィンヤサ⑪
　息を吐きながら、ゆるやかに頭を床につけ、伸ばした脚を下げて静かに床に下ろす。膝を曲げ尻をかかとの上に乗せて、額を床につける。腕を頭の向こうに伸ばし、ゆっくりと肩甲骨を下げて首の筋肉を緩める。このポーズでは、体を床に伏せて身を任せる(バラーサナ、子どものポーズ)。バラーサナでは、シールシャーサナ後の頭の中の圧力入れ替えが促進される。頭立ちの長さによって、バラーサナのままで10回から2分の間呼吸を行う。K.パタビ・ジョイスは、頭をしばらくの間床につけて圧力入れ替えをしなければ、脳と神経系に損傷を起こすと強調している。

ヴィンヤサ⑫
　息を吸いながら、腕と脚をまっすぐ伸ばす。息を吐きながら、体を下げてチャトゥランガ・ダンダーサナに入る。

ヴィンヤサ⑬
　息を吸いながら、上向きの犬のポーズに入る。

ヴィンヤサ⑭
　息を吐きながら、下向きの犬のポーズに入る。

パドマーサナ ｜蓮華のポーズ

ドリシュティ …鼻

　パドマーサナは、ヨーガのポーズの中でも大変重要なものである。あらゆる病気を破壊し、死を征服し、条件づけられた存在の海を越えるという利点すべてが、このポーズによるものだと考えられている。

ヴィンヤサ❼
　息を吸いながら、ジャンプスルーをしてダンダーサナに入る。

ヴィンヤサ❽
　脚を伸ばした状態から、息を吐きながらまず右脚をパドマーサナの形に組む。これを安全に行うには、右足かかとを右殿部に引き寄せて、右膝関節を完全に曲げる。これが無理ならパドマーサナを試みず、代わりに脚を交差する。かかとが殿部に触れていれば、右膝を横に出して右足つま先を伸ばし足の裏を上に向ける。次に右足かかとを右鼠径部に引き寄せ、この外転した位置でも膝関節が完全に曲がったままの状態であることを確認する。ここから右足かかとをへそに向かって引き上げ、膝を中心線近くに持ってくる。かかとをへそと一直線上に保

●ヨーガの状況 …… パドマーサナ：まず右脚

　なぜパドマーサナでは昔からまず右脚を組み、その上に左脚を持ってくるのだろうか。この質問を受けたK.パタビ・ジョイスは、「まず右脚を組み、その上に左脚を持ってくることで、肝臓と脾臓が浄化される。左脚を最初に組み、その上に右脚を持ってきても、何の役にも立たない」と言って『ヨーガ・シャーストラ』を引用した。また、このようにして組んだ蓮華によって、インスリン生産が促進されると説明している。

　現代の指導者は、体のバランスを整えるために両側でパドマーサナを行うように勧めている。体の対称性は、スタンディングポーズによって改善される。しかし、腹腔と胸腔に強く影響するパドマーサナ、クールマーサナ、ドゥヴィ・パーダ・シールシャーサナ、パーシャーサナのようなポーズには体の対称性を作る機能はなく、腹部器官、胸郭器官の非対称性を適応させる機能を持っている。肝臓は腹腔の右側にあり、脾臓は左側にあるという状態に適応させるため、右脚をまず組み、その上に左脚を置くのである。脚を頭の後ろに置くポーズでは胸が発達し、クールマーサナで左脚を最初に置くことで心臓が主に胸腔の左側に位置する状態に適応させるのである。

● ヨーガの状況 …… バッダ・パドマーサナの重要性

　バッダ・パドマーサナは、非常に力強い瞑想ポーズである。経典では、クシャという草で座を用意し、シカかあるいはよりよいものとしてはトラの皮でその上を覆って、一番上に清潔な白い綿の布を置くようにヨーギに提案している。このようにして用意することを、私もインドで勉強している間に何度か勧められた。このように手の込んだ瞑想の座の目的は、絶縁である。エネルギーは、常に最も高い電位から低い電位へと流れる。地球は受容的であり、エネルギーはヨーギの体から地面へと流れる。このため、クンダリーニの上昇のためにエネルギーを保存するには絶縁が勧められるのである。ムーラ・バンダが行われるのも、同様の理由からである。ムーラ・バンダによって、エネルギーが脊柱基部から漏れるのが防がれる。

　ヨーギがヒマラヤ山脈で瞑想をする習慣も、同じような観点から考える必要がある。山脈高く行くほど、地球の受容的吸引力は減少し、クンダリーニの上昇が容易になる。手のひらや足の裏から、エネルギーは簡単に失われる。このため、パドマーサナでは足の裏を地面からそむけて上に向けているのである。バッダ・パドマーサナでは手は足につながれ、それによってエネルギー循環が作られる。こうして、9つの感覚ゲート（2つの目、2つの耳、2つの鼻孔、口、性器、肛門）から逃げるエネルギーを除くすべてのエネルギーが、体内で循環されるのである。

ち、足の親指付け根を反対側の鼠径部につける。

　ここまでの諸段階を、右脚はまっすぐ伸ばした状態のつもりで左脚でも繰り返す。まず膝関節を完全に曲げ、大腿の裏側がふくらはぎ全体につくようにする。膝を左側遠くに引き離し、左足を右足首上で膝に向かって持ち上げる。左足は、右膝の上では持ち上げない。右膝の上で持ち上げると左膝関節が開き、ポーズ移行の際に膝に横方向への動きをおこさせてしまう。

　パドマーサナですわり、大腿骨を内側に回して脛骨の前側が下を向くようにして、足の裏とかかとを上に向ける。こうすれば膝関節が完全に閉じられて、保護される。パドマーサナですわった後にも、最初にポーズに入る時に外側に回した大腿骨の状態を保っているのはいけない。

　左腕を背中に巻きつけ、手のひらを下に向けた状態で左足の親指を握る。まず上にある足を握り、次に左腕の上で右腕を背中に回して右手で右足親指を握る。これが、バッダ・パドマーサナである。足親指を握るのが難しければ、前腕上ではなく肘の上で腕を交差させるようにする。これで、肩と胸が開かれる。小胸筋が硬ければ、この時点で大変大きな障害となる。

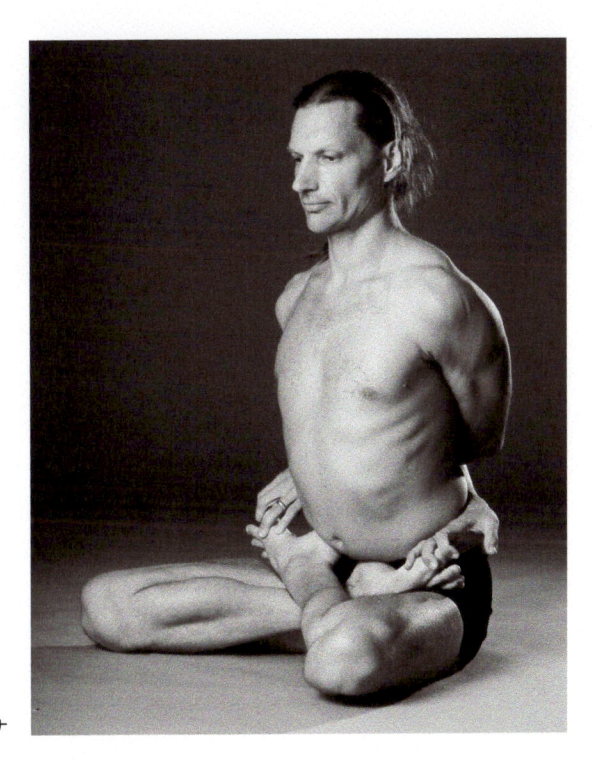

バッダ・パドマーサナ

これでもまだ足親指を握るのが難しければ、次のことを確認する。
- 股関節回転——大腿骨を内側に回して両膝を近づけるほど、足は鼠径部に入っていく。これで足が手に近づき、指を握るのが楽になる。
- 肩の柔軟性——肩の力が完全に抜けていれば後ろに回すのは簡単であり、手を足の指まで伸ばすことができる。
- 腕は、ウエストのあたりで回さなくてはならない。これは、ウエストが細いほうが簡単にできる。クールマーサナの場合と同様に、余分な体重を落とすことによって奇跡的に容易になる。

息を吸いながら胸を高く引き上げ、肩を後ろに引いて上を見上げる。

ヴィンヤサ❾

息を吐きながら体を前に倒し、額を床につけて視線を鼻に向ける。熟達してくれば、あごを床に置くことができるようになる。あごを床に置くために、あごを前に突き出して後頸部にしわを寄せてはいけない。これではエネルギーがふさがれて、クンダリーニの上昇が妨げられる。後頸部を長く保ち、眉間を見上げる。大腿骨を内側に回したまま保ち、頭頂部と坐骨を逆方向に伸ばす。肩甲骨は、坐

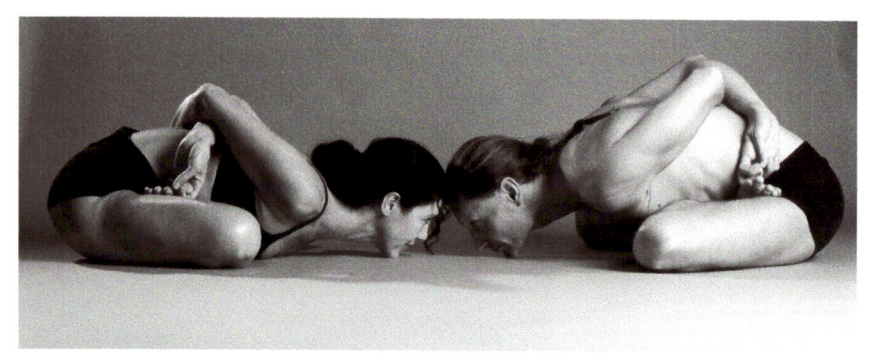

ヨーガ・ムドラー

骨を追って下におろす。このポーズがヨーガ・ムドラー(ヨーガの封印)であり、練習の間に体内で培われたエネルギーを封印する大変効果的な方法の1つである。このポーズのまま練習の長さによって10回から25回呼吸をし、バンダに集中する。

ヴィンヤサ⓾

　息を吸いながら起き上がり、足から手を離して手を膝に置き、受けいれるように手のひらを上に向ける。肩の位置を整え、脊柱を安定させるために腕をまっすぐに保つ。親指と人差し指をつけ、他の指を伸ばして手をジュニャーナ・ムドラー(知識の封印)の形にする。指の持つ意味は、次のとおりである。

- 親指は、ブラフマン(無限の意識)を表す。
- 人差し指は、アートマン(本来の姿)を表す。
- 中指は、ブッディ(知性)を表す。
- 薬指は、マナス(心)を表す。
- 小指は、カーヤ(体)を表す。

　親指と人差し指を合わせることで、自分の本来の姿(アートマン)は無限の意識(ブラフマン)に他ならないと認識する意思が封印される。

　これが、伝統的な瞑想ポーズである。これは、単に脚を組んだだけの姿勢よりも好まれる。パドマーサナでは、坐骨、大腿、膝からなる堅固な土台の上にすわっている。これで、サマスティティで直立に立っているかのごとく、S字を重ねた脊柱の自然な曲線を保持することができる。

　これはクンダリーニの上昇のために必要な脊柱の正しい位置であるというばかりでなく、この姿勢によって敏感になることができる。単に脚を組んですわっているだけなら、骨盤が後ろに傾き、胸部が崩れて頭が胸に向かって落ち込みがちになる。こうして前かがみになれば疲労しやすく、これを防ぐための努力が必要に

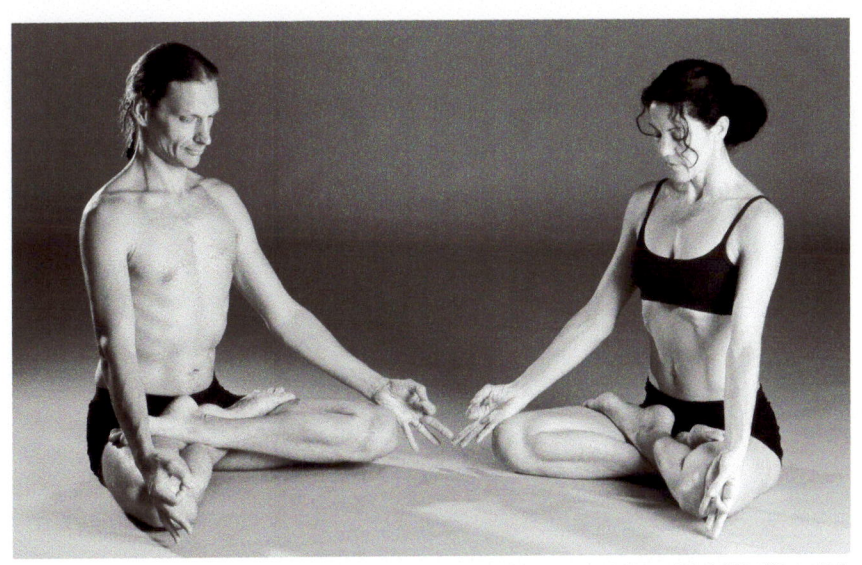

ジュニャーナ・ムドラーをしながらパドマーサナ

なる。疲労が起これば、瞑想は難しい。瞑想とは、心が明るく光るものである。瞑想の間、心が鈍感であれば、結果として有害になる（瞑想については後編『現代人のためのヨーガ・スートラ』で詳しく述べる）。

　心を敏感な状態に保つには、努力せずとも頭を首、脊柱と一直線上に長時間保てる姿勢が必要だ。パドマーサナは、この目的のために理想的な姿勢なのである。

　わずかにあごを落とす。視線を鼻先に向けて穏やかに下ろす。このままで、少なくともゆっくり25回呼吸をする。

ヴィンヤサ⓫

　大腿の両側で、指を広げて手をつく。息を吸いながら体全体を床から持ち上げ、ウトゥプルティーに入る。

　体を持ち上げるためには脊柱を丸めなくてはならず、そのためには体幹を曲げる必要がある。この動きは、腹筋群、中でも腹直筋によって行われる。肩甲帯を押し下げることで（広背筋）、肩もこの動きの助けとなる。呼吸の割合を通常どおりに保つ。このポーズでバンダのコントロールが増し、ヴィンヤサの動きを理解するのに役立つ。また、エネルギー回復に最適なポーズの1つでもある。これで、練習の最後に疲労を取り除くのである。

　ウトゥプルティヒのまま、視線を鼻に向けて25回呼吸をする。

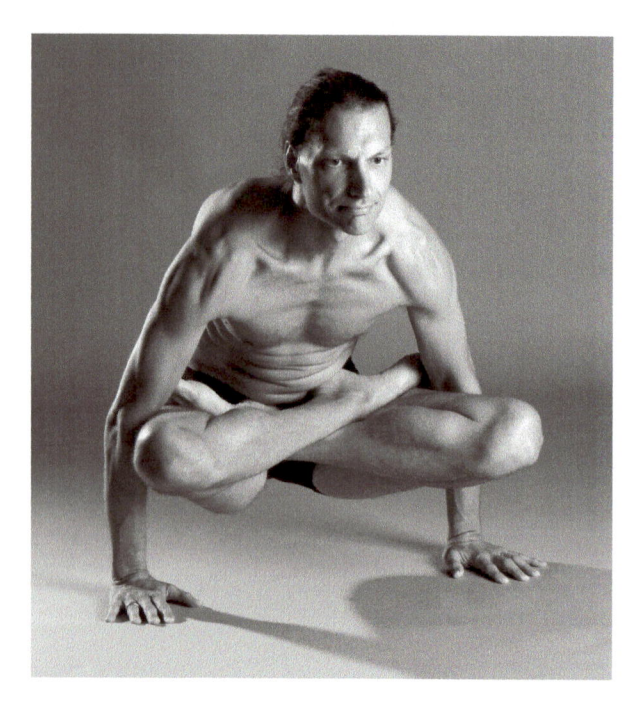

ウトゥプルティー

ヴィンヤサ⑫
　息を吐きながら、体を揺らして蓮華を解き、チャトゥランガ・ダンダーサナの形に体を下げる。この動き、またそのバリエーションについては、クックターサナのヴィンヤサ9、ヴィンヤサ10に説明がある（148ページ）。

ヴィンヤサ⑬
　息を吸いながら、上向きの犬のポーズに入る。

ヴィンヤサ⑭
　息を吐きながら、下向きの犬のポーズに入る。

ヴィンヤサ⑮
　息を吸いながら、ジャンプスルーをする。息を吐きながら、横になる。

シャヴァーサナ | 休息のポーズ

ドリシュティ …ドリシュティはなし、目を閉じる。

　K. パタビ・ジョイスは、このポーズを「休息（Taking Rest）」と呼んでいる。しかしヨーガ文献では、シャヴァーサナ（死体のポーズ）あるいはムリターサナ（死のポーズ）と言われている。『ハタ・ヨーガ・プラディーピカー』によれば、「死体のように地に横になることを、シャヴァーサナと呼ぶ。このポーズは疲労を取り除き、心に休息を与える」[22]。『ゲーランダ・サンヒター』もこれと意見が一致していて、「死体のように地に平らに寝そべることを、ムリターサナと呼ぶ。このポーズは疲労をなくして心の動揺を静める」[23]とある。両書では、このポーズは疲労回復に効果があるだけでなく、心を落ち着けるという重要な機能があると記されている。

　シャヴァーサナは、ヨーガの練習における本質的な部分である。練習を通して私たちは、粗雑な（肉体的）体と微細な（エネルギー的）体とを熱し浄化する。練習後、体には熱を冷まして落ち着く時間が必要である。すぐにも跳び上がって日々の仕事を始めるのでは、動揺し不安になる。ヨーガの練習の持つ、心を落ち着けて集中させ感情を静めるという効果は、練習後に適度な休息が取られてこそ起こるのである。

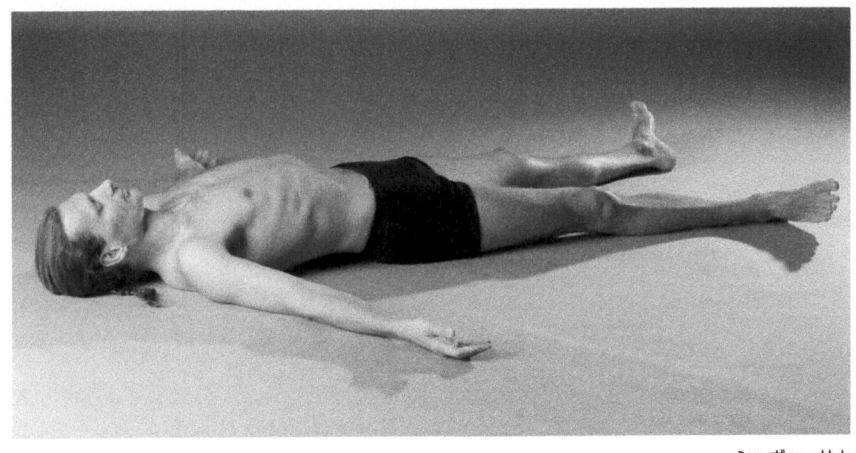

シャヴァーサナ

---

22. 『ハタ・ヨーガ・プラディーピカー』1章34節、P. シン訳、Sri Satguru Publications、Delhi、1915、37ページ
23. 『ゲーランダ・サンヒター』2章11節、R.B.S. チャンドラ・ヴァス訳、Sri Satguru Publications、Delhi、1986、15ページ

練習の間、人の頭は何かをすることで一杯になっている。シャヴァーサナは、何もせず、ただあるがままに過ごす時である。ヨーガのゴールである神秘的な状態は、体を動かすことによって起こるものではない。すべての動きをやめた時に起こるのである。こうしてすべてをやめるのが、シャヴァーサナである。

肉体をリラックスさせることの重要性

シャヴァーサナとは、体と心を完全にリラックスさせることであると定義されている。体をリラックスさせることは、プラーナの吸収のために重要である。プラーナは大気中に生じ、太陽風やアルファ線になぞらえられてきた[24]。練習は、日の出、日の入りに行うのが最も効果的である。プラーナの量は、日の出、日の入り時が最も高いからである[25]。蓄積されたプラーナがあってこそ、体を長期間維持することが可能となる。地下に1年間も埋められ、それでも掘り出された時には生きていたというヨーギの話がある。このような妙技がヨーガの目的ではないとしても、これは大変興味深いことである。生命は主にプラーナによって維持されるのだが、アシュタンガ・ヴィンヤサの練習はプラーナを体内に蓄積するために考案されたものなのである。ウジャーイーの技法では喉頭蓋が弁となり、それによって体内におけるプラーナの圧力が増す。バンダはフィルターのような役目を果たし、呼吸によって取り入れた空気からプラーナをすくい取る。練習後ほどなく動けば、蓄積されたプラーナはゆっくりと体から漏れて、失われてしまう。

シャヴァーサナは、このプラーナを吸収するチャンスをくれるものなのである。リラックスすることを通して、練習で準備のできた体はプラーナを吸い上げる受容的なスポンジになる。シャヴァーサナは、大気のプラーナにとって文字どおり浴槽である。このため、完全に解放する必要があるのだ。

心をリラックスさせることの重要性

このポーズがシャヴァーサナと呼ばれるのは、このポーズによって死への準備ができるからである。完全に身を任せ(Surrender)、解放することを学ぶのである。何かをすることを完全にやめ、全て身を任せるというこの能力のおかげで、死がやってきた時に、この体、この個性、この自我との同一化すべてを捨てること

---

24. アンドレ・ヴァン・リスベス、『Die grosse Kraft des Atems』、O.W.Barth Verlag、Munich、1991
25. このことから、プラーナ量は太陽の位置に関連していることが推測される。つまり、プラーナは太陽から生じていると考えられそうである。多くの宗教、文化では、太陽は神、生命を与えるものとして崇拝されている。

ができるのである。そうして、まるでキュウリがつるから落ちるように簡単に、この生命から離れることができるのである[26]。自分自身に対して持っている概念、そのために私たちは何かを欲し他を拒絶するのだが、この「私」というものこそが、「これが私の体なのだ」と自分自身を信じ込ませているのだ。実は、自分のものではないのである。それなのに、体とは自分で作り上げたものだとでも、言うのだろうか。何世紀にも渡って科学的研究が行われても、いまだに体に関してすべてを理解することはできていない。ましてや、体とは私たちが作り上げたものではない。所有権証明書など、持ってもいない。この世を去る時がくれば、この体は自然（プラクリティ）に返すのである。私たちの体は自然が作ったものであり、私たちが作ったのではない。これは、『ヨーガ・スートラ』の4章2節、4章3節ではっきりと述べられている。

　禅の公案に、次のようなものがある。

　　蝶は飛ぶ。
　　湖を渡るために。
　　我は自分自身へと帰る。

　この公案の意味していることに関しては、いろいろと考察が成されてきた。蝶を思考に対応させるという解釈もある。思考を解放し、思考が湖を渡るために私たちから離れれば、私たちは自己の中へと戻ることができる。思考にしがみつけば、心の揺らぎとともにいることになる（スートラ1章4節）。蝶を自由に羽ばたかせれば、自分自身の本来の姿の中にとどまることができるのである（スートラ1章3節）。
　また、蝶を体に、湖を生と死の境に対応させることもできる。体はこの境界線を越えるが、自分自身はこれを超えることはない。体を解放することができれば、自分の本来の姿、永遠で不変の意識の中にとどまるのである。しがみつけばこうして帰ることは不可能であり、新たな具現化を求めることになる。
　シャヴァーサナでは、すべての努力、すべての決意、すべての意思が私たちから離れる。これらが離れ完全に身を任せる状態になるのは、死の時に起こるべきプロセスをまねたものである。シャヴァーサナをするごとに、私たちではなく私

---

26. この比喩は、伝統的なインドの祈りの言葉で使われるものである。キュウリがつるから離れるのは穏やかで何の外力も必要とせず、一方、木や茂みに育つ果物は重力によって乱暴にもぎ取られる。

たちの死体がポーズを取る瞬間のための準備をしているのである。自分のことを体であると考えれば、死とは恐ろしいものである。身を任せ、自分自身を投げ出せば、死とは自然な本来の姿、つまり意識へと戻るよう招いてくれるものである。『バガヴァッド・ギーター』でクリシュナ神が言っていることに従えば、私たちは「主体という感覚を捨てるのである。自分のことを成す人だと思っているのは、愚かな者ばかりである」。

　古代の師たちは、私たちは死を免れない体ではなく、むしろ生まれたものでもなく、創造されたものでもなく、変わることもないものだと説いてきた。体の死によって本来の姿、意識へと戻るよう招かれる。こうして永遠ではないものと人為的に同一化することから解放するのが、シャヴァーサナである。シャヴァーサナを正しく行いすべてが解放されれば、本来の姿が示される。『ヨーガ・スートラ』にも『バガヴァッド・ギーター』にも、純粋な存在、純粋な気づき、純粋な本質は、体の終焉に当たっても残され、終わりも始まりもないと述べられている。

　　ナイフに切り裂かれることも、
　　とげに刺されることも、
　　火に燃やされることもなく、
　　水の中で溺れることもない。
　　それが永遠の、本来の姿である。

用語解説

アーサナ ポーズ。

アートマン 本当の自己、意識。ヴェーダーンタで「プルシャ」の代わりに使われる語。

アーユルヴェーダ 古代インドの医学。4つの補足されたヴェーダの1つ。

イダー 月のエネルギー経路。

ヴィンヤサ ポーズがとぎれることのない流れと結びついて連続しておこる動き。それは瞑想をつくりあげ、すべての形あるものは非永久的であり、執着できないものであることを表している。

ウジャーイー・プラーナーヤーマ 勝利を得た生命力の拡張。

ウディヤーナ ハタ・ヨーガのシャットクリヤの1つ。クンバカの間、腹腔内容物を胸腔に吸い込む。

ウディヤーナ・バンダ 上昇する引き締め、下腹部の引き締め、下腹部内容物を脊柱に引き寄せる。

ウパニシャッド 古代の諸教典。ここから、インドの哲学体系すべてが発展した。ウパニシャッドは魂で理解される(シュルティ)。

外旋 外側への回転。

外転筋 骨を体の正中線から引き離す筋肉。

過伸展 180度以上の伸展。

カパ アーユルヴェーダの3つの気質のうちの1つ。粘着性と訳されることもある。

カリ・ユガ 現在の時代、暗黒の時代。紀元前3102年、クリシュナ神の死とともに始まる。このあと40万年は続くと思われる。

気温 32ページ

逆症療法 西洋医学。

胸椎 胸郭の椎骨。

筋肉の起点 体の中心に近いところにある、筋肉の付着部。

筋肉の付着点 体の中心から離れたところにある、筋肉の付着部。

屈曲 骨を結びつけ、一緒にすること。

クリシュナ神 至高の存在の形。ヴィシュヌ神の化身、「バガヴァッド・ギーター」の

中の指導者。

クンダリーニ　1. スシュムナーの出入口をふさぐ障害物。2. 時に、スシュムナーの中での、シャクティを湧きあがらせることを言及する。

クンバカ　呼吸の保持。

脛骨　すねの骨。

頚椎　首の椎骨。

後湾　脊柱前面の凹みが増加した弯曲

サーンキヤ・カーリカー　イーシュヴァラクリシュナが著した、サーンキヤ哲学体系を説明する専門書。カーリカーはヨーガの基礎となったサーンキヤに関する現存最古の書であり、その点で大変重要である。しかし、この書は「ヨーガ・スートラ」に比べれば新しく、もっと古い元来のサーンキヤの形を記すものではない。

サンスカーラ　意識下の印影。

シヴァ神　至高の存在の名前、純粋な知識、形のあるブラフマン。

上腕骨　腕の骨。

伸展　屈曲から戻ること。

スシュムナー　中央エネルギー経路。ハタ・ヨーガでは心臓の隠喩。

前弯　脊柱背面の凹みが増加した弯曲。

大腿骨　腿の骨。

チャクラ　微細なエネルギーの中心。

ディヤーナ　瞑想。

等尺的運動　筋肉が短くならないような運動。

ドリシュティ　焦点。

内旋　内側への回転。

ナーディー　文字どおりの意味は川。エネルギー経路。

内転筋　骨を体の中心線に向かって引く筋肉。

バガヴァッド・ギーター　神の歌。すべてのシャーストラのうち、最も影響を持つもの。クリシュナ神の形を取る至高の存在は、サーンキヤ、ヨーガ、ヴェーダーンタの教えに共存するものである。

ハタ・ヨーガ　師ゴーラクナータがおよそ起源後1100年に創設したタントラのヨーガ学派。文字どおりの意味は、太陽／月のヨーガ。体内の太陽と月のエネルギー経路のバランスを取ることに重点を置く。ハタ・ヨーガは、神秘主義と古いウパニシャッド的なヨーガ哲学から離れて、体を道具として使うことに焦点を置く。

ハタ・ヨーガ・プラディーピカー　スヴァートマラーマの著した、タントラ専門書。

ハーフ・ヴィンヤサ シッティングポーズを連続で行う時に、チャトランガダンダーサナ、上向きの犬のポーズ、下向きの犬のポーズをへて移行する練習。

バンダ 結合、エネルギーの閉じ込め。

微細 現実ではあるが感覚で知覚できないもの。対象のあるサマーディでは、直接知覚することができる。微細な体、微細な要素、微細な組織などのように、さまざまなところで用いられる。

半月板 61ページ

ピッタ アーユルヴェーダの3つの気質のうちの1つ。かんしゃくと訳されることもある。

ピンガラー 太陽エネルギーの経路。

ブッディ 知性、知能の中心。

プラクリティ 母体、生み出すもの、本質、マトリックス、子宮。意識とは別の微細な宇宙、粗雑な宇宙全部を生み出すもの。

プラティヤーハーラ 感覚刺激からの独立。

プラーナ 生命力、内的呼吸。身体構造上の呼吸、外的呼吸を言及することもある。

プラーナーヤーマ 呼吸の拡張、生命力の流れを調和させるための呼吸練習。

ブラフマ神 68ページ、95ページ

ブラフマン 無限の意識、深遠な現実、それ以上深い層になりえない真実。

ブリッティ 文字どおりの意味は乱れ。(心の)はたらき、様態。

フル・ヴィンヤサ シッティングポーズの間にスタンディングポーズのヴィンヤサを行う練習。

プルシャ 純粋な意識。永遠で不変である。サーンキヤとヨーガでアートマンの代わりに用いる言葉。

マハーバーラタ 人間の作った最大の文学。聖仙ヴィヤーサの著したダルマ・シャーストラ(正しい行いを扱う経典)、「バガヴァッド・ギーター」を含む。

ムドラー 封印、普通アーサナ、プラーナーヤーマ、バンダとともに行う。

ムーラ・バンダ 肛門の引き締め。

参考文献

Adams, G. C., Jr., translator and commentator, *Badarayana's Brahma Sutras*, Motilal Banarsidass, Delhi, 1993.

Agehananda Bharati, Sw., *The Light at the Center*, Ross-Erickson, Santa Barbara, 1976.

Agehananda Bharati, Sw., *The Ochre Robe*, 2nd rev. ed., Ross-Erickson, Santa Barbara, 1980.

Agehananda Bharati, Sw., *The Tantric Tradition*, Anchor Books, New York, 1970.

Aranya, Sw. H., *Yoga Philosophy of Patanjali with Bhasvati*, 4th enlarged ed., University of Calcutta, Kolkata, 2000.

Ashokananda, Sw., translator and commentator, *Avadhuta Gita of Dattatreya*, Sri Ramakrishna Math, Madras.

Ashtavakra Gita, 8th ed., Sri Ramanasramam, Tiruvannamalai, 2001.

Baba, B., translator and commentator, *Yogasutra of Patanjali*, Motilal Banarsidass, Delhi, 1976.

Bachhofer, J., *Milarepa Meister der Verrueckten Weisheit*, Windpferd.

Bader, J., *Meditation in Sankara's Vedanta*, Aditya Prakashan, New Delhi, 1990.

Balantyne, J. R., translator and commentator, *Yoga Sutra of Patanjali*, Book Faith India, Delhi, 2000.

Banerjea, A. K., *Philosophy of Gorakhnath*, 1st Indian ed., Motilal Banarsidass, Delhi, 1983.

Bernard, T., *Heaven Lies Within Us*, Charles Scribner's Sons, New York, 1939.

Bernard, T., *Hindu Philosophy*, Jaico Publishing House, Mumbai, 1989.

Bhatt, G. P. (ed.), *The Skanda Purana*, part 1, trans. G. V. Tagare, Motilal Banarsidass, Delhi, 1992.

Bhattacharya, V., editor and translator, *The Agamasastra of Gaudapada*, Motilal Banarsidass, Delhi, 1943.

Bose, A. C., *The Call of the Vedas*, Bharatiya Vidya Bhavan, Mumbai, 1999.

Bouanchaud, B., *The Essence of Yoga*, Rudra Press, Portland, Oregon, 1997.

Briggs, G. W., *Goraknath and the Kanphata Yogis*, 1st Indian ed., Motilal Banarsidass, Delhi, 1938.

Calais-Germaine, B., *Anatomy of Movement*, rev. ed., Eastland Press, Seattle, 1991.

Calasso, R., *Ka — Stories of the Minds and Gods of India*, Vintage Books, New York, 1999.

Chaitow, L., *Positional Release Techniques*, 2nd ed., Churchill Livingstone, London, 2002.

Chandra Vasu, R. B. S., translator, *The Gheranda Samhita*, Sri Satguru Publications, Delhi, 1986.

Chandra Vasu, R. B. S., translator, *The Siva Samhita*, Sri Satguru Publications, Delhi, 1984.

Chang, G. C. C., translator, *Teachings and Practice of Tibetan Tantra*, Dover Publications, Mineola, New York, 2004.

Chapple, C., translator, *The Yoga Sutras of Patanjali*, Sri Satguru Publications, Delhi, 1990.

Clemente, C. D., *Anatomy — A Regional Atlas of the Human Body*, 4th ed., Williams & Wilkins, Baltimore, Maryland, 1997.

Cole, C. A., *Asparsa Yoga — A Study of Gaudapada's Mandukya Karika*, Motilal Banarsidass, Delhi, 1982.

Coulter, D., *Anatomy of Hatha Yoga*, Body and Breath Inc., Honesdale, Pennsylvania, 2001.

Dahlke, P., translator, *Buddha — Die Lehre des Erhabenen*, Wilhelm Goldmann Verlag, Munich, 1920.

Dasgupta, S., *A History of Indian Philosophy*, 1st Indian ed., 5 vols., Motilal Banarsidass, Delhi, 1975.

Dasgupta, S., *Yoga as Philosophy and Religion*, Motilal Banarsidass, Delhi, 1973.

Desikachar, T. K. V., *Health, Healing and Beyond*, Aperture, Denville, New Jersey, 1998.

Desikachar, T. K. V., *The Heart of Yoga*, Inner Traditions, Rochester, Vermont, 1995.

Desikachar, T. K. V., translator, *Yoga Taravali*, Krishnamacharya Yoga Mandiram, Chennai, 2003.

Deussen, P., *The Philosophy of the Upanishads*, translated by A. S. Geden, Motilal Banarsidass, Delhi, 1997.

Deussen, P., editor, *Sixty Upanisads of the Veda*, translated by V. M. Bedekar & G. B. Palsule, 2 vols., Motilal Banarsidass, Delhi, 1997.

Deutsch, E., *Advaita Vedanta — A Philosophical Reconstruction*, University of Hawaii Press, Honululu, 1973.

Digambarji, Sw., editor and commentator, *Vasishta Samhita*, Kaivalyadhama, Lonavla, 1984.

Doniger O'Flaherty, W., *Siva — The Erotic Ascetic*, Oxford University Press, London & New York, 1973.

Douglas, N., *Tantra Yoga*, Munshiram Manoharlal, New Delhi, 1971.

Dvivedi, M. N., translator and commentator, *The Yoga Sutras of Patanjali*, Sri Satguru Publications, Delhi, 1890.

Egenes, T., *Introduction to Sanskrit*, part 1, 3rd rev. ed., Motilal Banarsidass, Delhi, 2003.

Egenes, T., *Introduction to Sanskrit*, part 2, Motilal Banarsidass, Delhi, 2000.

Eliade, M., *Yoga — Immortality and Freedom*, 2nd ed., Princeton University Press, Princeton, New Jersey, 1969.

Evans-Wentz, W. Y., editor, *The Tibetan Book of the Dead*, Oxford University Press, London, 1960.

Evans-Wentz, W. Y., editor, *Tibetan Yoga and Secret Doctrines*, Oxford University Press, Oxford, 1958.

Evans-Wentz, W. Y., editor, *Tibet's Great Yogi Milarepa*, 2nd ed., Munshiram Manoharlal, Delhi, 2000.

Feldenkrais, M., *Awareness through Movement*, HarperCollins, San Francisco, 1990.

Feuerstein, G., *The Shambhala Encyclopedia of Yoga*, Shambhala, Boston, 1997.

Feuerstein, G., *The Yoga Tradition*, Hohm Press, Prescott, Arizona, 2001.

Feuerstein, G., translator and commentator, *The Yoga-Sutra of Patanjali*, Inner Traditions, Rochester, Vermont, 1989.

Frawley, D., *Ayurvedic Healing — A Comprehensive Guide*, 1st Indian ed., Motilal Banarsidass, Delhi, 1992.

Frawley, D., *From the River of Heaven*, 1st Indian ed., Motilal Banarsidass, Delhi, 1992.

Frawley, D., *Gods, Sages and Kings*, 1st Indian ed., Motilal Banarsidass, Delhi, 1993.

Frawley, D., *Tantric Yoga and the Wisdom Goddesses*, 1st Indian ed., Motilal Banarsidass, Delhi, 1996.

Frawley, D., *Wisdom of the Ancient Seers*, Motilal Banarsidass, Delhi, 1994.

Frawley, D., *The Yoga of Herbs*, 1st Indian ed., Motilal Banarsidass, Delhi, 1994.

Freeman, R., *The Yoga Matrix* (audio casettes), Sounds True, Boulder, Colorado, 2001.

Freeman, R., *Yoga with Richard Freeman* (video and handbook), Delphi Productions, Boulder, Colorado, 1993.

Friend, J., *Anusara Yoga — Teacher Training Manual*, Anusara Press, Spring 1999.

Gambhirananda, Sw., *Bhagavad Gita with Commentary of Sankaracarya*, Advaita Ashrama, Kolkata, 1997.

Gambhirananda, Sw., translator, *Brahma Sutra Bhasya of Sri Sankaracarya*, Advaita Ashrama, Kolkata, 1965.

Gambhirananda, Sw., translator, *Eight Upanisads*, Advaita Ashrama, Kolkata, 1996.

Ganganatha, J., translator, *Yoga-Sara-Sangraha of Vijnana — Bhiksu*, rev. ed., Parimal Publications, Delhi, 1995.

Ganguli, K. M., translator, *The Mahabharata*, 12 vols., Munshiram Manoharlal, New Delhi, 1998.

Gharote, M. L., translator, *Brhadyajnavalkyasmrti*, Kaivalyadhama, Lonavla, 1982.

Godman, D., editor, *Be As You Are — The Teachings of Ramana Maharshi*, Penguin Books India, New Delhi, 1985.

Gopal, L., *Retrieving Samkhya History*, D. K. Printworld (P) Ltd., New Delhi, 2000.

Gosh, S., translator, editor, and commentator, *The Original Yoga*, 2nd rev. ed., Munshiram Manoharlal, New Delhi, 1999.

Govinda, L. A., *Der Weg der weissen Wolken*, Scherz Verlag, Bern, 1975.

Grabowski, T., *Principles of Anatomy and Physiology*, 10th ed., John Wiley & Sons, Hoboken, New Jersey, 2003.

Guenther, H. v., translator, *Juwelenschmuck der geistigen Befreiung*, Eugen Diederichs Verlag, Munich, 1989.

Guenther, H. v., translator and commentator, *The Life and Teaching of Naropa*, Shambala, Boston, 1995.

Gupta, A. S., *The Evolution of the Samkhya School of Thought*, 2nd rev. ed., Munshiram Manoharlal, New Delhi, 1986.

Gupta, S. R., translator and commentator, *The Word Speaks to the Faustian Man*, vol. 2, *A Translation and Interpretation of the Prasthanatrayi*, Motilal Banarsidass, Delhi, 1995.

Gurdjieff, G. I., *Beelzebub's Erzaehlungen fuer seinen Enkel*, Sphinx Verlag, Basel, 1981.

Gurdjieff, G. I., *Begnungen mit bemerkenswerten Menschen*, Aurum Verlag, Freiburg, 1978.

Gurdjieff, G. I., *Das Leben ist nur dann wirklich wenn ich bin*, Sphinx Verlag, Basel, 1987.

Hamill, S. & Seaton, J. P., translators and editors, *The Essential Chuang Tzu*, Shambala, Boston, 1998.

Isayeva, N., *From Early Vedanta to Kashmir Shaivism*, 1st Indian ed., Sri Satguru Publications, Delhi, 1997.

Iyengar, B. K. S., *Light on Pranayama*, HarperCollins Publishers India, New Delhi, 1993.

Iyengar, B. K. S., *Light on the Yoga Sutras of Patanjali*, HarperCollins Publishers India, New Delhi, 1993.

Iyengar, B. K. S., *Light on Yoga*, 2nd ed., Allen & Unwin, London, 1976.

Iyengar, B. K. S., *The Tree of Yoga*, HarperCollins Publishers India, New Delhi, 1995.

Jacobsen, A. J., *Prakrti in Samkhya-Yoga*, 1st Indian ed., Motilal Banarsidass, Delhi, 2002.

Jagadananda, Sw., translator, *Upadesa Sahasri of Sri Sankaracarya*, Sri Ramakrishna Math, Madras.

Jagadananda, Sw., translator, *Vakyavrtti of Sri Sankaracarya*, Sri Ramakrishna Math, Madras.

Jois, K. P., *Ashtanga Yoga with K. Pattabhi Jois*, 1st series (video), Yoga Works Productions, Santa Monica, California, 1996.

Jois, K. P., *Yoga Mala*, 1st English ed., Eddie Stern/Patanjala Yoga Shala, New York, 1999.

Kale, M. R., *A Higher Sanskrit Grammar*, Motilal Banarsidass, Delhi, 1972.

Kalu Rinpoche, *The Gem Ornament*, Snow Lion, Ithaca, New York, 1986.

Kanshi, R., *Integral Non-Dualism*, Motilal Banarsidass, Delhi, 1995.

Kendall, F. P., *Muscles Testing and Function*, 4th ed., Lippincott Williams & Wilkins, Philadelphia, 1993.

Krishnamacharya the Purnacharya, Krishnamacharya Yoga Mandiram, Chennai.

Krishnamurti, J., *The Awakening of Intelligence*, HarperCollins, San Francisco, 1987.

Krishnamurti, J., *The First and Last Freedom*, HarperCollins, San Francisco, 1975.

Krishnamurti, J., *Krishnamurti's Journal*, 2nd rev. ed., Krishnamurti Foundation Trust India, Chennai, 2003.

Krishnamurti, J., *Krishnamurti to Himself*, HarperCollins, San Francisco, 1993.

Kumar, S., translator and annotator, *Samkhyasara of Vijnanbhiksu*, Eastern Book Linkers, Delhi, 1988.

Kunjunni Raja, K., editor, *Hathayogapradipika of Swatmarama*, The Adyar Library and Research Centre, Madras, 1972.

Kuvalayananda, Sw., *Asanas*, Kaivlayadhama, Lonavla, 1933.

Kuvalayananda, Sw., *Pranayama*, 7th ed., Kaivlayadhama, Lonavla, 1983.

Lad, V., *Ayurveda, The Science of Self-Healing*, 1st Indian ed., Motilal Banarsidass, Delhi, 1994.

Larson, G. J., *Classical Samkhya*, 2nd rev. ed., Motilal Banarsidass, Delhi, 1979

Larson, G. J. & Bhattacharya, R. S., *Encyclopedia of Indian Philosophics*, vol. 4, *Samkhya*, 1st Indian ed., Motilal Banarsidass, Delhi.

Leggett, T., *Realization of the Supreme Self*, New Age Books, New Delhi, 2002.

Leggett, T., translator, *Sankara on the Yoga Sutras*, 1st Indian ed., Motilal Banarsidass, Delhi, 1992.

Lester, R. C., *Ramanuja on the Yoga*, Adyar Library and Research Centre, Madras, 1976.

Long, R. A., *The Key Muscles of Hatha Yoga*, Bandha Yoga Publications, 2005.

Lorenzen, D. N., *Kabir Legends and Ananta Das's Kabir Parachai*, 1st Indian ed., Sri Satguru Publications, Delhi, 1992.

Lorenzen, D. N., *The Kapalikas and Kalamukhas*, 2nd rev. ed., Motilal Banarsidass, Delhi, 1991.

Madgula, I. S., *The Acarya*, 2nd rev. ed., Motilal Banarsidass, Delhi, 2001.

Madhavananda, Sw., translator, *The Brhadaranyaka Upanisad*, Advaita Ashrama, Kolkata, 1997.

Madhavananda, Sw., translator and commentator, *Minor Upanisads*, Advaita Ashrama, Kolkata, 1996.

Madhavananda, Sw., translator and annotator, *Vedanta Paribhasa*, Advaita Ashrama, Kolkata, 1997.

Mahadevan, T. M. P., *The Hymns of Sankara*, Motilal Banarsidass, Delhi, 1980.

Mani, V., *Puranic Encyclopedia*, 1st English ed., Motilal Banarsidass, Delhi, 1975.

Mascaro, J., translator, *The Upanishads*, Penguin Books, New Delhi, 1994.

Miele, L., *Ashtanga Yoga*, International Federation of Ashtanga Yoga Centres, Rome.

Mitchiner, J. E., *Tradition of the Seven Rsis*, Motilal Banarsidass, Delhi, 2000.

Mohan, A. G., *Yoga for Body, Breath and Mind*, Shambala, Boston & London, 2002.

Mohan, A. G., *Yoga Therapy*, Shambala, Boston & London, 2004.

Mohan, A. G., translator, *Yoga Yajnavalkya*, Ganesh & Co, Madras.

Monier-Williams, M., *A Sanskrit English Dictionary*, Motilal Banarsidass, Delhi, 2002.

Mueller, M., editor, *The Sacred Books of the East*, vol. 38, *Vedanta Sutras*, trans. G. Thibault, Motilal Banarsidass, Delhi, 1962.

Muktananda, Sw., *Der Weg und sein Ziel*, Deutsche Erstausgabe, Droemersche Verlagsanstalt, Munich, 1987.

Muktibodhananda, Sw., translator and commentator, *Hatha Yoga Pradipika*, 2nd ed., Yoga Publications Trust, Munger, 1993.

Nalanda Translation Committee, *The Life of Marpa the Translator*, Shambala, Boston, 1982.

Natarajan, A. R., *Ramana Maharshi — The Living Guru*, Ramana Maharshi Centre for Learning, Bangalore, 1996.

Natarajan, A. R., *Timeless in Time — A Biography of Sri Ramana Maharshi*, 2nd ed., Ramana Maharshi Centre for Learning, Bangalore, 2000.

Natarajan, N., translator and annotator, *Tirumantiram*, Sri Ramakrishna Math, Madras.

Neumann, D. A., *Kinesiology of the Muskuloskeletal System*, Mosby, St Louis, 2002.

Nikhilananda, Sw., translator, *The Mandukya Upanishad with Gaudapada's Karika and Sankara's Commentary*, Advaita Ashrama, Kolkata, 1987.

Nikhilananda, Sw., translator, *Vedanta-sara of Sadananda*, Advaita Ashrama, Kolkata, 1997.

Niranjanananda, P., *Yoga Darshan*, Sri Panchdashnam Paramahamsa Alakh Bara, Deoghar, 1993.

Norbu, N., *Dream Yoga*, Snow Lion, Ithaca, New York, 1992.

Pandey, K. C., editor, *Isvara Pratyabhijna Vimarsini — Doctrine of Divine Recognition*, 3 vols., Motilal Banarsidass, Delhi, 1986.

Panoli, V., translator and commentator, *Gita in Shankara's Own Words*, Shri Paramasivan, Madras, 1980.

Percheron, M., *Buddha*, Rowohlt Verlag, Hamburg, 1958.

Perry, E. D., *A Sanskrit Primer*, 4th ed., Motilal Banarsidass, Delhi, 1936.

Powell, R., editor, *The Experience of Nothingness — Sri Nisargadatta Maharaj's Talks on Realizing the Infinite*, 1st Indian ed., Motilal Banarsidass, Delhi, 2004.

Powell, R., editor, *The Nectar of Immortality — Sri Nisargadatta Maharaj's Discourses on the Eternal,* 1st Indian ed., Motilal Banarsidass, Delhi, 2004.

Prabhavananda, Sw., *Yoga and Mysticism,* Vedanta Press, Hollywood, 1969.

Prabhavananda, Sw., translator, *Bhagavad Gita,* Vedanta Press, Hollywood, 1987.

Prabhavananda, Sw., translator, *The Upanishads,* Vedanta Press, Hollywood, 1983.

Prabhavananda, Sw., translator and commentator, *Patanjali Yoga Sutra,* Sri Ramakrishna Math, Madras.

Prakashanand Saraswati, Sw., *The True History and the Religion of India,* 1st Indian ed., Motilal Banarsidass, Delhi, 2001.

Prasada, R., translator, *Patanjali's Yoga Sutras,* Munshiram Manoharlal, New Delhi, 2003.

Pungaliya, G. K., *Yoga Sastra,* Yoga and Allied Research Institute, Pune, 1998.

Radhakrishnan, S., *Indian Philosophy,* Indian ed., 2 vols., Oxford University Press, New Delhi, 1940.

Radhakrishnan, S., editor, *The Principal Upanisads,* HarperCollins Publishers India, New Delhi, 1994.

Radhakrishnan, S., translator and commentator, *The Bhagavad Gita,* HarperCollins Publishers India, New Delhi, 2002.

Rajneesh, O., *The Book of the Secrets,* 2nd ed., Rajneesh Foundation International, Antelope, Oregon, 1982.

Rajneesh, O., *Tantra: The Supreme Understanding,* The Rebel Publishing House, Portland, Oregon, 1997.

Ram Das, *Miracle of Love,* Munshiram Manoharlal, New Delhi, 1999.

Rama, Sw., *Path of Fire and Light,* vol. 1, The Himalayan Institute Press, Honesdale, Pennsylvania, 1988.

Rama, Sw., translator and commentator, *The Mystical Poetry of Kabir,* The Himalayan International Institute of Yoga, Honesdale, Pennsylvania, 1990.

Ramachandra Rao, S. K., *Yoga and Tantra in India and Tibet,* Kalpatharu Research Academy, Bangalore, 1999.

Ramakrishnananda, Sw., *Life of Sri Ramanuja,* Sri Ramakrishna Math, Madras.

Ramanasramam, S., *Sri Ramana Gita,* 8th ed., Sri Ramanasram, Tiruvannamalai, 1998.

Ramaswami, S., *Yoga for the Three Stages of Life,* Inner Traditions, Rochester, Vermont, 2000.

Reich, W., *Die Massenpsychologie des Faschismus,* Kiepenheuer & Witsch, Cologne, 1971.

Rieker, H. U., commentator, *Hatha Yoga Pradipika,* Aquarian/ Thorsons, London, 1992.

Rolf, I. P., *Rolfing — The Integration of Human Structures,* Dennis-Landman, Santa Monica, 1977.

Rukmani, T. S., translator, *Yogavarttika of Vijnanabhiksu,* 4 vols., Munshiram Manoharlal, New Delhi, 1998–2001.

Sangharakshita, *The Thousand-Petalled Lotus: The Indian Journey of an English Buddhist,* Sutton Pub. Ltd., 1988.

Satyananda Saraswati, Sw., *Moola Bandha,* 2nd ed., Bihar School of Yoga, Munger, 1996.

Scott, J., *Ashtanga Yoga,* Simon & Schuster, Roseville, NSW, 2000.

Sharma, A., *Advaita Vedanta,* Motilal Banarsidass, Delhi, 1993.

Sharma, C., *The Advaita Tradition in Indian Philosophy,* Motilal Banarsidass, Delhi, 1996.

Sharma, V. S., *Essentials of Ayurveda,* 2nd ed., Motilal Banarsidass, Delhi, 1998.

Shastri, J. L., editor, *The Kurma Purana,* trans. G. V. Tagare, 2 vols., Motilal Banarsidass, Delhi, 1981.

Shastri, J. L., editor, *The Linga Purana,* 2 vols., Motilal Banarsidass, Delhi, 1973.

Shastri, J. L., editor, *The Narada Purana,* trans. G.V. Tagare, 5 vols., Motilal Banarsidass, Delhi, 1980.

Shastri, J. L., editor, *The Siva Purana,* 4 vols., Motilal Banarsidass, Delhi, 1970.

Shrikrishna, *Essence of Pranayama,* 2nd ed., Kaivalyadhama, Lonavla, 1996.

Silburn, L., *Kundalini Energy of the Depths,* State University of New York Press, Albany, 1988.

Singh, J., translator and annotator, *Para Trisika Vivarana of Abhinavagupta,* Motilal Banarsidass, Delhi, 1988.

Singh, J., translator and annotator, *Siva Sutras — The Yoga of Supreme Identity,* Motilal Banarsidass, Delhi, 1979.

Singh, J., translator and annotator, *Spanda Karikas — The Divine Creative Pulsation,* Motilal Banarsidass, Delhi, 1980.

Singh, J., translator and annotator, *Vijnanabhairava,* Motilal Banarsidass, Delhi, 1979.

Sinh, P., translator, *The Hatha Yoga Pradipika,* Sri Satguru Publications, Delhi, 1915.

Sinha, N., *The Samkhya Philosophy,* Munshiram Manoharlal, New Delhi, 2003.

Sivananda Radha, Sw., *Kundalini Yoga,* 1st Indian ed., Motilal Banarsidass, Delhi, 1992.

Sjoman, N. E., *The Yoga Tradition of the Mysore Palace,* Abhinav Publications, New Delhi, 1996.

Sparham, G., *Dzog Chen Meditation,* Sri Satguru Publications, Delhi, 1994.

Sri Yukteswar, Sw., *Die Heilige Wissenschaft,* Otto Wilhelm Barth Verlag, Munich, 1991.

Stiles, M., *Structural Yoga Therapy,* Samuel Weiser, York Beach, Maine, 2000.

Stoler Miller, B., translator, *Yoga Discipline of Freedom,* Bantam Books, New York, 1998.

Subramaniam, K., translator, *Mahabharata,* Bharatiya Vidya Bhavan, Mumbai, 1999.

Subramaniam, K., translator, *Srimad Bhagavatam,* 7th ed., Bharatiya Vidya Bhavan, Mumbai, 1997.

索 引

あ

アーサナ 2
脚を頭の後ろに持ってくるポーズ 96
アナンタ 18
アパーナ 156
アムリタ 189
アルダ・シッダーサナ 86
アルダ・バッダ・パドマ・
　パシュチマターナーサナ 109
アルダ・バッダ・パドモッターナーサナ 84
イダー 20
ヴァーユ 156
ヴィヤーナ 156
ヴィーラーサナ 85
ヴィーラバドラーサナ 95
ヴィーラバドラーサナA 92
ヴィーラバドラーサナB 93
ヴィンヤサ 23
ヴィンヤサのカウント 25
動きの瞑想 .... 12、24
ウジャーイー・プラーナーヤーマ 12
ウトゥカターサナ .... 48、90
ウダーナ 156
ウッターナ・パーダーサナ 186
ウッティタ・トリコーナーサナ 59
ウッティタ・ハスタ・
　パーダーングシュターサナ 80
ウッティタ・パールシュヴァコーナーサナ 67

ウディヤーナ 19
ウディヤーナ・バンダ 17
ウトゥプルティー 197
ウパヴィシュタ・コーナーサナ 154
ウバヤ・パーダーングシュターサナ 164
ウールドヴァ・ダヌラーサナ 170
ウールドヴァ・ダンダーサナ 190-191
ウールドヴァ・パドマーサナ 183
ウールドヴァ・ムカ・
　パシュチーマターナーサナ 166
上向きの犬のポーズ 43

か

外転筋 82
回転のパターン 109
家長 2
肉体をリラックスさせることの重要性 200
カルナピーダーサナ 182
ガルバ・ピンダーサナ 144
完全な世界 68
棘突起 173
筋肉の起点 13
筋肉の付着点 13
クックターサナ 148
クリシュナ神 9
T. クリシュナマチャルヤ 1
クールマーサナ 140
軍隊 37

ケチャリ・ムドラー	189
ゲーランダ・サンヒター	91、156、199
肩甲骨	37
後屈	173
後十字靱帯	50
広背筋	39
後弯	35
股関節屈筋	89
股関節を開く	122、128
呼吸	4、12
心をリラックスさせることの重要性	200
ゴータマ・ブッダ	23

さ

サティー	95
様々な肌タイプのために	152
サマスティティ	34
サマーディ	8
サマーナ	156
サーンキヤ・カーリカー	10
シヴァ・サンヒター	91
シヴァ神	48、95
時間	3
下向きの犬のポーズ	44
膝関節	61
シッダーサナ	86、91
シャヴァーサナ	199
ジャーヌシールシャーサナA	118
ジャーヌシールシャーサナB	122
ジャーヌシールシャーサナC	124
シャンカラ	18、20、23
十字靱帯	50
ジュニャーナ・ムドラー	197

浄化	4
小胸筋	114
小殿筋	82、89
シールシャーサナ	187
伸張性収縮	102
スカンダ	68
スシュムナー	9、17、19、20
スプタ・ヴィーラーサナ	111
スプタ・クールマーサナ	116、133、140
スプタ・コーナーサナ	157
スプタ・パーダングシュターサナ	26、164
スプタ・パールシュヴァサヒタ	161
スーリヤ・ナマスカーラA	38
スーリヤ・ナマスカーラB	48
脊柱	69、173、194
脊柱起立筋	13
セートゥバンダーサナ	110
前鋸筋	69、103
仙骨	35、36、64、73、132
戦士のヨーガ	18
前十字靱帯	61、63
仙腸関節	102、107
前弯	35、36
僧帽筋	39、40

た

大胸筋	173、174
大腿筋膜張筋	82、89
大腿四頭筋	34、35、51、58
大腿四頭筋を伸ばす	92
大腿直筋	58
大腿二頭筋	58
大殿筋	51、87

大腰筋	73、75
ダクシャ	95
タダガ・ムドラー	178、179
正しい足の位置	51
魂	2
ダーラナー	7
力を発揮しつつ緩める	168
恥骨筋	151
恥骨尾骨筋	17
チャクラーサナ	163
チャトゥランガ・ダンダーサナ	42
チャンドーギャ・ウパニシャッド	24
中間の姿勢	80
中間の状態	125
中殿筋	82
腸骨筋	100
棘下筋	69
椎間板ヘルニア	56
ティッティバーサナ	139
ティリヤンムカイカパーダ・パシュチマターナーサナ	114
道具の使用	98
同時に伸長	103
毒素	14
ドリシュティ	59

な

内側広筋、外側広筋、中間広筋	58
内的統合性	34
内転筋	69、82、85
ナウリ	18
ナヴァーサナ	28
ねじれ	130

脳脊髄液	171
脳腺	73
能動的ストレッチ	31
能動的バランス	58

は

バガヴァッド・ギーター	3
バカーサナ	139
薄筋	151、172
パシュチマターナーサナ	96
パーダ・ハスターサナ	57
K.パタビ・ジョイス	1、2、4、12、26
ハタ・ヨーガ・プラディーピカー	15、19、20
八支則	3、23
バッダ・コナーサナ	30
バッダ・パドマーサナ	83
パドマーサナ	91、144
パドマーサナで何故右脚を先に組むのか	193
ハムストリング	30、51、100
ハーフ・ヴィンヤサ	32
ハラーサナ	76、181
バラーサナ	192
パリヴリッタ・トリコナーサナ	64
パリヴリッタ・パールシュヴァコーナーサナ	67
パールシュヴォッターナーサナ	78
半腱様筋	58、89
バンダ	7
半膜様筋	58、89
腓骨筋群	129
膝の封印	86
ピンガラー	9
ピンダーサナ	184

腹横筋 ………………………………… 136
腹式呼吸 ……………………………… 13
腹直筋 ………………………………… 172
ブジャピーダーサナ ………………… 137
腹筋 …………………………… 110、133
プラサーリータ・パードッターナーサナ …… 73-77
プラティヤーハーラ ………………… 21
プラーナ ……………………… 22、156
プラーナーヤーマ …………………… 24
プラーナ量 …………………………… 200
ブラフマ・スートラ ………………… 24
ブラフマランドラ …………………… 189
リチャード・フリーマン …………… 18
フル・ヴィンヤサ …………………… 25
プールヴァターナーサナ …………… 107
偏平足 ………………………………… 80

ま

マイトリー・ウパニシャッド ……… 6
マッツィヤーサナ …………………… 185
マリーチアーサナA ………………… 126
マリーチアーサナB ………………… 128
マリーチアーサナC ………………… 130
マリーチアーサナD ………………… 132
ミルチャ・エリアーデ ……………… 190
むち打ち症 …………… 43、108、120、169
6つの敵 ……………………………… 2
ムドラー ……………………………… 16
ムーラ・バンダ ……………………… 7
瞑想 …………………………………… 7
A.G.モーハン ………………………… 22

や

ヨーガ・コールンタ ………………… 2
ヨーガ・マーラ ……………………… 12
ヨーガ・ムドラー …………………… 196
ヨーガ・ヤージュニャヴァルキヤ …… 22、91
腰方形筋 ……………………………… 120

ら

ラーマクリシュナ …………………… 9
ラマナ・マハルシ …………………… 15
聖仙(リシ)・ヴァーマナ …………… 24
聖仙(リシ)・マリーチ ……………… 127
梨状筋 ………………………………… 116
理知的動き …………………………… 72
菱形筋 ………………………………… 175
蓮華 …………………………………… 119
蓮華のポーズ ………………… 145、183、193
ローラーサナ ………………… 106、137
I. ロルフ ……………………………… 99

●著者について
グレゴール・メーレ (Gregor Maehle)
ドイツの大学で歴史、哲学、比較宗教学を学ぶ。1982年よりヨーガを学び、1990年以降アシュタンガ・ヨーガに重点的に取り組む。1997年、シュリ・K.パタビ・ジョイスにアシュタンガ・ヨーガ指導者資格を認められる。オーストラリア、パース在住。パースの8limbs Ashtanga Yoga Studioの共同創設者であり、理事を務める。

●監修者について
chama (ちゃま)
(株) TYG代表取締役。ヨガ講師。定期的にインドAYRIを訪れアシュタンガ・ヨーガの実践を重ねながら、機能解剖学・クラニオセイクラルを学ぶ。東京を中心にヨガワークショップや解剖学講座、ヨガ講師養成コースを全国で開講。主宰する(株) TYGはヨガ・コミュニティの支援を目的に、「TOKYO YOGA」の運営やフリーペーパーの「YOGAYOMU」の発行を行う。本名、相澤護 (あいざわまもる)。

●翻訳者について
加野 敬子 (かの けいこ)
神戸大学教育学部英語科卒業。訳書に『ヨーガの真実』、『自然ヨーガの哲学』(いずれもガイアブックスなど)。

ぜひ「あなたの声」をお聞かせください。
ご登録いただくと、イベントなど最新情報をいち早くお届けいたします。
https://www.gaiajapan.co.jp/news/info/7071/

ASHTANGA YOGA Practice and Philosophy
アシュタンガ・ヨーガ 実践と探求

発　　行	2009年6月20日
第 7 刷	2025年6月20日
発 行 者	吉田 初音
発 行 所	株式会社ガイアブックス
	〒107-0052 東京都港区赤坂1-1-16 細川ビル
	TEL.03 (3585) 2214　FAX.03 (3585) 1090
	https://www.gaiajapan.co.jp

本文デザイン　土屋みづほ

Copyright for the Japanese edition GAIABOOKS INC. JAPAN2025
ISBN978-4-88282-711-5 C0011

本書は細部まで著作権が保護されています。著作法の定める範囲を超えた本書の利用は、出版社の同意がない限り、禁止されており違法です。特に、複写、翻訳、マイクロフィルム化、電子機器によるデータの取込み・加工などが該当します。

落丁本・乱丁本に関しては、下記URLよりお問い合わせ下さい。
https://www.gaiajapan.co.jp/news/info/7233

Printed and bound in Japan
ASHTANGA YOGA　Practice and Philosophy
Copyright © 2006 by Gregor Maehle
Originally published in Australian by Kaivalya
Publication in 2006